AF240545

SENSATION ET ÉNERGIE

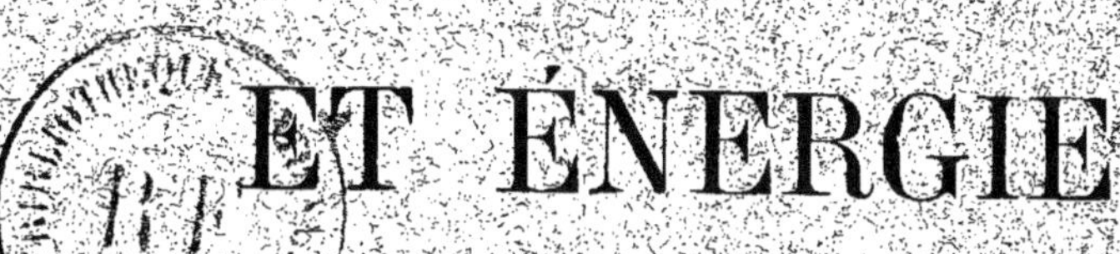

THÈSE PRÉSENTÉE POUR LE DOCTORAT

à la Faculté des Lettres de l'Université de Paris

PAR

CHARLES HENRY

PARIS

LIBRAIRIE SCIENTIFIQUE A. HERMANN ET FILS

6, RUE DE LA SORBONNE, 6

1910

SENSATION ET ÉNERGIE

SENSATION ET ÉNERGIE

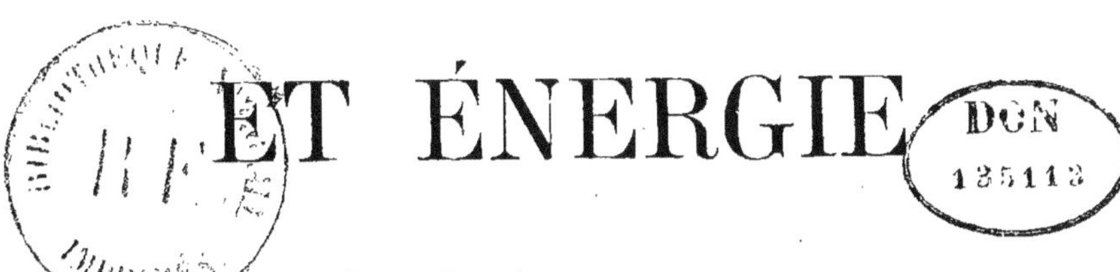

THÈSE PRÉSENTÉE POUR LE DOCTORAT

à la Faculté des Lettres de l'Université de Paris

PAR

Charles HENRY

PARIS

LIBRAIRIE SCIENTIFIQUE A. HERMANN ET FILS

6, RUE DE LA SORBONNE, 6

1910

INTRODUCTION

« La sensibilité, écrivait Claude Bernard, considérée comme une propriété du système nerveux, n'est qu'un degré élevé d'une propriété plus simple, qui existe partout, en toute substance vivante, tant animale que végétale. Elle n'a rien d'essentiel ou de spécifiquement distinct ; c'est l'irritabilité spéciale au nerf, comme la propriété de contraction est l'irritabilité spéciale au muscle, comme la propriété de sécrétion est l'irritabilité spéciale à l'élément glandulaire. Ces phénomènes sont autant de degrés différents d'un même phénomène élémentaire (¹). » Comme la nutrition et le développement embryologique sont conditionnés par d'autres irritabilités spéciales, et que toutes les irritabilités sont à chaque instant fonction les unes des autres, on peut envisager l'ensemble des phénomènes de la vie au point de vue de l'irritabilité et chercher à définir cette propriété par la fonction mathématique qui relie les réactions à l'excitant, à la durée de l'excitation et à la dépense énergétique.

Dans ce mémoire, nous ne nous occuperons que de deux formes de l'irritabilité, intimement liées l'une à l'autre : la sensibilité et la motricité, ou de deux sortes de réactions : la sensation et l'énergie musculaire.

Dans une première partie, nous préciserons mathématiquement les données expérimentales que l'on possède actuelle-

---

(¹) *Leçons sur les phénomènes de la vie communs aux animaux et aux végétaux*, pp. 289-290.

ment sur l'évolution de la sensation lumineuse, la seule bien étudiée encore, et de l'énergie musculaire. Dans la deuxième partie, nous chercherons à déduire les relations obtenues de méthodes intuitives de calcul, fondées sur des points de vue psycho-physiques généralisés. On trouvera en des notes à la fin du mémoire ou en petit texte les développements techniques qui ne sont pas indispensables à une première lecture.

SENSATION & ÉNERGIE

PREMIÈRE PARTIE

L'EXPÉRIENCE

I

LA SENSATION

I. La sensation définie par le nombre des différences perceptibles entre deux valeurs de l'excitant. — Lorsque j'applique mon œil à l'oculaire d'un photomètre fondé sur la diaphragmation d'un objectif, je n'aperçois aucune lueur pour une certaine ouverture du diaphragme ; il faut une ouverture de grandeur déterminée pour que j'aie une sensation lumineuse, la plus faible possible. L'intensité correspondante, j'ai pu l'évaluer par des méthodes fondées sur la loi de déperdition lumineuse du sulfure de zinc à 29 milliardièmes de bougie (¹). C'est le minimum perceptible : c'est le numéro d'ordre de sensation $S = 1$. Il faut une nouvelle ouverture du diaphragme parfaitement déterminée pour que je perçoive un changement dans le degré de ma sensation : je désigne ce numéro d'ordre par $S = 2$; etc. En général, la sen-

(¹) *Comptes rendus*, 16 janvier 1893.

sation S est la première sensation distincte de la sensation
S — 1.

En somme, S_i est mesuré par le nombre des différences
perceptibles quand on fait varier, pendant une durée constante, suffisante à l'établissement de la sensation de régime,
l'excitant i de zéro à une certaine valeur i_s. La psycho-physique relie les numéros d'ordre successifs S aux diverses
excitations correspondantes i et aux durées d'excitation t ;
elle a pour objet de préciser les fonctions $S = \varphi(i)$, $S = f(t)$.

La *méthode des plus petites différences perceptibles* est la
méthode la plus directe pour déterminer S ; elle n'est pas toujours la plus laborieuse et, à la condition de choisir des
sujets adaptés à un excitant nul (l'obscurité, par exemple), en
somme de s'adresser à des appareils revenus au zéro, on
obtient sur un même sujet, d'un jour à l'autre, et sur des sujets
différents, le même jour, des résultats remarquablement concordants. Cette concordance a toujours frappé les chercheurs
qui, au lieu de consumer leurs efforts dans des objections de
principe, ont consenti à expérimenter avec toutes les précau-
tions techniques imposées par la pratique.

Dans quelques problèmes la méthode directe est peu prati-
cable ; mais on revient toujours par des détours plus ou moins
longs à la détermination de plus petites différences perceptibles.

Par exemple, on a calculé la loi psycho-physique du lavis,
en prenant d'abord deux teintes assez voisines, en cherchant
à établir une teinte moyenne qui tienne le milieu entre les
deux, puis en cherchant une nouvelle teinte intermédiaire
entre cette moyenne et les deux teintes primitives et ainsi de
suite, jusqu'à impossibilité. On mesure les intensités et on
numérote les teintes : c'est *la méthode des graduations moyennes
de la sensation* (DELBŒUF).

Pour explorer la sensibilité de la peau à la pression et le
sens des intervalles de temps, on a déterminé la faute commise en cherchant à graduer une seconde excitation de façon
à la rendre égale, d'après la sensation, à une première excita-

tion. Cette faute est tantôt positive ou négative : on l'élève au carré, soit φ^2, et l'on calcule la quantité $F = \sqrt{\dfrac{\Sigma\varphi^2}{n}}$. Cette quantité représente une limite inférieure de la plus petite différence perceptible correspondant à l'excitant i ; c'est la quantité Δi et, comme l'accroissement de sensation correspondant est $\Delta S = 1$, on peut former les quantités $\dfrac{\Delta S}{\Delta i}$, $\dfrac{\dfrac{\Delta S}{\Delta i}}{i}$ et $\dfrac{\dfrac{\Delta S}{\Delta i}}{i}$.

Cette méthode est connue sous le nom de *méthode des erreurs moyennes*.

FECHNER en a proposé une plus compliquée, *la méthode des cas vrais ou faux*. On fait subir au sujet deux excitations peu différentes et on lui demande un grand nombre de fois quel est le sens de la différence de ces excitations. Il y a un certain nombre de jugements vrais a et un certain nombre de jugements faux b sur la totalité des réponses m. Le rapport $\dfrac{a}{m}$ grandit dans le même sens que la différence des deux excitations et que la sensibilité du sujet. Il s'agit de chercher à mesurer la sensibilité, en déterminant un certain coefficient h de précision des observations pour une certaine différence d'excitation D, et de démontrer que la plus grande valeur obtenue pour h dans une série d'observations est une mesure de la sensibilité absolue, identique au $\dfrac{\Delta S}{\Delta i}$ du paragraphe précédent.

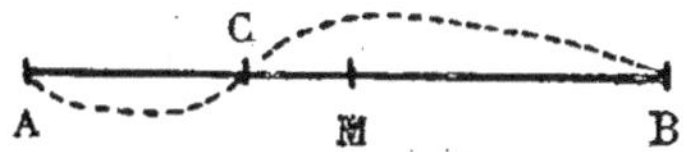

Fig. 1. — Pour la méthode des *cas vrais et faux*.

Figurons D par le segment de droite CM (*fig.* 1) : dans a réponses j'affirme CB > CA et dans $m - a = b$ réponses, j'affirme CA > CB.

Les probabilités de ces deux alternatives sont entre elles comme a est à b et ces deux probabilités sont $\dfrac{a}{m}$, $\dfrac{b}{m}$. Comme C est à gauche de M, du côté de A, mes réponses ont été vraies a fois, fausses b fois. J'ai cru b fois que le point C est à la droite de M et j'ai commis une erreur plus grande que CM. Mais on a, pour la probabilité qu'une erreur t tombe entre certaines limites supérieures à D, h étant un coefficient de précision,

$$\frac{b}{m} = \frac{1}{\sqrt{\pi}} \int_{hD}^{\infty} e^{-t^2} dt$$

ou

$$\frac{b}{m} = \frac{1}{2} - \frac{1}{\sqrt{\pi}} \int_{0}^{hD} e^{-t^2} dt.$$

De même

$$\frac{a}{m} = 1 - \frac{b}{m} = 1 - \left(\frac{1}{2} - \frac{1}{\sqrt{\pi}} \int_{0}^{hD} e^{-t^2} dt \right) = \frac{1}{2} + \frac{1}{\sqrt{\pi}} \int_{0}^{hD} e^{-t^2} dt.$$

Les tables de Kramp donnent hD pour $\dfrac{a}{m}$; comme on connaît D, on déduit h. Or h est bien une mesure de sensibilité, c'est-à-dire qu'il est inversement proportionnel à D. En effet, supposons qu'on trouve un même rapport $\dfrac{a}{m}$ sur un même sujet après deux différences d'excitations D, D'; on a

$$\frac{a}{m} = \frac{1}{2} + \frac{1}{\sqrt{\pi}} \int_{0}^{hD} e^{-t^2} dt = \frac{1}{2} + \frac{1}{\sqrt{\pi}} \int_{0}^{h'D'} e^{-t^2} dt\,;$$

donc

$$hD = h'D'\,; \text{ si } D' > D, h' < h\,; \text{ et } \frac{h}{h'} = \frac{D'}{D}.$$

Néanmoins cette méthode est très difficile à appliquer; la difficulté est de ne tenir compte que des bonnes valeurs de D. Si l'on adopte des valeurs un peu grandes, toutes les réponses sont justes, et si l'on adopte des valeurs trop petites, les réponses sont toutes également fortuites, il n'y a rien à en tirer.

Par exemple, j'ai essayé, il y a nombre d'années, d'appliquer la méthode à la détermination des variations de la sensibilité différentielle d'intensité sonore après l'audition de consonances ou de dissonances. Pour un même intervalle, les nombres des cas faux ont été trouvés plus différents selon la valeur positive ou négative de D (mesurée à un audiomètre de Gaiffe) que pour deux intervalles différents: aucun rapport constant n'est ressorti des nombres de cas faux suivant $+ D$ ou $- D$. Au contraire la méthode des plus petites différences perceptibles nous a donné des résultats concordants.

C'est cette impossibilité pratique de déterminer les limites de D, entre lesquelles peut s'appliquer le calcul, qui explique, sans les justifier, les copieuses discussions auxquelles on s'est livré sur la légitimité de cette méthode en psycho-physique. De là à mettre en suspicion les principes sur lesquels Gauss a fondé la théorie des erreurs, il n'y avait qu'un pas. Ces principes sont des postulats qui n'ont rien de mathématique: nous prouverons (§ 34) que ce sont des faits psycho-physiques. Il est assez piquant de voir des psycho-physiciens méconnaître les résultats les plus palpables de leurs études dans les intuitions géniales du grand géomètre.

2. Insuffisance des formules de Fechner. — Il serait oiseux de rapporter ici les différentes formules par lesquelles divers auteurs (Delbœuf, Helmholtz, Plateau, Broca, Charpentier, Charles Henry, Wertheim-Salomonson, etc.) ont interpolé des expériences, faites dans des conditions différentes, sur diverses sensibilités, dans des limites très variées et aussi avec des degrés très différents d'adaptation des sujets. Le lecteur curieux de l'histoire trouvera d'abondantes références dans la thèse de M. Foucaut sur la psycho-physique, dans des revues du même publiées par *l'Année psychologique,* 1907 (page 18), et dans un travail récent de Brailsford-Robertson [1]. L'expérience bien conduite fournissant des nombres remarquablement concordants pour $S = \varphi(i)$, l'interpolation s'impose. On peut interpoler de bien des manières deux mêmes colonnes de nombres, fonction les uns des autres; cherchons à préciser la meilleure ou les meilleures formules pour un cas particulier bien étudié, la sensation lumineuse.

La formule primitive de Fechner

$$(1) \qquad S = A \log i + K$$

est assez concordante avec les numéros d'ordre de grandeur qui furent assignés aux étoiles avant la photométrie, qui a précisé leurs intensités ; on substitue généralement avec Delbœuf à la formule (1) l'expression

$$(2) \qquad S = K \log\left(1 + \frac{i}{\mu}\right),$$

μ étant l'énergie interne (lumière propre de la rétine, persistance d'impressions, etc.), i l'énergie extérieure, K un facteur de proportionnalité.

On peut justifier cette formule par les considérations suivantes : la réaction, qu'il s'agisse d'un être vivant ou d'une substance inorganisée (plaque photographique, explosif, etc.), du fait que ces systèmes possèdent une énergie interne, a sa variation fonction non de l'accroissement absolu, mais de l'accroissement relatif d'énergie interne ; on peut donc poser dans une première approximation

$$d S = K \frac{di}{\mu + i} ;$$

[1] *Archives internationales de Physiologie,* 25 juillet 1908.

de là on déduit :

$$S = K \log(\mu + i) + \log C.$$

On détermine la constante d'intégration C de façon à avoir $S = 0$ pour $i = 0$, d'où :

$$S = K \log\left(1 + \frac{i}{\mu}\right).$$

La formule de FECHNER, aussi bien que cette formule corrigée, implique la loi de WEBER, c'est-à-dire la constance de $\frac{di}{i}$ et par conséquent l'indépendance de cette valeur par rapport à l'intensité de l'excitation ; or, ce fait est infirmé par l'expérience : la constance de $\frac{di}{i}$ n'est qu'une approximation.

3. Première interpolation des expériences de König et Brodhun sur la lumière. — Au cours d'expériences très longues et très minutieuses, poursuivies en 1888-1889, KÖNIG et BRODHUN ont recherché la relation entre i, l'intensité lumineuse, et $\frac{di}{i}$, la variation relative de l'intensité lumineuse objective nécessaire pour produire un accroissement d'une unité dans les numéros d'ordre de sensation. Leur unité d'éclat est, pour le blanc, celui d'une surface couverte de magnésie et éclairée par 1,5 bougie-mètre anglaise ou 1,65 bougie-décimale-mètre ; ils ont poussé l'expérience jusqu'à $i = 10^6$. Ils ont étudié non seulement la lumière blanche, mais encore les couleurs pour les $\lambda = 670, 605, 575, 505, 470, 430$. Ces résultats sont résumés dans l'*Optique physiologique* de HELMHOLTZ, deuxième édition allemande, pages 405 et suivantes. Nous les avons reportés sur les courbes *(fig. 2)*, où les abscisses sont $\log i$ et les ordonnées $\frac{di}{i}$.

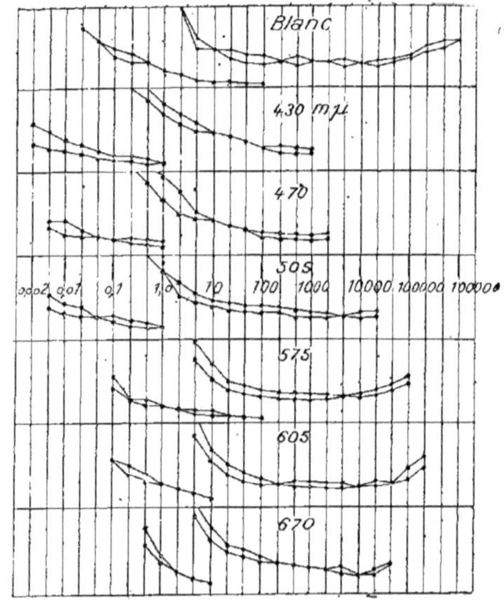

Fig. 2. — Les variations de $\dfrac{di}{i}$ en fonctions de log i.

Le dispositif expérimental de ces savants est représenté par la figure 3.

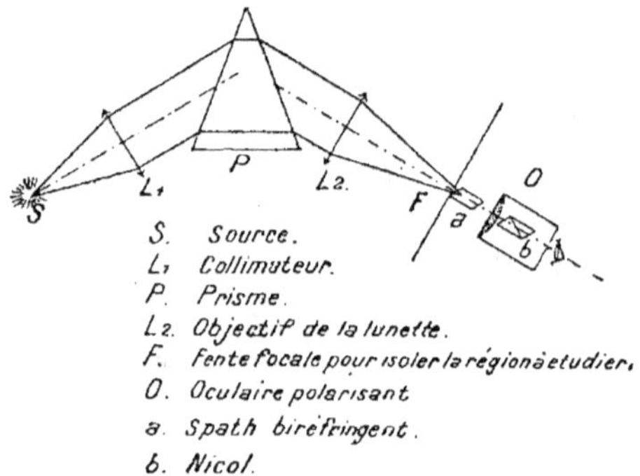

Fig. 3. — Le dispositif expérimental de König et Brodhun.

Par ce dispositif, ils obtiennent dans le plan focal de l'oculaire deux disques qui empiètent l'un sur l'autre. L'intensité de la partie commune étant prise égale à J, celle des deux disques est proportionnelle à J cos²α et J sin²α respectivement, α étant l'angle des spath.

On pose :

$$J = r + \delta r \text{ et } r = J \cos^2 \alpha \, ; \, \delta r = J \sin^2 \alpha,$$

il vient

$$\frac{\delta r}{r} = \operatorname{tg}^2 \alpha.$$

Montrons, d'abord, que les expériences de KÖNIG et BRODHUN ne peuvent s'interpoler par la loi de FECHNER

$$(1) \qquad S = K \log\left(1 + \frac{i}{\mu}\right).$$

Par définition, $i + di$ correspondant à $S + 1$, on a :

$$(2) \qquad S + 1 = K \log\left(1 + \frac{i + \delta i}{\mu}\right);$$

d'où, en retranchant (1) de (2), on a :

$$K \log \frac{1 + \dfrac{i + \delta i}{\mu}}{1 + \dfrac{i}{\mu}} = 1;$$

d'où

$$1 + \frac{\dfrac{\delta i}{\mu}}{1 + \dfrac{i}{\mu}} = e^{\frac{1}{k}},$$

e étant la base des logarithmes népériens, et :

$$\frac{\delta i}{\mu} = \left(e^{\frac{1}{k}} - 1\right)\left(1 + \frac{i}{\mu}\right).$$

Posons $e^{\frac{1}{k}} - 1 = C$; l'équation précédente s'écrit :

$$(3) \qquad \frac{\delta i}{i} = C \left(1 + \frac{\mu}{i}\right).$$

Si l'on porte $\dfrac{\delta i}{i}$ en ordonnées et i en abscisses, cette équation est celle d'une hyperbole équilatère ; elle doit représenter les expériences de Kœnig et Brodhun. Il suffit de déterminer les constantes. Pour C, on choisit i assez grand pour que $\dfrac{\mu}{i}$ soit négligeable devant 1.

En d'autres termes, on a :

$$(4) \qquad C = \lim \frac{\delta i}{i} ;$$

C étant déterminé, si la loi de Fechner modifiée est exacte, il faut que les différentes valeurs de μ, obtenues en remplaçant i et $\dfrac{\delta i}{i}$ par leurs valeurs observées, soient identiques. Cela n'est pas : d'après le calcul, μ grandit en même temps que i.

On a, d'après (3)

$$\mu = \frac{\delta i}{C} - i$$

et d'après (4)

$$C = 0,0177 ;$$

c'est la valeur qui correspond à $i = 10000$.

Voici pour le blanc des valeurs de μ correspondant aux valeurs de i :

i	μ	i	μ
0,02	0,35	2,00	7,89
0,05	0,89	5,00	11,08
0,10	1,48	10,00	16,16
0,20	2,33	20,00	23,80
0,50	4,06	50,00	40,30
1,00	5,33	100,00	66,70

Pour les couleurs, la figure 4 donne les écarts de C par rapport aux valeurs correspondantes dans le blanc chez les deux observateurs ; il est remarquable que la moyenne

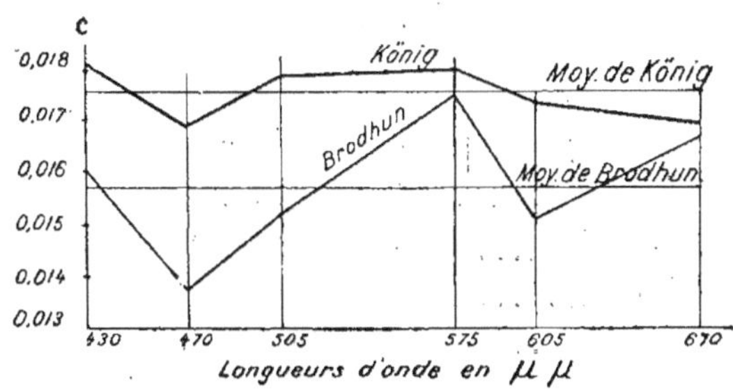

Fig. 4. — Variations des $\lim \dfrac{di}{i}$ dans les couleurs par rapport aux $\lim \dfrac{di}{i}$ dans le blanc.

des valeurs obtenues pour les différentes composantes est très voisine de la valeur trouvée pour le blanc, c'est-à-dire pour la lumière composée ; c'est ce qui ressort du tableau suivant :

λ	Valeurs de C	
	König	Brodhun
670.......	0,0170	0,0167
605.......	0,0174	0,0151
575.......	0,0180	0,0175
505.......	0,01785	0,01516
470.......	0,0169	0,0137
430.	0,0181	0,0161
Moyenne.	0,01754	0,01571
Blanc......	0,0177	0,0159

La formule de Fechner n'étant pas vérifiée, nous avons donc cherché à interpoler par une nouvelle formule les expériences de König et Brodhun.

Pour cela, il fallait transformer les courbes de $\dfrac{di}{i} = \varphi(i)$ en courbes $i = \psi(S)$.

KÖNIG et BRODHUN ont donné le tableau suivant des intensités correspondant au minimum perceptible, $S = 1$.

λ	KÖNIG	BRODHUN
$670\,\mu\mu$....	0,060	0,11
605.......	0,0056	0,011
575.......	0,0029	0,0055
505.......	0,00017	0,00035
470.......	0,00012	0,00013
430..... .	0,00012	0,00014
Blanc....	0,00072	0,00073

Ils consignent pour les différents i une vingtaine de valeurs de $\dfrac{di}{i}$ en fonction de i. Représentant, d'après ces nombres, di en ordonnées, i en abscisses, nous avons construit des courbes qui nous permettent, connaissant le minimum perceptible, de déterminer le nombre de S compris entre deux limites de i. On obtient de proche en proche les S_n en ajoutant à l'i qui correspond à S_{n-1} le di lu sur la courbe.

Nous donnerons seulement quelques valeurs du tableau pour le blanc.

S	i	$\dfrac{di}{i}$	S	i	$\dfrac{di}{i}$
1...	0,00072..	1,4	6...	0,0200	
2...	0,0017		7...	0,032	
3...	0,0035		8...	0,048....	0,469
4...	0,0067		9...	0,068	
5..	0,0120 . .	0,677	10...	0,0925	

S	i	$\dfrac{di}{i}$	S	i	$\dfrac{di}{i}$
11...	0,125....	0,354	46...	5,57	
12...	0,161		50 ..	6,86	
13...	0,203....	0,262	51...	7,21	
14...	0,2515		58...	10,15.	0,0467
15...	0,306		75...	20....	0.3004
16...	0,367		103...	49.. .	0,0297
17...	0,433		139...	100,44	0,263
18...	0,505....	0,176	156...	190,93	
19...	0,580		161...	212,87.	0,0222
20...	0,662		200...	485,1..	0,0206
21...	0,745		240...	1025....	0,0181
22...	0,835		280...	2090....	0.018
23...	0,938		320...	4100....	0,017
27...	1,42.....	0,119	340...	5740...	0,0168
28...	1,56		380...	11120....	0,0169
29...	1,72		420...	21500..	0,0165
30...	1,88		440...	30000...	
31...	2,05.....	0,0925	500...	88777....	0,0183
32...	2,24		520..	131918....	0,0205
33..	2,445		550...	303284. ..	0,0282
34..	2,65		560...	407588....	
35...	2,87		570...	553100...	0,030
36...	3,09		585...		
40..	4,04		587...	1000000....	0,037
45...	5,28.	0,0563	590...		

La courbe 5 représente les expériences pour le blanc, d'après les moyennes des expériences de König et Brodhun. M. L. Bastien a trouvé pour cette courbe la formule :

$$(5) \qquad \log i = \frac{-29824 + 963,6\,S + 3,12\,S^2 - 0,007\,S^3}{S\,(640 - S)}$$

qui donne les résultats suivants :

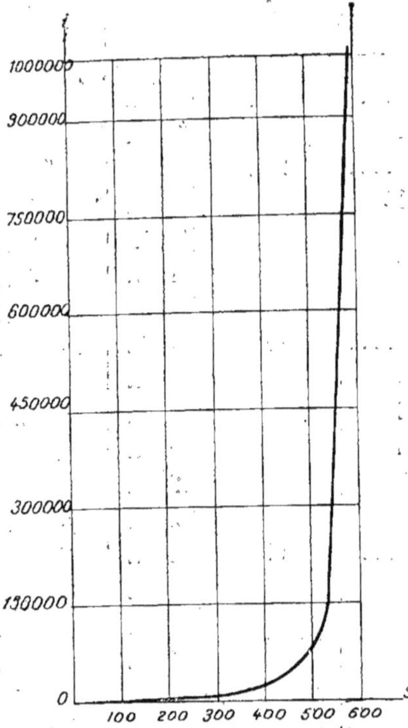

Fig. 5 — *Courbe psychophysique pour le blanc
(d'après König et Brodhun)
i = f (s)*

i	log i	S d'après la formule	S d'après la courbe
0	0	0	0
1	0	28	23,5
10	1	56	58
100	2	130	126
1000	3	245	239
10000	4	370	372
100000	5	490	505
1000000	6	571	587

Si l'on prend pour ordonnées, au lieu de i, log i et si l'on transporte l'origine au point $S = 320$, $y = 3,6$, on a la figure 6 et l'équation devient :

$$(6) \qquad y = x \frac{810 - 0,007\,x^2}{122\,400 - x^2}.$$

Si on change x en $- x$, y change également de signe et la courbe est symétrique par rapport à sa nouvelle origine ; pour

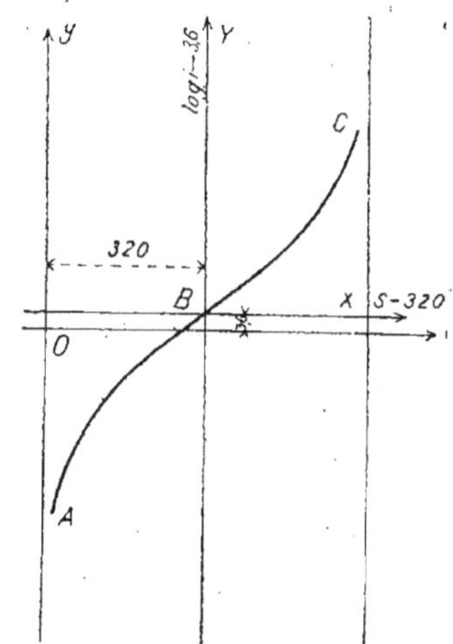

Fig. 6. — Courbe des logarithmes de l'intensité en fonction de S.

les accroissements successifs de x, log i varie de B en C, comme il varie de B en A pour les diminutions successives de x : la sensation maximum est 640.

La dérivée de log i, dans l'équation (5), c'est-à-dire $\dfrac{\frac{di}{i}}{dS}$ a pour numérateur :

$$0,007\,S^4 - 0,896\,S^3 + 2.960,4\,S^2 - 2 \times 29.824\,S + 640 \times 29.824 ;$$

elle passe par un minimum $= 0,012$, naturellement pour une valeur voisine de 320. L'inverse de cette dérivée $\dfrac{dS}{\frac{di}{i}}$

2

qui mesure une sensibilité relative (¹) par rapport à l'excitant, et que nous appellerons *inversement relative*, passe par un maximum 83,3.

Pour les couleurs, nous traçons les courbes (*fig.* 7) d'après KÖNIG, dont les résultats sont plus précis que ceux de BRODHUN.

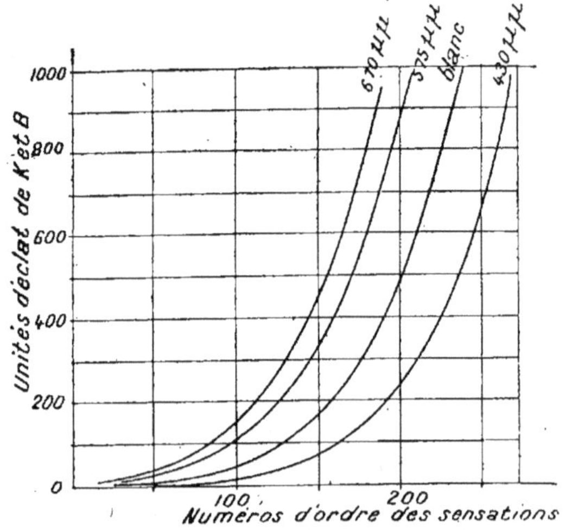

Fig. 7. — Courbes des intensités lumineuses colorées en fonction de S.

On trouve :

$$\text{pour } \lambda = 575\mu\mu, \qquad y = x\,\frac{522,4 - 0,0063\,x^2}{67600 - x^2},$$

la symétrie ayant lieu autour du point $S = 260$ et $\log i = 3,415$;

. (¹) En toute rigueur, il conviendrait de réserver cette expression *relative* aux quantités $\dfrac{dS}{di}$ qui représentent bien la sensibilité rapportée à l'unité d'excitation. A cause de l'extrême importance de la loi de FECHNER, on préfère considérer les quantités $i\dfrac{dS}{di}$ qui sont égales au produit des précédents par i^2 : elles mesurent une sensibilité inversement relative, les premières mesurant une sensibilité directement relative.

$$\text{pour } \lambda = 670\mu\mu, \qquad y = x \frac{643 - 0,0124\,x^2}{82944 - x^2}$$

la symétrie ayant lieu autour du point $S = 288$ et $log\ i = 3,7$. Pour ces deux λ, l'interpolation est satisfaisante ; elle est moins bonne pour $\lambda = 605\mu\mu$, la courbe $\frac{di}{i} = f(S)$ n'étant pas rigoureusement symétrique. Néanmoins, on peut adopter pour ce λ la formule $y = x \dfrac{469 - 0,00613\,x^2}{64516 - x^2}$ avec un centre de symétrie autour de $S = 254$ et $log\ i = 3,53$.

Pour les petits λ, ou bien les expériences n'ont pas été poussées jusqu'à ce minimum de $\frac{di}{i} = f(S)$, ou bien les données expérimentales n'ont pas été poussées assez loin pour permettre d'en déterminer la valeur avec une exactitude suffisante.

Il est possible d'interpréter les paramètres de l'équation (6) que l'on peut écrire :

$$S = \frac{\beta S^3 + (\gamma - S^2)\ log\ i}{\alpha} \ ;$$

α, variant en sens inverse du nombre de sensations correspondant à i, est un indicateur d'inertie ; β, contribuant à augmenter S d'autant plus que la sensation grandit, est un indicateur de renforcement, qui s'applique en particulier aux phénomènes d'irradiation ou d'induction lumineuse et aux accroissements de sensibilité corrélatifs de l'accroissement de la surface impressionnée ; γ est un renforçateur de l'intensité et de la sensation, mais qui diminue quand la sensation augmente ; il s'applique sans doute aux migrations du pigment rétinien, lesquelles diminuent la surface impressionnable à la lumière, quand celle-ci dépasse certaines limites : c'est un indicateur de défense.

La détermination et l'analyse de ces paramètres pour les différents λ offriraient le plus grand intérêt.

4. Calcul d'une perturbation psycho-physique dans les mesures photométriques. — Naguère encore, beaucoup de physiciens affectaient une certaine réserve vis-à-vis de la psycho-physique. Il n'en est plus de même.

« Une fois la méthode de mesure choisie, dit Chwolson, on doit tout d'abord la soumettre à un examen théorique, en vue de déterminer les conditions dans lesquelles sa sensibilité est la plus grande, c'est-à-dire dans lesquelles une très petite variation de la grandeur à mesurer entraîne la plus grande variation possible dans la lecture....

« Une loi psycho-physique découverte par Fechner joue un rôle très important dans cette question. Si l'on désigne par J la grandeur d'une cause extérieure qui excite l'un de nos sens, par ΔJ une variation de cette grandeur qui produit une variation encore tout juste perceptible de la sensation, ΔJ doit être proportionnel à J ; si, par exemple, entre deux poids presque égaux que l'on soulève, on sent une différence à peine perceptible, la différence de deux poids *n* fois plus grands devra être elle-même *n* fois plus grande pour être reconnue avec le même degré de certitude. Fechner en conclut que les sensations forment une progression arithmétique, quand la grandeur de la cause qui les produit croît en progression géométrique. On sait que les étoiles sont classées, selon leur éclat, en étoiles de première grandeur, de deuxième grandeur, etc. ; elles ont été ainsi ordonnées, d'après nos sensations, suivant une progression arithmétique ; or, des mesures photométriques ont montré que les éclats réels des étoiles de grandeurs successives formaient une progression géométrique. Nous verrons de même en acoustique que les nombres de vibrations des sons séparés par des intervalles égaux forment une progression géométrique » ([1]).

Jean Perrin écrit : « ... La sensation est la seule réalité.

([1]) *Traité de physique*, éd. française, t. I., p. 281. Cette dernière phrase, comme on le verra § 13, présente une déduction hâtive en ce qui concerne la loi de Fechner.

« C'est la seule réalité, à la condition d'adjoindre aux sensations actuelles toutes les sensations possibles [1]. »

Le physicien ne saurait sans erreur se désintéresser de la psycho-physique : nous en donnerons un exemple.

La photométrie repose sur la notion d'intensité lumineuse; c'est une notion bâtarde, à la fois objective et subjective. L'élément objectif est proportionnel au carré de la vitesse du mouvement vibratoire de l'éther, dans le cas d'une source lumineuse monochromatique polarisée rectilignement; dans le cas général d'un éclairement provenant des différentes sources de lumière naturelle, cette énergie est la somme des énergie partielles; mais on ne peut préciser ce carré de vitesse par un nombre. Nous mesurons par l'acuité visuelle un nombre proportionnel à cette quantité (distance sur un banc photométrique, ouverture de diaphragme, etc.) et cette mesure est entachée d'une erreur psycho-physique, que nous allons calculer.

Deux intensités à un photomètre quelconque sont estimées égales, quand leur différence tombe au-dessous de la plus petite différence perceptible. On détermine, par comparaison à un étalon, non pas l'intensité i cherchée, mais deux intensités voisines i_1 et i_2, entre lesquelles est comprise l'intensité cherchée et correspondant aux sensations, de numéros d'ordre $S-1$ et $S+1$, de valeurs d'ailleurs indéterminées. D'après l'énoncé de FECHNER, on aurait, en choisissant les unités convenables :

$$\log i_1 = (S-1),$$
$$\log i_2 = (S+1);$$

d'où :

$$\log i = \frac{\log i_1 + \log i_2}{2} = S,$$

(1) *Traité de Chimie physique,* t. I, p. IX. Le terme « inconscientes » serait plus précis que « possibles ».

ou bien

$$i = \sqrt{i_1 i_2}.$$

Dans les photomètres, où la variation d'éclairement est obtenue par un changement de distance d, on a :

$$i_1 = Kd_1^2, \qquad\qquad i_2 = Kd_2^2$$

d'où :

$$i = Kd_1 d_2.$$

En prenant, comme on le fait, pour mesure de l'intensité, la moyenne des distances $K\left(\dfrac{d_1 + d_2}{2}\right)^2$, on commet l'erreur

$$Kd_1 d_2 - K\left(\frac{d_1 + d_2}{2}\right)^2 = -K\left(\frac{d_1 - d_2}{2}\right)^2.$$

La valeur trouvée est donc plus forte que la valeur réelle d'une intensité égale à celle de la source étalon placée à une distance de l'écran égale à la moitié de l'indétermination $d_1 - d_2$.

On retrouve ce même résultat sensiblement, en partant non plus de la loi de FECHNER, mais de l'équation des expériences de KÖNIG et BRODHUN qui peut s'écrire :

$$(1) \qquad\qquad \log i = S\frac{a - bS^2}{1 - cS^2},$$

les constantes a, b, c, étant d'ailleurs très petites :

$$a = \frac{810}{102.400} = 0,079.102 ;$$

$$b = \frac{0.007}{102.400} = 0,000.000.068 ;$$

$$c = \frac{1}{102.400} = 0,000.009.766.$$

Pour $S < 320$, on a $cS^2 < 1$ et l'on peut développer $\dfrac{1}{1 - cS^2}$ en série :

$$\frac{1}{1 - cS^2} = 1 + cS^2 + c^2S^4 - \ldots$$

En se limitant au deuxième terme, on aura avec une approximation suffisante :

$$(2) \qquad \log i = S\,[a + (ac - b)S^2 - bcS^4].$$

On se donne deux valeurs de i très voisines : i_1 et i_2 qui correspondent respectivement aux sensations $S - 1$ et $S + 1$; il faut exprimer l'intensité i, répondant à la sensation S, en fonction de i_1 et de i_2. On a d'après (2) :

$$\log i_1 = (S - 1)\,[a + k(S - 1)^2 - k'(S - 1)^4],$$
$$\log i_2 = (S + 1)\,[a + k(S + 1)^2 - k'(S + 1)^4];$$

d'où l'on tire :

$$\frac{\log i_1 + \log i_2}{2} = S\,[a + k(S^2 + 3) - k'(S^4 + 10S^2 + 5)];$$

ce que l'on peut écrire :

$$\frac{\log i_1 + \log i_2}{2} = S\,[a + kS^2 - k'S^4] + S\,[3k - 5k' - 10k'S^2].$$

Or, le premier terme du second membre est précisément $\log i$; on a donc :

$$(3) \qquad \log i = \log \sqrt{i_1 i_2} - S(3k - 5k' - 10k'\,S^2).$$

On peut négliger le deuxième terme du second membre, car l'on a :

$$3\,k - 5\,k' = 0,000.002\,; \quad 10\,k' = 0,000.000.000.007.$$

En raison du caractère symétrique de la courbe $S = f(\log i)$, la perturbation psycho-physique est très notable aux très faibles et aux très fortes intensités ; c'est une erreur systématique, minima aux éclairages moyens.

5. — Deuxième interpolation des expériences de König et Brodhun. — La formule (5) de M. Louis BASTIEN (§ 3) a le grand intérêt de faire ressortir la symétrie de la courbe par rapport à un S moyen et de mettre en évidence le maximum de sensibilité inversement relative pour les excitants moyens.

En vue des applications, il y a intérêt à substituer à cette formule son développement en série de Maclaurin, limité à la 3me puissance (¹), corrigeant ensuite les coefficients en vue de serrer de plus près les observations.

On tombe ainsi sur des expressions de la forme :

(1)
$$\log Ky = \alpha x - \beta x^2 + \gamma x^3,$$

où α, β, γ sont trois constantes positives et qui représentent presque également bien les observations, à partir d'une certaine distance de l'origine.

(¹) On peut en effet développer une fonction en série de MACLAURIN, lorsque la variable, prenant la valeur 0, la fonction garde un sens. On a alors :

$$f(x) = f(o) + \frac{x}{1} f'(o) + \frac{x^2}{1.2} f''(o) + \ldots \frac{x^n}{n!} f^{(n)}(o).$$

Courbe Psycho-Physique pour le Blanc (fig. 8).

Interpolation par la formule :

$$\log \text{vulg } i = 0{,}276 + 0{,}0157 \, S - 0{,}0000227 \, S^2 + 0{,}00000002 \, S^3.$$

S	Log i	
	D'après la formule	D'après la courbe expérimentale
58	1,099	1
126	1,933	2
239	2,999	3
372	4,015	4
505	4,985	5
587	5,176	6

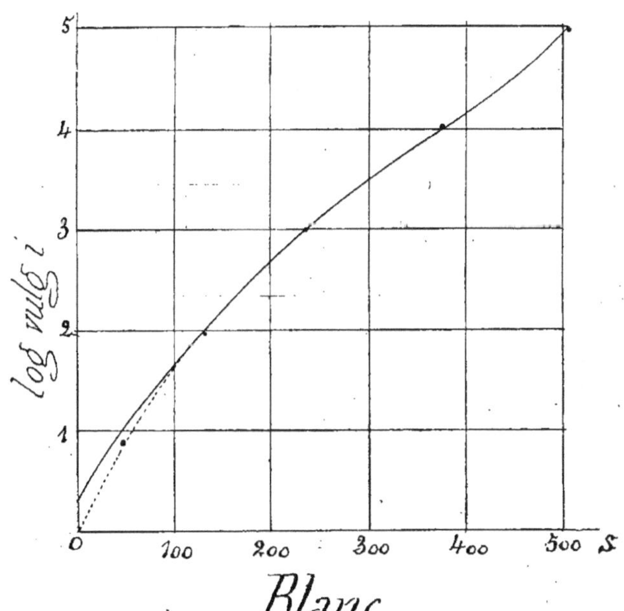

Fig. 8. — Courbe psycho-physique pour le blanc.

SENSATION ET ÉNERGIE

COURBE PSYCHO-PHYSIQUE POUR 670 μμ (*fig.* 9).

Interpolation par la formule :

$$\log \text{vulg } i = 0{,}790 + 0{,}01638\,S - 0{,}0000292\,S^2 + 0{,}0000000274\,S^3.$$

S	Log *i* D'après la formule	Log *i* D'après la courbe expérimentale
50	1,538	1,505
100	2,163	2,190
200	3,121	3,057
300	3,822	3,793
400	4,433	4,496
420	4,55	4,682

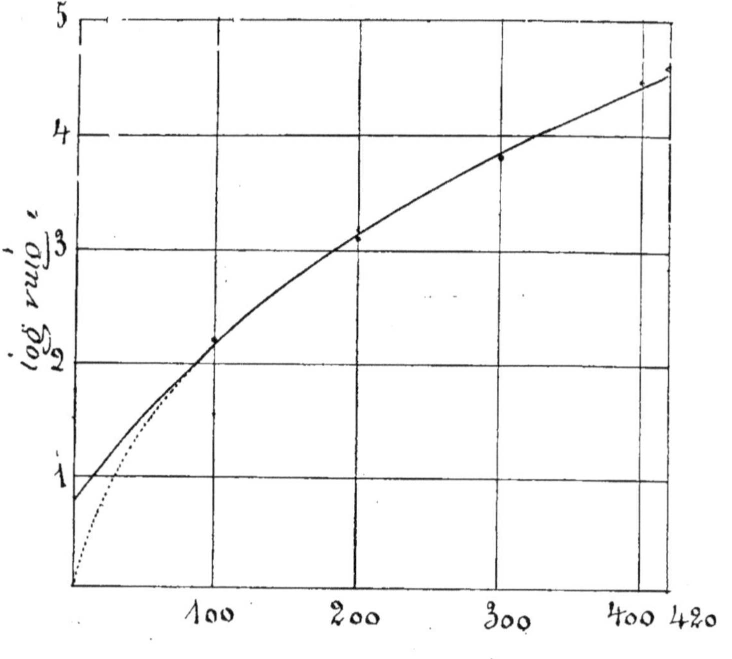

Fig. 9. — Courbe psycho-physique pour 670 μμ.

COURBE PSYCHO-PHYSIQUE POUR 575 μμ (*fig.* 10).

Interpolation par la formule :

$$\log \text{vulg } i = 1,033 + 0,01167 \, S - 0,0000157 \, S^2 + 0,00000002115 \, S^3.$$

S	Log *i*	
	D'après la formule	D'après la courbe expérimentale
50	1,58	1,32
100	2,064	2,038
200	2,881	2,951
300	3,691	3,712
400	4,546	4,567

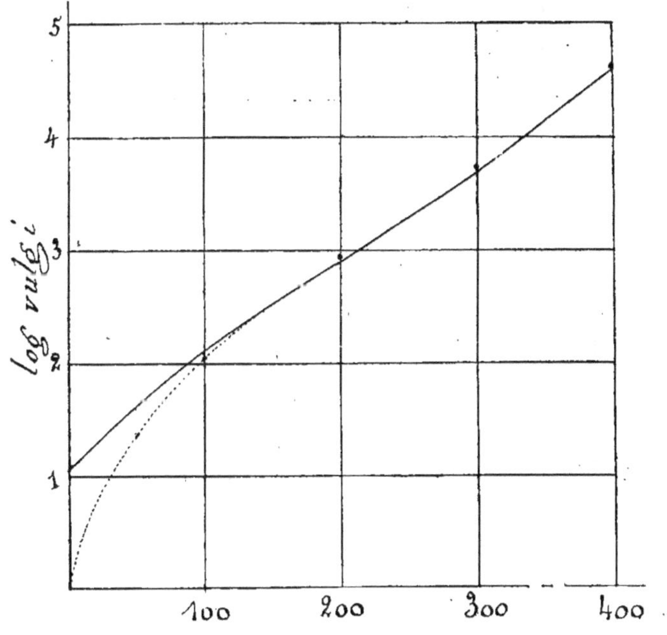

Fig. 10. — Courbe psycho-physique pour 575 μμ.

Courbe Psycho-Physique pour 430 $\mu\mu$ (*fig.* 11).

Interpolation par la formule :

$$\log \text{vulg} \, 10000 \, i = 1,29 + 0,0658 \, S - 0,000325 \, S^2 + 0,000000605 \, S^3.$$

S	Log 10.000 i	
	D'après la formule	D'après la courbe expérimentale
30	2,988	3,167
60	4,106	4,343
90	5,03	4,98
120	5,55	5,45
150	5,90	5,81
180	6,76	6,15
210	6,42	6,47
240	6,76	6,75

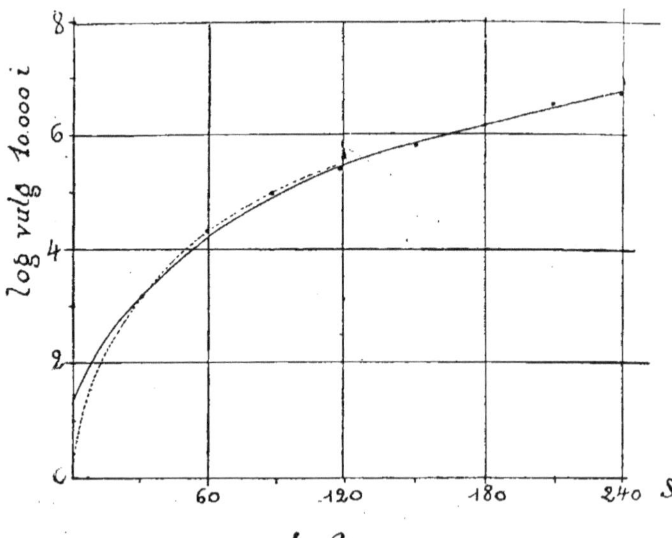

Fig. 11. — Courbe psycho-physique pour 430 $\mu\mu$.

Sur les figures, les traits pleins sont la courbe calculée, les pointillés la courbe expérimentale.

Les dérivées des y de ces équations passent toutes par un minimum, et leurs inverses, c'est-à-dire les sensibilités inversement relatives, passent toutes par des maxima qui ont lieu pour des S décroissants avec les λ décroissants.

La première formule, correspondant à la figure 8, a pour dérivée :

$$y' = 0{,}0157 - 2 \times 0{,}0000227\,S + 3 \times 0{,}00000002\,S^2,$$

elle admet un minimum

$$y = 0{,}0071 \text{ pour } S = 378{,}3 ;$$

l'inverse admet un maximum, comme on l'a déjà vu § 3,

$$140{,}8 \text{ pour la même valeur.}$$

De même, la formule correspondant à la figure 9 a pour dérivée :

$$y' = 0{,}01638 - 2 \times 0{,}0000292\,S + 3 \times 0{,}0000000274\,S^2 ;$$

elle admet un minimum

$$y = 0{,}006 \text{ pour } S = 355 ;$$

l'inverse passe par un maximum $= 166$.

La formule correspondant à la figure 10 a pour dérivée :

$$y' = 0{,}01167 - 2 \times 0{,}0000157\,S + 3 \times 0{,}00000002115\,S^2 ;$$

le minimum est

$$y = 0{,}00076 \text{ pour } S = 247 ;$$

la fonction inverse passe par un maximum $= 131{,}5$.

Enfin, la formule qui correspond à la figure 11 admet pour dérivée :

$$y' = 0{,}0658 - 2 \times 0{,}000325\,S + 3 \times 0{,}000000605\,S^2,$$

qui passe par un minimum

$$0{,}008 \text{ pour } S = 176 ;$$

l'inverse passe par un maximum = 125.

6. — La sensation lumineuse, fonction du temps. — On sait que les lumières très brèves restent invisibles (RICHET et BRÉGUET) et que, pour avoir la sensation complète d'une lumière d'intensité égale au minimum perceptible, il faut voir cette lumière durant environ 1/8 de seconde. C'est par ce fait que l'ingénieur BOURDELLES, directeur du Dépôt des Phares, a été conduit à remplacer les anciens appareils à rotation lente par des feux-éclairs durant 1/10 de seconde, qui ont permis d'augmenter dans une large mesure, sans accroissement notable de dépenses, la puissance et le rayon d'action de ces signaux. On n'a connu, jusqu'à ces derniers temps, sur la relation qui relie la durée de l'éclair à l'intensité de la sensation, qu'une loi limite, due au Dr A.-M. BLOCH, vraie pour les intensités rapprochées du minimum perceptible et vérifiée (CHARPENTIER) dans des limites de temps comprises entre 125 et 2 millièmes de seconde. *Les temps nécessaires à la sensation complète varient en raison inverse de l'intensité* [1].

J'ai essayé de préciser la relation générale qui relie à la durée de l'excitation l'intensité de la sensation.

Dans une première série d'expériences [2], j'ai opéré avec un simple obturateur photographique, l'obturateur DECAUX, en utilisant particulièrement les vitesses de 16,1, 17,25 et 61 millièmes de seconde, dont la constance, au cours de mes

---

[1] HOORWEG, puis WEISS ont énoncé une loi identique, à une constante près, pour l'intensité d'un courant et le temps nécessaire à la réaction musculaire.

[2] *Comptes rendus*, 7 septembre 1896.

expériences, était vérifiée avec l'appareil du général Sébert. J'ai pu me contenter de ces durées relativement grandes, grâce aux intensités très faibles que j'employais et que mon photomètre au sulfure de zinc permettait de mesurer avec toute la rigueur désirable. J'ai réalisé tous mes éclairements dans la chambre noire, avec une bougie placée au centre d'une lanterne cylindrique en fer, percée antérieurement d'une ouverture rectangulaire sur laquelle je plaçais des écrans absorbants. Nous observions l'obturateur à la distance de 0^m30.

Après avoir collé, sur le plan antérieur de l'obturateur, un papier blanc, nous démasquions l'ouverture et nous placions, de part et d'autre de cette ouverture, des sources de lumière, que nous disposions de façon que la portion centrale du papier blanc, éclairée par transparence à travers l'ouverture, fût à peine plus lumineuse que le pourtour éclairé par réflexion ; je notais ce dernier éclairement ; puis nous déclanchions successivement l'obturateur ; nous constations que, pour les grandes vitesses, aux éclairements très faibles, la tache centrale n'est plus différente du pourtour ou même que la différence change de sens ; pour faire réapparaître la lumière de l'ouverture, je devais diminuer l'éclairement du pourtour dans un rapport qu'il m'était aisé de connaître et d'autant plus grand que la vitesse de l'obturateur était plus grande. Par la courbe psycho-physique, il était facile de déterminer le numéro d'ordre de sensation qui correspond à l'éclairement du pourtour et, par conséquent, le numéro d'ordre immédiatement supérieur de la tache lumineuse.

Nous avions donc deux numéros d'ordre de sensation de la tache, l'un S_o, dans le cas de la perception complète ; l'autre S_t, dans le cas de la perception partielle. Je n'avais plus qu'à chercher une relation exprimant ces deux nombres en fonction du temps et de l'intensité. Cette formule est la suivante :

$$(1) \qquad S_t = S_o\left(1 - e^{-\alpha i^{0.8}t}\right),$$

dans laquelle $e = 2,71828$, i est l'intensité, t le temps, $\alpha = 0,0074$ exprime le coefficient de perte pour l'unité d'éclairement, qui est $\dfrac{1}{4000}$ de bougie-mètre.

La formule psycho-physique pour ces intensités et dans ces conditions d'adaptation peut s'écrire :

$$S = K\left(1 - e^{-\lambda i^{m}}\right)$$

K, λ, m, étant des constantes égales respectivement à 10000 ; 0,000666 ; 0,187.

La formule complète de la sensation en fonction de l'intensité et du temps est donc

$$(2) \qquad S = K\left(1 - e^{-\lambda i^{m}}\right)\left(1 - e^{-\alpha i^{n}t}\right).$$

Voici quelques nombres. Pour $i = 1$, on a, d'après la courbe psycho-physique, pour le pourtour, $S = 2$; donc, pour la tache, $S_o = 3$; à cet éclairement, pour les vitesses de 16,1 et 17,25 millièmes de seconde, la tache apparaît en noir ; à la vitesse de 61 millièmes, elle est à peu près égale au fond ; donc, avec cette durée, pour $S_o = 3$, on a $S_t = 2$; d'où sensiblement $\alpha = 0,0074$. Pour l'éclairement $i = 29,7$, on a $S = 13$, d'où $S_o = 14$ pour la tache ; la perte est insensible avec la vitesse de 61 millièmes ; mais pour les vitesses de 16,1 et de 17,25, je devais réduire l'éclairement i de 29,7 à 12,2 ; d'où $S = 10$ et, par conséquent, $S_t = 11$; il en résulte $\alpha_1 = 0,11$, c'est-à-dire qu'on a $\dfrac{\alpha_1}{\alpha} = 14,9 = i^{0,8}$ sensiblement. Aux éclairements avoisinant $\dfrac{1}{52}$ de bougie-mètre, c'est-à-dire $i = 77$, d'où $S = 17$ et $S_o = 18$ pour la tache, l'influence de la durée devient nulle ; $\dfrac{S_t}{S_o} = 1$ sensiblement ; c'est ce que donne le calcul de

$$\alpha_2 = \alpha\, i^{0,8} = 0,239.$$

Pour $S = 1$, c'est-à-dire au minimum perceptible, en arrêtant au premier terme le développement en série des exponentielles, on a :

$$\frac{1}{K} = \lambda i^m \times \alpha i^n t,$$

ou, comme $m + n$ est sensiblement égal à l'unité ($m = 0{,}187$, $n = 0{,}8$) :

$$\frac{1}{K \alpha \lambda} = it = \text{const.} = 22 + \varepsilon.$$

C'est précisément la loi de BLOCH. Ce savant regardait, à travers un trou d'aiguille de $1/2$ millimètre de diamètre placé contre l'œil, au bout d'un tube cuivre de 1 mètre, non noirci intérieurement, une surface éclairée de 1/12 de bougie-mètre et placée à environ 1 m. 30 de son œil ; il faisait disparaître ainsi la lumière pour une durée $\frac{1}{1119}$ de seconde. Or, j'ai constaté qu'un éclat vu dans ces conditions est diminué par rapport à l'éclat vu à l'œil nu, environ dans le rapport de 12 à 1 ; en adoptant mes unités, c'est-à-dire le $\frac{1}{4000}$ de bougie-mètre et le millième de seconde, on trouve pour la constante de Bloch $\frac{4000 : 12 \times 0{,}9}{12} = \frac{297}{12} = 24$, nombre dont la concordance avec la valeur 22 déduite des équations (1) et (2) est remarquable.

Dans l'équation (1), la fraction $(1 - e^{-\alpha i^n t})$, ou, en posant $a = \alpha i^n$, $(1 - e^{-at})$ grandit, quand i et par conséquent S grandit : dans ces limites, une sensation s'établit d'autant plus vite qu'elle est plus intense ; a grandit en même temps que S.

Dans des expériences ultérieures [1] j'ai cherché à préciser à la fois les lois d'établissement et de persistance de la sensation, à des éclairages notablement plus forts, en mesurant les

[1] *Comptes rendus,* 19 octobre 1896.

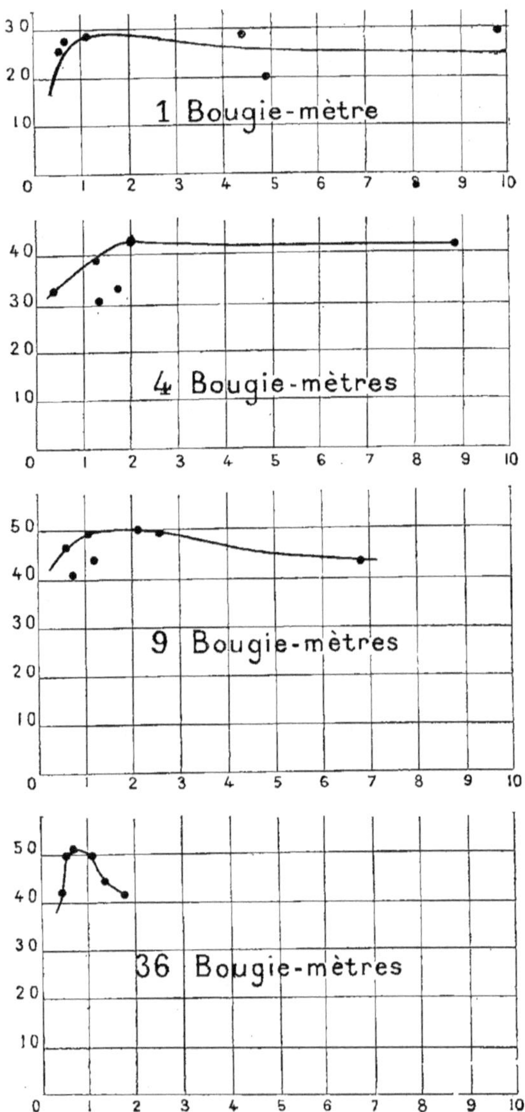

Fig. 12. — Courbes des intensités des teintes résultantes en fonction de la durée de la période dans les disques rotatifs à différents éclairages.

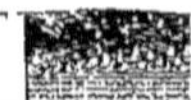

teintes résultant de la fusion sur la rétine des impressions successives de secteurs égaux alternativement blancs et noirs d'un disque rotatif, tournant à des vitesses qui pouvaient dépasser 6000 tours à la minute, sous divers éclairements. Les teintes étaient mesurées en juxtaposant successivement avec le disque tournant des teintes empruntées au lavis, c'est-à-dire des numéros d'ordre de sensations bien déterminés. Dans ces conditions, on constate qu'aux très grandes vitesses la teinte résultante tend vers le noir, c'est-à-dire vers zéro, et qu'elle atteint un maximum d'intensité aux vitesses moyennes ; aux vitesses très petites, l'intensité diminue ; parfois, elle augmente, mais pour des causes perturbatrices complexes.

Le tableau ci-dessous et les courbes (*fig.* 12) indiquent les valeurs y des teintes résultantes en fonction de t, la durée de la période.

1 Bougie-mètre		4 Bougies-mètre		9 Bougies-mètre		36 Bougies-mètre	
y	t en millièmes de seconde.	y	t en millièmes de seconde.	y	t en millièmes de seconde.	y	t en millièmes de seconde.
26	0,549	33	0,489	47	0,515	42	0,481
26	0,595	39	1,30	42	0,669	50	0,578
28,5	0,637	31	1,34	50	1,12	51	0,622
29	1,12	42	1,65	44	1,19	50	1,12
29	1,19	43	2,00	50	2,17	44	1,34
29	4,47	33	1,71	50	2,61	42	1,79
20	4,94	42	8,86	44	7,43		
29	9,86			39	20,8		
				50	97,9		

Une analyse trop laborieuse pour être transcrite ici ([1]) conduit, pour l'établissement de la sensation en fonction du temps t, à la formule :

$$(3) \qquad S_t = j + S_0 \left(1 - e^{-\alpha t}\right)^2,$$

([1]) « Psycho-physique et Énergétique » (*Bulletin de l'Institut général psychologique*, 1909, nº 1).

j étant une constante, et, pour la persistance en fonction du temps t', à la formule

$$(4) \qquad S'_{t'} = S'_o \, e^{-2\beta t'}$$

avec les valeurs $\alpha = 1,5$ et $\beta = 0,125$.

Les numéros d'ordre de sensations considérés ici ne sont pas encore très considérables : et dans l'équation (3) la parenthèse est au carré. Désignons par γ cet exposant, égal à 1 pour les sensations faibles. Dans ce dernier cas, le quotient $\dfrac{S_t}{S_o}$ grandit avec l'intensité de la sensation de régime ; nous avons vu que a grandit : la fraction entre parenthèses croît ; mais γ grandit aussi et par conséquent diminue la fraction entre parenthèses, quand les intensités augmentent, puisqu'il double de la première à la deuxième série d'expériences. Le quotient $\dfrac{S_t}{S_o}$ passe donc par un maximum en fonction de la sensation de régime, au moins dans de certaines limites.

Il est vraisemblable que l'équation générale d'établissement de la sensation est de la forme :

$$(5) \qquad S_t = S_o \, (1 - e^{-\beta t})^{\gamma},$$

β et γ augmentant toujours quand S_o augmente.

En attendant de nouvelles études expérimentales, nous allons justifier cette induction par une de ses conséquences, expérimentalement vérifiée, concernant les lois de persistance des impressions ; mais auparavant, nous devons préciser quelques détails mathématiques, très importants dans l'étude générale de l'irritabilité.

La dérivée première de l'équation (5) est

$$\frac{dS_t}{dt} = \gamma \beta \, S_o \, (1 - e^{-\beta t})^{\gamma - 1} \, e^{-\beta t} \, ;$$

elle mesure l'évolution de la *sensation par rapport au temps* : c'est la définition d'une nouvelle sensibilité ; si S représente

de l'énergie nerveuse, $\dfrac{dS}{dt}$ a les dimensions d'une puissance :
cette dérivée mesure ce que l'on peut appeler improprement une vitesse d'établissement.

La dérivée seconde de l'équation (5) est

$$y'' = \gamma \beta^2 \, S_o \, e^{-\beta t} \, (1 - e^{-\beta t})^{\gamma - 2} \, (\gamma e^{-\beta t} - 1) \; ;$$

elle mesure en fonction de temps l'évolution de la puissance représentée par la sensibilité ; c'est une *sensibilité seconde*.

Considérons les cas particuliers.

Pour $\gamma = 2$, la dérivée de l'équation (5) devient

$$\frac{dS_t}{dt} = 2\beta \, S_o \, (1 - e^{-\beta t}) \, e^{-\beta t} .$$

La dérivée seconde

$$y'' = 2\beta^2 \, S_o \, e^{-\beta t} \, (2e^{-\beta t} - 1)$$

s'annule pour $e^{-\beta t}$, $(t = \infty)$ et $2e^{-\beta t} - 1 = 0$, d'où $t = \dfrac{1}{\beta} \log_n 2$.

C'est la valeur du temps pour lequel la sensibilité passe par un maximum et la situation du point d'inflexion de la courbe primitive, c'est-à-dire la valeur du temps pour laquelle les S_t, après avoir grandi plus vite que les temps, grandissent moins vite que ceux-ci. A l'infini, la sensibilité tend vers zéro ; comme elle a passé par un maximum, la courbe présente un point d'inflexion dans l'intervalle.

Pour $\gamma > 2$ la dérivée seconde

$$y'' = \gamma \beta^2 \, S_o \, e^{-\beta t} \, (1 - e^{-\beta t})^{\gamma - 2} \, (\gamma e^{-\beta t} - 1)$$

s'annule pour $e^{-\beta t} = 0$, $(t = \infty)$; pour $1 - e^{-\beta t} = 0$, $(t = 0)$; pour $\gamma e^{-\beta t} - 1 = 0$, d'où $t = \dfrac{1}{\beta} \log_n \gamma$. La courbe de la sensibilité mesurée par la dérivée première présente un point d'inflexion avant d'atteindre le maximum et un second point d'inflexion avant d'atteindre zéro.

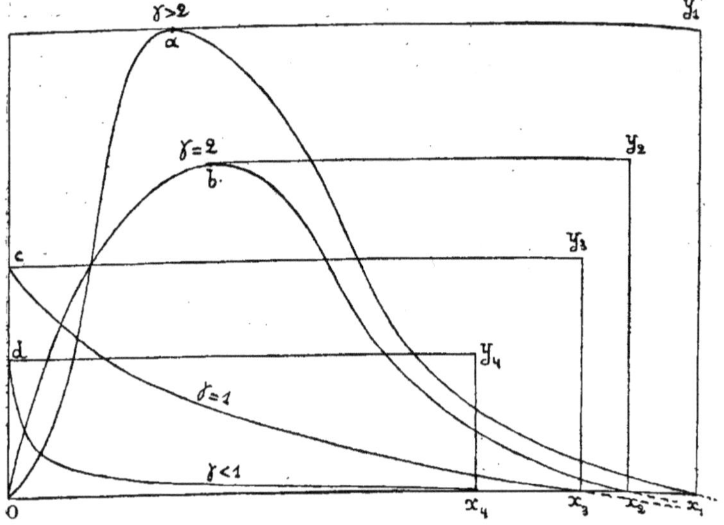

Fig. 13. — Allures des vitesses d'établissement $\dfrac{dS}{dt}$ aux différents ordres de grandeurs de S (γ croissants).

Pour $1 < \gamma < 2$, la dérivée seconde s'annule pour les mêmes valeurs que $\gamma = 2$; elle devient infinie quand $(1 - e^{-\beta t})$ tend vers zéro : mais pour $\gamma = 1$, elle ne s'annule pour aucune valeur finie de t ; la courbe ne présente plus de point d'inflexion et la sensibilité ne passe plus par un maximum. La dérivée première se réduit à

$$y' = \beta\, S_o\, e^{-\beta t} \; ;$$

la dérivée seconde à

$$y'' = -\, \beta^2\, S_o\, e^{-\beta t}.$$

Pour $\gamma < 1$, la courbe d'établissement tend vers une asymptote ; la dérivée donne pour $t = 0$ une valeur de la sensibilité tendant vers l'infini et, pour $t = \infty$, une valeur tendant vers zéro.

Les figures 13 représentent l'allure de ces diverses dérivées premières en fonction de S, c'est-à-dire l'allure des vitesses d'établissement suivant la grandeur du numéro d'ordre de la sensation.

Au moment de l'établissement de la sensation maxima, la sensibilité est nulle. Supprimons l'excitant à cet instant; l'intensité de la sensation persistante à ce moment est maxima, puis décroît continûment avec le temps jusqu'à zéro. A ce moment la sensibilité est redevenue maxima, l'œil étant supposé soustrait à toute excitation. La sensibilité $\frac{dS}{dt}$ et l'intensité de la sensation persistante S_p sont donc des quantités complémentaires, c'est-à-dire des quantités dont la somme est constante $= A$. On a, K ayant les dimensions d'un temps,

$$S_p + K \frac{dS}{dt} = A.$$

On ne possède malheureusement que peu de mesures sur l'intensité des sensations persistantes : la question pourrait être reprise avec mon photoptomètre fondé sur la loi de déperdition du sulfure de zinc phosphorescent. Toutefois on doit à M. CHARPENTIER une distinction importante entre la *prolongation apparente* de la sensation avec son intensité lors de la cessation de l'excitation et la *persistance* totale [1]. La prolongation apparente varie en raison *inverse* de la racine carrée de l'éclairage, de la racine carrée du temps de l'excitation, du séjour de l'œil dans l'obscurité, du nombre des excitations, de la grandeur de l'image rétinienne, en raison *directe* de l'excentricité de l'image rétinienne ; la persistance totale varie en raison *directe* de l'éclairage, du temps de l'excitation, du séjour de l'œil dans l'obscurité, du nombre des excitations, de la grandeur de l'image rétinienne, en raison *inverse* de l'excentricité de cette image. Ces lois ne sont évidemment que très approchées et vérifiées seulement dans

[1] *Comptes rendus de la Société de Biologie*, années 1887 et suivantes.

d'étroites limites ; mais on peut en retenir que la prolongation apparente grandit quand le degré de la sensation diminue et que la sensibilité évolue dans des limites plus étroites, tandis que la persistance totale grandit dans des conditions inverses. Or, c'est bien la conclusion qui ressort de l'examen des courbes dérivées de la figure 13, en les rapportant aux axes $a\,y_1\,x_1$, $b\,y_2\,x_2$, $c\,y_3\,x_3$, $d\,y_4\,x_4$, c'est-à-dire, en considérant les courbes complémentaires, celles de la persistance. Notre équation (5) est donc justifiée, au moins dans le sens de ses conséquences.

La figure 12 prouve que les sensations, en fonction du temps, malgré des intermittences de l'excitation, passent par un maximum, puis tendent vers un régime permanent ; il est évident qu'*à fortiori* il en est de même quand l'excitation est continue, puisque la fatigue de la sensation est plus forte.

MM. André Broca et D. Sulzer en ont fait la preuve directe par une méthode indépendante ; ils ont confirmé de plus l'existence d'un point d'inflexion dans les courbes d'établissement.

« On peut distinguer, écrivent-ils, dans la variation de la sensation en fonction du temps les trois phases suivantes :

« 1° Pour des temps courts, l'excitation est insuffisante pour donner une sensation égale à celle qui correspond au régime permanent. Dans cette région, la courbe se confond avec une droite d'autant plus inclinée sur l'axe des temps que l'intensité est plus forte.

« 2° Après avoir atteint cette valeur, la sensation la dépasse, tout en continuant à varier proportionnellement au temps.

« 3° Au bout d'un temps d'autant plus court que la lumière est plus forte, la courbe s'infléchit, passe par un maximum et tend ensuite lentement vers la sensation permanente, qu'elle atteint au bout de 2 à 3 secondes. Ce temps est très long par rapport à ceux qui correspondent au premier passage par la valeur de la sensation permanente et par la valeur du maximum, car ceux-ci sont de l'ordre du dixième de seconde pour les éclats les plus faibles dont nous nous sommes servis, et de l'ordre du centième pour les plus forts.

« Nos courbes étant construites pour une dépense constante d'énergie lumineuse par unité de temps et par unité de surface rétinienne, nous donnent une indication précise sur la sensibilité de la rétine à chaque instant. Elles nous donnent donc la marche du phénomène de l'adaptation de la rétine à la lumière » [1].

Il résulte de tous ces faits que la sensation en fonction du temps passe par un maximum pour tendre *normalement* vers une asymptote (*fig.* 14). Il est connu que, s'il y a fixation

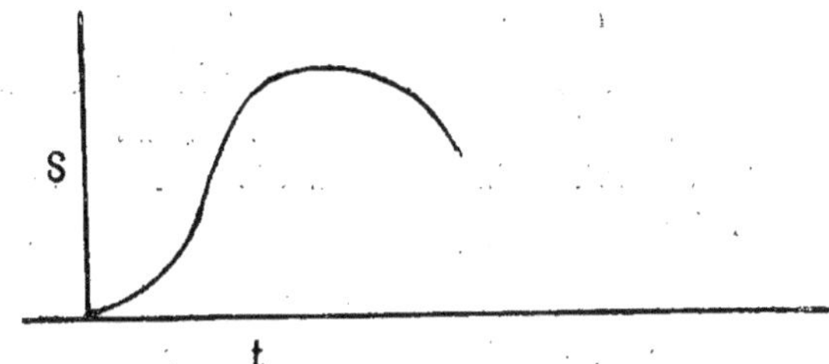

Fig. 14. — Allure de la fonction $S = f(t)$.

intense de la source par la *fovea* et absence de mouvements des yeux, cette asymptote, au bout d'un temps plus ou moins long, est zéro : c'est l'expérience de Braid et l'explication des pratiques hypnotiques fondées sur le *braidisme*. Evidemment, les S dans ces conditions pathologiques échappent à toute détermination. Même, les données publiées des expériences poursuivies dans les conditions normales n'ont pas atteint jusqu'ici une précision assez grande pour permettre l'interpolation.

On peut montrer toutefois qu'une expression, malheureusement compliquée, de la forme

$$(6) \qquad y = K \left[\log \left(a - ae^{-\mu x} - e^{-\mu x} + c \right) \right] \left[e^{-\beta x} + b \right] ;$$

[1] André BROCA et D. SULZER : « La sensation lumineuse en fonction du temps pour les lumières colorées » (*Comptes rendus*, 14 déc. 1903). Cf. *Comptes rendus*, 14 avril 1902.

K, a, c, b, étant des constantes, représente l'allure de la fonction $S = f(t)$ aux diverses intensités de la sensation.

Si l'on fait :

$$b = -1,\ c = 2,$$

la fonction devient :

$$y = K \log [a + 2 - (a + 1)\, e^{-\mu x}]\, [e^{-\beta x} - 1].$$

La courbe représentative passe par l'origine, où elle est tangente à l'axe des x.

Si l'on fait

$$a < -1,\ \text{il faut } K > 0$$
$$a > -1,\ \text{il faut } K < 0\,;$$

la courbe située tout entière au-dessus de l'axe des x est continûment croissante, sa dérivée ne s'annulant jamais.

Elle présente un point d'inflexion à distance finie et a pour asymptote la droite

$$y = K \log (a + 2).$$

En vertu des hypothèses faites sur K et a, cette asymptote est toujours située au-dessus de l'axe des x.

Si l'on fait $K > 0$ et $b > 0$, $c = 2$, la courbe passe par l'origine, mais n'y est plus tangente à l'axe des x. Elle passe par un maximum si $a > -1$. Dans ce cas, il n'y a pas de point d'inflexion entre l'origine et ce maximum, car la condition pour qu'il en soit ainsi est

$$\mu (a + 1)\, [(1 + b)\, \mu\, (a + 2) + 2\beta] > 0,$$

condition toujours vérifiée si $a > -1$, puisque μ, b, β sont positifs. On reconnaît que l'on peut avoir ou ne pas avoir de point d'inflexion à distance finie, suivant les valeurs respectives des constantes μ, b, β, a La courbe tend vers l'asymptote

$$y = Kb \log (a + 2).$$

Si l'on fait :

$$K < 0,\ \ b > 0,\ \ c = 2\ \text{ et }\ a < -1,$$

la courbe passe à l'origine, n'est pas tangente à l'axe des x. Elle passe par un maximum et présente un point d'inflexion entre l'origine et le maximum. Elle tend vers l'asymptote

$$y = Kb \log (a + 2),$$

située au-dessus de l'axe des x.

Si l'on fait $b < 0$, mais $|b| < 1$, il y a encore un point d'inflexion entre l'origine et le maximum, mais la courbe coupe l'axe des x et l'asymptote se trouve située au-dessous de l'axe des x.

Si l'on fait $b = 0$, $c = 2$, la courbe passe par l'origine, non tangente à l'axe des x, ne présente pas de point d'inflexion entre l'origine et le maximum, mais en présente un, à distance finie, au delà de ce maximum.

Si l'on a les deux inégalités simultanées

$$\mu^2 \leqq \beta^2 \log (a + 2)$$
$$\mu (a + 2)^2 + 2\beta (a + 1) > 0,$$

la courbe admet l'axe des x comme asymptote.

Si l'on veut avoir une courbe située au-dessus de l'axe des x avec point d'inflexion entre l'origine et le maximum, il suffit de prendre

$$y = - K \left[\log (a + 2 - (a + 1) e^{-\mu x})\right] e^{-\beta x}$$

et d'y faire $a < -1$. La courbe est constamment croissante si $\beta = 0$ et tend vers l'asymptote $y = \log (a + 2)$.

La dérivée de cette fonction, dérivée qui mesure l'évolution de la sensibilité absolue, devient négative lorsque la sensation décroît, c'est-à-dire pour les valeurs de $\gamma \geqq 1$, autrement dit, pour les valeurs de la sensation consciente.

Nous avons vu que S_p est positif dans la phase de sensibilité positive :

$$S_p = A - K \frac{dS}{dt}.$$

S_p est négatif dans la phase de sensibilité négative :

$$- S'_p = - A' + K' \frac{dS}{dt}.$$

Lorsqu'une sensation après avoir passé par le maximum décroît, la sensation persistante consécutive évolue d'une valeur négative vers zéro, atteint brusquement une valeur positive pour tendre vers zéro ; c'est le fait connu des images négatives ou complémentaires qui succèdent à l'impression et auxquelles se substituent des images positives, d'abord de façon instable, puis définitivement. Nous avons amorcé la représentation graphique de ces phénomènes en prolongeant la courbe des dérivées de la figure 13 dans les cas de $\gamma \gtrless 1$ au-dessous de l'axe O $x_3 x_2 x_1$. On trouve (*fig.* 37, 2) la figuration complète de l'évolution de $\dfrac{dS}{di} = f(i)$, de même allure que la dérivée $\dfrac{dS}{dt}$ en fonction de t, et par conséquent on voit l'évolution des quantités complémentaires S_p et S'_p. Il est donc possible de prévoir et calculer les phénomènes de contraste.

7. La sensation, fonction de l'énergie électrique d'un courant. — Il est établi que, lors de l'impression et par conséquent de la sensation, un courant électrique parcourt le nerf (WALLER, BEAUREGARD et DUPUIS, BECK, etc.): c'est la variation *négative* de DUBOIS-REYMOND, dénommée ainsi parce qu'elle représente un courant inverse de moindre intensité que le courant dit de repos ; son énergie est bien fonction de l'excitation et devient nulle dans le nerf anesthésié.

L'équation d'établissement de la sensation (équation (5) du § 6) rappelle la formule de l'établissement de l'énergie E d'un courant variable de fermeture d'une pile :

$$E = E_0 \left(1 - e^{\frac{-Rt}{L}} \right)^2,$$

E_0 étant l'énergie en régime permanent, R la résistance du circuit, L le coefficient de self-induction. Pour $\gamma = 2$, et pour un β déterminé, l'établissement de la sensation est soumis à la même formule que l'énergie électrique ; mais on ne peut regarder cette proportionnalité comme un fait général.

On a pensé trouver des vérifications de la loi de FECHNER dans les relations observées entre l'intensité du courant rétinien et l'énergie de l'excitant lumineux (DEWAR, MAC-KENDRICH, WALLER) ; d'après HAAS, la relation logarithmique ne serait à peu près vérifiée que pour des excitations fortes. Comme cette relation logarithmique n'est pas vérifiée, dans ces conditions, pour la sensation (la sensation croissant moins vite), on ne peut admettre une proportionnalité de la sensation à l'intensité d'un courant et encore moins à l'énergie de ce courant qui est proportionnelle au carré de l'intensité.

Si l'on cherche à interpoler les expériences de WALLER, on constate que les intensités des courants rétiniens croissent pour les faibles éclairements plus vite que les racines carrées des intensités lumineuses et ensuite à peu près proportionnellement. Il n'y a pas à s'étonner de la croissance plus rapide du début, si l'on observe qu'il y a dans les rétines toujours un résidu d'éclairement (lumière propre) qui, par conséquent, ajoute à la réponse électrique normale une réponse électrique variable, sensible pour les intensités faibles. La

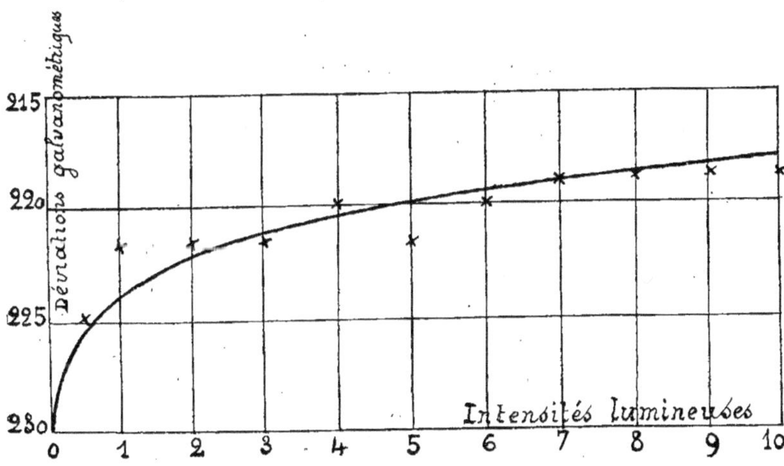

Fig. 15. — Les intensités des courants rétiniens en fonction des intensités lumineuses, d'après WALLER.

courbe de Waller (*fig.* 15) peut être représentée, à partir de $x = 3$ par l'équation :

$$y = \sqrt{\frac{100}{6}}\, x^{\frac{1}{2}}.$$

On a en effet le tableau suivant :

x	y calc.	y obs.
0	0	0
1	4,1	5
2	5,8	6,6
3	7,1	7,5
4	8,2	8,25
6	10	10
8	11,4	11,4
10	11,5	11,5

L'énergie de la variation négative est proportionnelle à l'énergie extérieure.

Il résulte de ce fait que la relation entre la sensation et l'énergie du courant électro-nerveux ne diffère pas de la relation psycho-physique établie entre la sensation et l'énergie extérieure.

Or, dans des approximations un peu grossières, on peut toujours représenter certaines portions d'une courbe empirique par des tronçons de droites qui se raccordent. Par exemple, on peut représenter la courbe psycho-physique que nous déduisons des expériences de König et Brodhun (*fig.* 5), par trois tronçons : le premier, de l'origine à S $=$ 240, avec l'équation $i = 4{,}27$ S ; le deuxième, courbe exponentielle, de S $=$ 240 à S $=$ 250, raccordant les deux autres ; le troisième, de S $=$ 550 à S $=$ 587, fragment de droite dont le coefficient angulaire est $1{,}88 \times 10^4$. On peut donc admettre, dans deux régions, une proportionnalité de la sensation à la variable, c'est-à-dire en l'espèce, à l'énergie du courant électro-nerveux, les coefficients de proportionnalité étant, bien entendu, différents.

Cette proportionnalité, que nous lisons dans les formules pour des sensations faibles, nous a conduit, pour des sensations de même ordre de grandeur, au cours d'expériences toutes différentes, à des résultats vérifiés par l'expérience dans l'important chapitre des localisations cérébrales ([1]).

La proportionnalité de l'énergie du courant électro-nerveux à l'énergie extérieure va ressortir encore de raisonnements fondés sur de remarquables analogies entre la sensation et la densité de l'argent réduit sur la plaque photographique.

8. Analogies entre la sensation lumineuse et l'action photographique. — La comparaison de l'œil à une chambre noire photographique chargée de sa plaque sensible est classique : l'érythropsine qui imprègne les bâtonnets de la rétine joue le rôle du gélatino-bromure d'argent ; sécrétée par l'épithélium pigmentaire, elle se décompose à la lumière et se régénère dans l'obscurité, même dans les rétines extraites des animaux à sang froid.

Dans un cliché, après développement, la transparence T est définie par le rapport de la lumière transmise I à la lumière incidente I_o :

$$T = \frac{I}{I_o}. \qquad (0 \angle T \angle 1.)$$

L'opacité Ω est l'inverse de la transparence :

$$\Omega = \frac{1}{T} = \frac{I_o}{I}. \qquad (1 \angle \Omega \angle \infty.)$$

La *densité* δ d'un dépôt photographique est proportionnelle à la masse d'argent réduit par centimètre carré. Il est facile de démontrer que l'on a

$$\Omega = e^{km},$$

e étant la base des logarithmes népériens, m étant la masse ; c'est le produit $Km = \delta$ qu'on nomme *densité du dépôt* et l'on a

$$\delta = \log \Omega.$$

([1]) Voir la note I, à la fin de ce mémoire.

D'après Hürter et Drieffield [1], si t est le temps de pose et i l'intensité de la source, on a [2] :

(1) $$\delta = \gamma \log (a - (a - 1) e^{\mu it}) ;$$

a et μ sont deux constantes qui dépendent, la première de l'opacité de la plaque non exposée, la seconde de la sensibilité de la plaque employée; γ est un coefficient de développement. On tire de cette formule :

$$\Omega = (a - (a - 1) e^{\mu it})^{\gamma}.$$

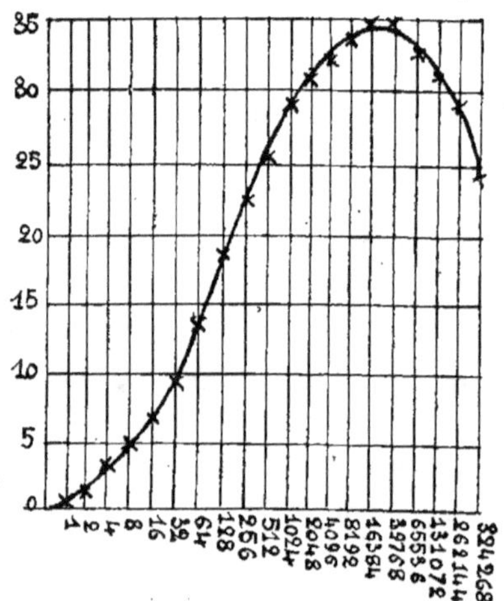

Fig. 16. — Densités du gélatino-bromure d'argent réduit en fonction des luminations, d'après Hurter et Drieffield.

Mais pour des *luminations* moyennes on peut substituer à (1) la formule

$$\delta = \gamma (\log it \pm c),$$

γ dépendant du développement et c de la sensibilité de la plaque. C'est une expression identique à la loi de Fechner.

[1] « Photo-chemical investigations » (*Dry Plates*, mai-novembre 1893).
[2] Le raisonnement de ces auteurs n'est pas applicable à une lumière non homogène, mais l'expérience montre que l'approximation est permise.

Hürter et Drieffield représentent leurs expériences sur la densité en fonction des luminations (bougies-mètre-seconde) par la figure 16 qui a la même forme que notre figure 14 qui représente l'évolution de la sensation suivant le temps, l'intensité de l'excitation étant constante.

La figure 17, qui représente en fonction des densités les logarithmes des luminations, est de même forme que notre figure 6, qui représente, d'après les expériences de König et Brodhun, en fonction des sensations les logarithmes des inten-

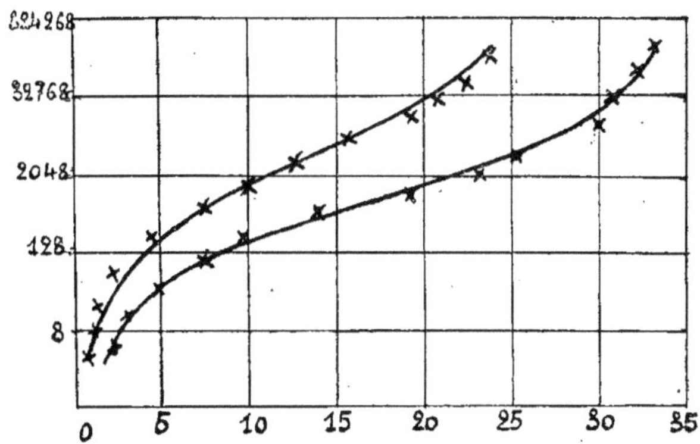

Fig. 17. — Logarithmes des luminations en fonction des densités du gélatino-bromure d'argent réduit, d'après Hürter et Drieffield.

sités, le temps étant constant et suffisant à la saturation de la sensation.

Hürter et Drieffield distinguent pour la plaque : 1° la période de *sous-exposition*, caractérisée par la proportionnalité de la densité d'argent réduit à la lumination; 2° la période de *représentation correcte*, dans laquelle les densités de l'argent réduit sont proportionnelles aux logarithmes des luminations; 3° la période de *sur-exposition*, caractérisée par la disparition des contrastes; 4° la période de *renversement* ou de solarisation, caractérisée par la transformation des négatifs en positifs.

Les chimistes anglais n'étudient pas la solarisation, mais

4

on trouve dans une étude de M. GUEBHARD ([1]) des documents précis résumés par la figure schématique (*fig.* 18), dans laquelle on voit la densité de l'argent réduit, aux luminations intenses, diminuer, après avoir subi un point d'inflexion et atteint un maximum, puis être capable d'une réversibilité relative en repassant suivant la même allure par une série de maxima M et de minima *m*.

C'est bien l'allure de la courbe de la sensation *moyenne et forte* ([2]) en fonction du temps. Nous n'avons point de preuves

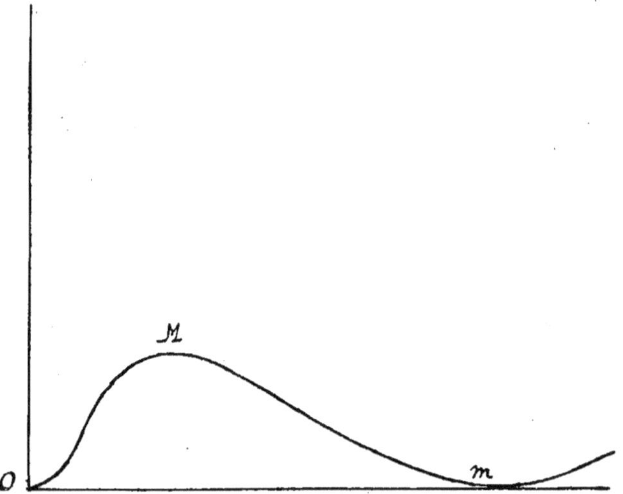

Fig. 18. — Schème de la fonction photographique.

psycho-physiques que la sensation lumineuse affecte cette allure en fonction de l'intensité ; les expériences aux très forts éclairages sont dangereuses : la cécité de PLATEAU à la suite d'une observation directe du soleil en est une preuve, mais il n'est pas douteux que la sensation, comme l'impression rétinienne, ne décroisse en fonction de l'intensité aux très forts éclairages. Les phénomènes de contraste négatif, qui sont la

([1]) *Revue des sciences photographiques*, 1904-1905.
([2]) On a vu (§ 6) que les sensations faibles ($\gamma = 1$) n'ont pas de point d'inflexion et que les sensations inconscientes ($\gamma < 1$) tendent vers une valeur asymptotique d'établissement.

conséquence directe (§ 6, fin) de la forme de la fonction $S = f(t)$, dépendent non seulement de la durée, mais encore de l'intensité; il faut donc bien que les fonctions $S = f(t)$ et $S = \varphi(i)$ soient de même forme, c'est-à-dire ne diffèrent pas par le nombre, mais seulement par les valeurs des paramètres, non seulement au début, comme nous l'avons vérifié, mais dans leur ensemble. Les processus de défense de la rétine rappellent les colorations du chlorure d'argent, qui réfléchit en raison de ces transformations les diverses longueurs d'onde incidentes. Aussi bien pour la sensation que pour l'action photographique une excitation faible de durée très grande n'est équivalente à une excitation forte de courte durée. Dans de larges limites, l'analogie de la sensation et de l'action photographique est complète, que l'on fasse varier l'un ou l'autre des deux facteurs de la lumination, l'intensité ou le temps.

Ce fait est suggestif; les lois psycho-physiques établies s'appliquent certainement à la photo-chimie de la rétine, puisqu'elles sont identiques aux lois photo-chimiques de la plaque photographique et que les processus photographiques et rétiniens sont de même espèce, sinon de même nature; mais par là même qu'elles sont psycho-physiques, elles enchaînent les réactions chimiques des centres nerveux, siège de la sensation, et qui lui sont proportionnelles. Des combinaisons chimiques analogues, proportionnelles entre elles, doivent être déclanchées par des excitations proportionnelles. Il ne peut donc y avoir que proportionnalité entre l'énergie excitatrice du cerveau, transmise par l'onde nerveuse, et l'énergie excitatrice de la rétine; en retombant par là sur la proportionnalité de l'irritation physiologique à l'excitation physique, on trouve une preuve nouvelle et générale de la proportionnalité constatée, dans de certaines limites, entre l'énergie du courant électrique du nerf et l'énergie extérieure (§ 7).

9. La conscience caractérisée par un point d'inflexion de la courbe de $S = \varphi(i)$ pour la lumière. — Par définition, la psycho-physique ne traite que des S conscients; d'autre part, la courbe de KÖNIG et BRODHUN ne présente pas d'inflexion [1]. Comme nous retrouvons la loi psycho-physique de la sensation lumineuse consciente en considérant la fonction $S = \varphi(i)$ à partir du point d'inflexion, la courbe $S = \varphi(i)$ en deçà du point d'inflexion représente la loi psycho-physique des sensations lumineuses inconscientes, l'intensité nulle qui correspond à la sensation nulle dans les formules étant, bien entendu, un zéro relatif, fonction évidente de notre sensibilité et de celle de nos appareils. La conscience est donc caractérisée par un point d'inflexion : la sensibilité absolue $\dfrac{dS}{di}$ en ce point passe par un maximum. La sensibilité lumineuse absolue inconsciente grandit donc quand l'excitant grandit, tandis que la sensibilité absolue consciente, au contraire, va sans cesse diminuant : ce qui la distingue de la sensibilité inversement relative

$$\frac{\dfrac{dS}{di}}{i} = \frac{i\,dS}{di},$$

laquelle passe par un maximum, puisque i va sans cesse grandissant et que $\dfrac{dS}{di}$ aux environs du maximum décroît très lentement. Ces définitions sont générales et s'appliquent aux autres sensibilités (par rapport au temps, à la dépense). Les explorations de la sensibilité induisent à considérer également les dérivées secondes $\dfrac{d^2S}{di^2}$, $\dfrac{d^2S}{dt^2}$, etc., que nous désignons sous les noms de *sensibilités secondes*.

10. Les numéros d'ordre de sensation sont des nombres. — On est peu fixé encore sur la nature de la réaction chimique correspondant à la sensation ; E. T. BRAISLSFORD

[1] Le calcul prouve que la formule interpolatrice (§ 5) n'a pas de dérivée seconde qui s'annule.

Robertson [1] a cherché par des expériences et des analogies physico-chimiques à prouver qu'elle consiste en une oxydation auto-catalytique. Quoi qu'il en soit, il est hors de doute que la sensation est un phénomène très complexe, exigeant le fonctionnement d'un grand nombre de neurones; il est naturel, d'après le § 8, de supposer que l'intensité de la sensation est proportionnelle à l'altération physico-chimique subie par unité de section réceptrice de l'excitation (dendrites) [2], donc au nombre de molécules subissant l'altération physico-chimique dans l'ensemble des neurones de même spécificité relié à l'organe photo-chimique périphérique.

Si l'on accepte cette conclusion hautement probable, nous pouvons répondre en toute rigueur à la question, souvent agitée, jamais résolue sans réplique : les S sont-ils des *nombres*?

Un nombre est un terme d'une suite dont la loi d'addition est rigoureusement définie par la propriété suivante : mesurant une propriété de plusieurs objets, il est égal à la somme des mesures de cette propriété dans chaque objet, les objets étant pris dans un ordre quelconque.

Une mesure d'une quantité par une autre implique entre ces deux quantités soit l'identité, soit la proportionnalité.

Les excitants, par exemple des intensités lumineuses, sont bien des nombres; mais les S rapportés aux variations de l'intensité ne sont pas des nombres; je pourrai obtenir S = 500 en ajoutant à S = 1 les 499 S suivants; mais je n'obtiendrai pas S = 500 en ajoutant aux premiers 499 S S = 1, car S est défini en fonction de i et $\dfrac{di}{dS}$ grandit plus vite de 499 à 500 que de 0 à 1.

Les S rapportés à l'énergie du courant (comme d'ailleurs à l'intensité de l'excitant) peuvent être considérés comme des

---

[1] *Archives internationales de physiologie,* 25 juillet 1908. Cf. notre étude *Mémoire et Habitude,* § 2.

[2] C'est la densité du courant électrique et non l'intensité qui est efficace pour l'irritation.

nombres, mais seulement dans les limites du même coefficient de proportionnalité K. De même que j'ai, $i_n, \ldots i_2, i$ étant des énergies partielles et I une énergie totale,

$$i_n + \ldots\ldots + i_2 + i_1 = i_1 + i_2 + \ldots\ldots + i_n = \text{I},$$

j'aurais

$$\text{K} (\text{S}_n + \ldots\ldots + \text{S}_2 + \text{S}_1 = \text{S}_1 + \text{S}_2 + \ldots\ldots + \text{S}_n) = \text{S},$$

S_n, S_2, S_1, étant des sensations partielles et S une sensation totale. Rapportés en général à l'excitant ou à l'énergie du courant électrique, les S sont des *cotes*, c'est-à-dire des nombres dont la loi d'addition n'est pas définie par la propriété précédente. Mais rapportés à une autre variable, les S peuvent être des nombres.

Rapportée à l'excitant, la densité de l'argent réduit ne serait pas un nombre; mais rapportée à la surface impressionnée, elle en devient un.

De même, la sensation rapportée à l'unité de surface d'excitation des neurones (section du dendrite récepteur) est un nombre de molécules. Ce nombre grandit et diminue avec S et proportionnellement à S; il est proportionnel à de l'énergie.

11. Il n'y a pas de loi psycho-physique commune à toutes les sensations. — Cette définition de la sensation peut être considérée comme générale; toutes les excitations modifient les réactions chimiques des organes périphériques, mais ces réactions ne peuvent se comporter rigoureusement comme des réactions photo-chimiques. Toutes les excitations sont transmises aux centres par des ondes nerveuses et ces ondes sont inséparables de la variation négative; si l'on tient compte de la proportionnalité de l'énergie nerveuse de transmission à l'énergie extérieure, les lois psycho-physiques ne peuvent être rigoureusement identiques pour toutes les sensations. Il y aurait de nouvelles et importantes enquêtes à diriger sur ce point. Je citerai seulement les résultats obtenus sur le sens du temps par ESTEL [1] et par WEHNER [2].

Dans les expériences d'ESTEL avec trois intervalles de temps, l'appareil se compose d'un kymographe et de contacts e_1, e_2, e_3, e_4, dont les distances relatives peuvent varier à volonté, le tout dans le circuit d'une pile et d'une sonnerie. L'intervalle de temps entre deux sons est connu en fonction de la distance de deux contacts consécutifs, le tambour du kymographe tournant à une vitesse déterminée.

Soient t l'intervalle de temps correspondant à e_1, e_2; δ l'intervalle pour e_2, e_3; t' l'intervalle estimé par l'observateur et correspondant à e_3, e_4.

On commence par placer les contacts e_1, e_2, e_3, e_4, à égale distance les uns des autres, de façon que

$$t = \delta = t'.$$

Mettant ensuite le tambour en mouvement, on approche ou on éloigne e_4 de e_3 et on demande à l'observateur de dire à quel moment il apprécie l'égalité

$$t = \delta = t'.$$

Soient t'_u l'intervalle estimé plus petit que t', t''_u l'intervalle estimé égal à t', t'_0 l'intervalle estimé plus grand que t', t''_0 l'intervalle estimé de nouveau égal à t'. On prend les moyennes

$$t_u = \frac{t'_u + t''_u}{2}. \qquad\qquad t_0 = \frac{t'_0 + t''_0}{2}.$$

Posant

$$t_u - t = d_u, \qquad\qquad t_0 - t = d_0,$$

d_0 et d_u sont les accroissements donnés à t. On prend la moyenne

$$T = \frac{t_0 + t_u}{2},$$

[1] *Philosophische Studien* de WUNDT, 1885, II, 37.
[2] *Ibid.*, p. 547.

et l'on a pour Δ, l'erreur d'appréciation,

$$\Delta = T - t.$$

Les expériences donnent des résultats différents en grandeur absolue : d'où classement des nombres en deux catégories : 1° essais normaux ; 2° essais anormaux.

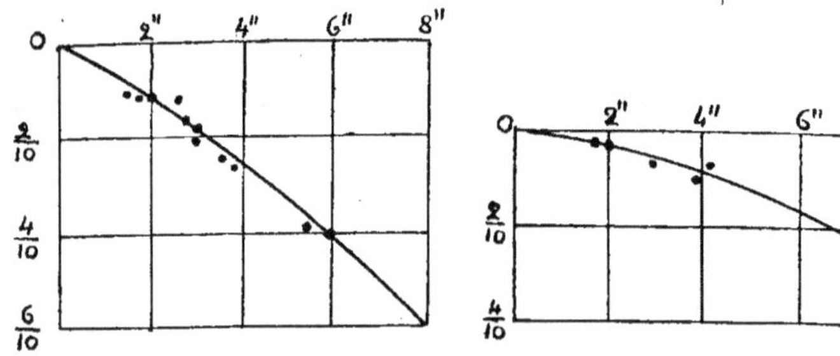

Fig. 19-20. — Erreurs d'appréciation du sens du temps en fonction de la grandeur des intervalles, d'après ESTEL.

Les figures 19 et 20, dans lesquelles les temps sont portés en abscisses et les erreurs d'appréciation en ordonnées, reproduisent ces deux catégories d'essais.

ESTEL interpole ces deux courbes par une formule,

$$\Delta = -a(t - \delta) - b\left(1 - \cos\frac{2\pi t}{\delta}\right),$$

δ étant la période.

MEHNER, qui a repris et étendu jusqu'à 12 secondes ces expériences, s'est préoccupé particulièrement de la validité de la loi de FECHNER pour le sens du temps ; il conclut que cette loi est inapplicable dans ce cas : elle ne serait qu'approchée dans l'intervalle de 5″ à 12″.

Nous reviendrons sur ce problème par une voie théorique dans la 2ᵉ partie de ce mémoire : ce que nous devons retenir de ces expériences, c'est la non-généralité de la loi de FECHNER ; c'est la non-réalité d'une loi psycho-physique commune aux différentes sensations ; et ce résultat nous le déduisons pour l'instant de la différenciation des organes périphériques récepteurs des diverses excitations, l'énergie excitatrice du cerveau étant toujours vraisemblablement proportionnelle à l'énergie extérieure, et les réactions centrales aux réactions périphériques.

12. Les manifestations de l'irritabilité sont des phénomènes périodiques, discontinus et auto-régulateurs. — Les biologistes décrivent, dans le sens de *périodicités*, les « *rythmes* » du cœur, de l'appareil respiratoire, des cils des infusoires, des pulsations des vacuoles contractiles dans les cellules et dans les unicellulaires, etc. Ces « *rythmes* » sont bien des périodicités dans les valeurs énergétiques de réactions essentiellement discontinues. La plupart des excitants physiques ont un caractère vibratoire bien déterminé ; les irritations nerveuses sont nécessairement de caractère périodique, comme toutes les transmissions d'ébranlement par des voies conductrices ; la vitesse de propagation de ces ondes varie en raison inverse de la durée de la contraction musculaire (CARLSON) ; elle est sensiblement celle de la variation négative (CHARPENTIER) ; de plus, d'après le même auteur, la résistance électrique du nerf augmente avec son activité [1], pour diminuer avec la disparition de ses propriétés physiologiques. Si l'on observe que tous les phénomènes de notre milieu sont soumis à des variations périodiques (peut-être même la pesanteur en un endroit donné ?), il n'y a pas lieu de s'étonner que la périodicité soit une caractéristique essentielle des manifestations de l'irritabilité.

Les centres nerveux, aussi bien que le muscle, fonctionnent par *secousses* qui se fusionnent. Le muscle et le nerf moteur ont la même constante τ dans la formule

$$i = B\left(1 + \frac{\tau}{t}\right),$$

[1] Sans doute à cause de l'élévation de température, le nerf se comportant comme les bons conducteurs.

qui relie approximativement aux durées d'excitation *t* l'intensité constante *i* du courant nécessaire pour produire la plus petite réponse perceptible B (Louis Lapicque). La discontinuité est au fond, la *continuité* à la surface des phénomènes. Dans toutes nos formules, en biologie et sans doute ailleurs, la continuité n'est qu'un artifice mathématique.

La contraction musculaire est un tétanos complet produit par la fusion de 30 à 40 excitations par seconde, que ces excitations soient électriques ou volontaires ; et celles-ci se groupent suivant le rythme de 10 par seconde. La fréquence nécessaire à la contraction varie avec la durée de la secousse, avec la nature du muscle, avec l'espèce animale.

Mais les phénomènes sensitifs ou moteurs que nous constatons à la suite d'une excitation ne sont pas les seuls qu'elle déclanche ; elle agit toujours en même temps sur l'irritabilité trophique des systèmes excités et par conséquent sur leur nutrition. C'est le fait bien connu de l'assimilation fonctionnelle : l'élément qui ne fonctionne pas s'atrophie ; l'organe se développe en fonctionnant. Dans le neurone, on distingue un *tropho-plasma* autour du noyau et un *kineto-plasma* dans le cylindre-axe. Malheureusement nous ignorons le mécanisme des échanges qui se produisent. Ce que l'on peut affirmer, c'est que tout fonctionnement est le résidu de deux actions antagonistes, l'une destructrice de réserves, l'autre réédificatrice de ces réserves. Pour le muscle on a précisé ce mécanisme. Quand le muscle fonctionne, il emprunte au sang du glycose qu'il transforme en glycogène par hydratation, en même temps qu'il détruit du glycogène en le transformant en glycose par déshydratation : ce glycose est brûlé partiellement lors de la contraction (Morat et Dufourt). Un mécanisme de ce genre est réalisé certainement dans le nerf dont l'infatigabilité relative est si remarquable : mais il est difficile de préciser dans ce cas. Cette auto-régulation est générale dans les phénomènes de la vie [1] : on la trouve parmi les fonctions essen-

---

[1] Cf. W. Pfeffer, *Physiologie végétale*, Tome I, p. 529 (trad. fr.)

tielles du système nerveux ([1]). Toute irritabilité étant auto-régulatrice, il est important de caractériser les rapports d'excitations qui l'accroissent et ceux qui la diminuent par influence sur la reconstitution des réserves.

13. Les rapports d'excitants qui déterminent de l'hyperesthésie ou de l'anesthésie relative. — Pour la sensation, le problème expérimental se pose ainsi : étant données des sensations d'intensités faible et moyenne, caractériser les rapports d'excitations qui augmentent ou qui diminuent la sensibilité, qui provoquent une hyperesthésie ou une anesthésie relative, mesurée par les variations des quantités $\dfrac{\frac{dS}{di}}{i}$.

J'ai étudié à ce point de vue toutes les sensations dont la loi psycho-physique est connue au moins approximativement([2]), c'est-à-dire celles qui ne vérifient que dans des limites la loi de Fechner et pour lesquelles $\dfrac{\Delta S}{\Delta i}$ va sans cesse diminuant, $\dfrac{\frac{\Delta S}{\Delta i}}{i}$ passant par un maximum en fonction de i. On peut résumer l'ensemble des résultats par cette loi : *Toutes les sensations faibles de rapports qui peuvent s'exprimer par des nombres des formes 2^n, $2^n + 1$ (premier) ou produit de 2^n par*

([1]) Est-il utile de rappeler la production plus grande de chaleur par l'animal plongé dans un milieu frigorifique, la contraction des vaisseaux dans ces conditions, la dilatation dans les conditions inverses, etc. ? J'ai rencontré un phénomène de ce genre dans l'étude de la pupille : lorsque l'éclat rétinien augmente, l'ouverture pupillaire diminue : par là même, la surface impressionnée diminue ; mais, quand cette surface diminue, l'ouverture pupillaire tend à augmenter : ce qui est l'inverse de l'action initiale. (*Comptes rendus*, 30 juillet 1894 ; *L'Éclairage électrique*, 3 nov. 1894.)

([2]) J'ai donc négligé les odeurs et les saveurs, pour lesquelles les nombres caractéristiques sont inconnus. Si pour ces excitants on calculait théoriquement des lois psycho-physiques, on pourrait déduire des lois psycho-physiques observées en fonction de masses ou de concentrations les nombres caractéristiques de l'odorance ou de la sapidité.

un ou plusieurs nombres nombres premiers de la forme $2^n + 1$, nombres que j'appelle RYTHMIQUES, *provoquent l'anesthésie relative : toutes les sensations faibles de rapports qui ne sont pas de ces formes provoquent de l'hyperesthésie relative : la fonction qui relie la sensation au rapport dépendant de la qualité de la sensation.* Je rappellerai brièvement ici les résultats, en les complétant par quelques exemples, autant que possible.

A. *Les intensités lumineuses.*

La loi psycho-physique approchée nous donne pour le rapport de deux intensités i_1 et i_0

$$(1) \qquad S = K \log \left(\frac{\mu + i_1}{\mu + i_0} \right),$$

μ étant la lumière propre de la rétine : pour $i_1 = i_0$, on a bien $S = 0$. Mais ce n'est là qu'une relation approchée. Les S étant des nombres, je puis obtenir une relation plus générale en substituant à un seul K deux coefficients K_1, K_0 et en écrivant :

$$(2) \qquad S = S_1 - S_0 = K_1 \log (i_1 + \mu) - K_0 \log (i_0 + \mu).$$

On peut interpréter ces deux coefficients, en considérant les différences morphologiques des éléments excités, en particulier les différences de longueur constatées dans les grandes cellules pyramidales (cellules psychiques de CAJAL) et qui mesurent de 20 à 30 μ.

Les S, proportionnels à des nombres de molécules transformées par unité de section conductrice, dépendent nécessairement de la longueur du neurone ; en raison de l'assimilation fonctionnelle et de l'adaptation, les cellules irritées ne sont pas les mêmes quand l'intensité de l'irritation change, les plus grandes s'adaptant aux intensités fortes, les plus petites aux intensités faibles. On est conduit ainsi à voir dans les différences des constantes K_1, K_0 des cas particuliers de la fonction cherchée entre S et les longueurs des neurones.

On a peu de données sur la résistance électrique à travers les neurones : on sait qu'elle est très faible en valeur absolue et qu'elle varie très lentement d'un neurone à l'autre suivant la longueur : en attendant de nouvelles recherches, on peut considérer comme vérifiée dans des limites en une première approximation une relation de la forme

$$R - R_0 = K \log l,$$

R étant la résistance à la sortie du neurone de longueur l, R_0, la résistance à l'entrée de ce neurone.

On peut écrire, le nombre de molécules transformées par unité de section dans les neurones successifs variant en raison inverse de l'accroissement de résistance à travers un neurone, i_1, i_0 étant les énergies extérieures, l_1, l_0, les longueurs respectives des neurones spécialisés à la réception des énergies $i_1 \, i_{,\,0}$ et variant dans le rapport de 3 à 2

$$S_1 = \alpha \log \frac{(i_1 + \mu)}{\log l_1} \,, \qquad S_0 = \alpha \log \frac{(i_0 + \mu)}{\log l_0} \,.$$

Mais, les bases des systèmes de logarithmes étant arbitraires et les logarithmes pris dans des systèmes quelconques étant proportionnels, on a, en négligeant μ devant les i,

$$l_1^{S_1} = \beta i_1, \qquad l_0^{S_0} = \gamma i_0,$$

ou, en posant $\lambda = \dfrac{\gamma}{\beta}$ et en ne considérant que les valeurs extrêmes de l,

$$\frac{i_1}{i_0} = \lambda \left(\frac{l_1}{l_0}\right)^{S_1} \times \left(\frac{1}{l_0}\right)^{-S_1 + S_0} = \lambda \left(\frac{3}{2}\right)^{S_1} \left(\frac{1}{2}\right)^{-S_1 + S_0},$$

c'est-à-dire qu'on est conduit à évaluer $\frac{i_1}{i_0}$ en quintes réduites dans des octaves convenables, les nombres de quintes et d'octaves mesurant respectivement les sensations S_1 et $S_0 - S_1$.

On peut encore justifier par des considérations toutes différentes [1] le choix de la quinte pour unité de rapport.

Pour l'étude des rapports des intensités lumineuses, il était tout indiqué, pour obtenir le maximum de sensibilité, d'employer dans la chambre noire mon lavis lumineux, imprimé au sulfure de zinc phosphorescent [2]. Je découpe ce lavis en vingt rectangles représentant chacun une teinte : je juxtapose verticalement deux rectangles distants sur le lavis d'un certain nombre de numéros d'ordre de sensation que j'appelle *écart ;* l'écart de ces rectangles paraît grandir : nous cherchons à quel rectangle d'éclat inférieur ou supérieur nous pouvons identifier chacun des rectangles juxtaposés. Le résultat de ces comparaisons est que, contrairement à une opinion répandue, le rectangle le plus lumineux ne gagne apparemment rien ; il paraît toujours moins lumineux que le rectangle immédiatement plus lumineux sur le lavis. Au contraire, le rectangle le moins lumineux perd en éclat apparent : il paraît, à de rarissimes exceptions près, inférieur au rectangle immédiatement moins lumineux sur le lavis. J'appelle *perte* la différence entre le numéro d'ordre réel de sensation et le numéro d'ordre apparent du rectangle le moins lumineux.

L'expérience montre que la perte est égale au double de la racine carrée de l'écart. Cette perte est due à l'image négative consécutive qui vient s'ajouter aux sensations lumineuses et diminue relativement davantage la sensation la plus faible, la sensibilité grandissant quand la sensation diminue. En raison du contraste négatif, les S sont dans la période de décroissance (§ 6).

[1] Voir ci-après, SECONDE PARTIE, § 32.
[2] *Comptes rendus,* 14 novembre 1892.

N^{os} des rectangles juxtaposés		Intensités correspondantes		Écart $= e$	Perte	$2\sqrt{e}$
12	9	42	28	3	3	3,46
15	9	61,3	28	6	5	4,88
20	9	102	28	11	$7 - \varepsilon$	6,62
20	14	102	53	6	5	4,88
20	18	102	84	2	$3 - \varepsilon$	2,82
19	17	92	76	2	$3 - \varepsilon$	2,82
20	17	102	76	3	3,5	3,46
20	11	102	36	9	6	6
20	16	102	68	4	4	4
20	12	102	42,5	8	6	5,6
20	15	102	61,5	5	3,5	4,46
20	10	102	31	10	$6 + \varepsilon$	6,32
20	14	102	53	6	5	4,88
20	9	102	28	11	$7 - \varepsilon$	6,62

Cette relation, vérifiée remarquablement dans les limites, d'ailleurs étroites, d'intensité du lavis lumineux, est-elle vraie pour des intensités quelconques?

Lorsque les intensités objectives ne changent pas beaucoup et que le numéro d'ordre de la sensation inférieure reste sensiblement le même, on a, p étant la perte, e l'écart,

$$p = \mathrm{K}\sqrt{e};$$

d'autre part, d'après l'expérience, quand les pertes sont les mêmes, les écarts sont les mêmes, c'est-à-dire qu'on a :

$$p' - p = e' - e.$$

Cherchons à déterminer la fonction $\psi(\mathrm{S})$ qui relie K au numéro d'ordre inférieur de sensation. Faisons deux expériences, dans lesquelles l'écart e est le même, les deux numé-

ros d'ordre de sensations de rang supérieur et de rang inférieur variant à la fois ; on a, dans la deuxième expérience,

$$(1) \qquad p' = \psi(S')\sqrt{e};$$

et, dans la première,

$$(2) \qquad p = \psi(S)\sqrt{e};$$

d'autre part, puisque $e' = e$,

$$p' - p = e - e' = 0;$$

si nous retranchons (2) de (1), on obtient

$$p' - p = \sqrt{e}\,[\psi(S') - \psi(S)] = 0;$$
d'où
$$\psi(S') = \psi(S) = K,$$

c'est-à-dire que la perte est indépendante de l'intensité absolue et ne dépend que de l'écart.

Quand on prolonge l'expérience de comparaison des rectangles pendant un temps un peu long, les égalités observées
d'abord ne persistent pas toujours ; cela tient à ce que le sulfure de zinc phosphorescent perd de son éclat avec le temps,
suivant une loi bien connue, et que le nombre des numéros
d'ordre discernables entre deux intensités augmente quand
ces intensités diminuent : c'est ce qui ressort de la construction et de l'équation de la courbe des sensations en fonction
des intensités.

Lorsque les rapports des intensités des deux rectangles considérés peuvent être mis sous la forme d'une puissance de $\frac{3}{2}$
qui est rythmique, la perte due au contraste simultané est
moindre que la racine carrée de l'écart ; elle en est une fonction
discontinue, très complexe. La perte étant moindre, l'image
négative consécutive est moins intense ; donc la sensation

primitive est plus intense, quand les rapports sont rythmiques, les S étant dans la période de décroissance; les rapports rythmiques sont l'équivalent d'une excitation moins intense, les rapports non rythmiques, d'une excitation plus intense. Les premiers déterminent une hyperesthésie relative, c'est-à-dire une valeur plus petite de la dérivée $- i\dfrac{dS}{di}$. Dans la période de croissance des S, c'est-à-dire dans le cas normal, à partir du point d'inflexion de la courbe $S = \varphi(i)$, les rapports rythmiques ou les excitations moins intenses détermineraient donc une anesthésie relative, c'est-à-dire une valeur moindre de la dérivée $i\dfrac{dS}{di}$ que les rapports non rythmiques, équivalents d'excitations plus intenses.

La photoptométrie du lavis étant différente de la photoptométrie dans le cas d'un objet lumineux sur fond noir, on pouvait prévoir que la loi du contraste simultané de deux teintes du lavis serait différente. En effet, dans ce cas, c'est la teinte la plus claire qui gagne apparemment, la teinte obscure restant fixe, et le gain est égal aux $\dfrac{5}{6}$ environ de la racine carrée de l'écart. Chaque fois que l'écart ou la différence des numéros d'ordre des teintes (on en compte 30 dans le lavis) est un nombre rythmique, le gain est sensiblement moindre.

Les perturbations à la loi du contraste qui proviennent du caractère rythmique des rapports des intensités doivent être comptées parmi les expériences les plus nettes et les plus concordantes de la physiologie des sensations. Il est probable que le caractère rythmique ou non des intensités lumineuses juxtaposées exerce une influence notable sur la croissance des végétaux et des animaux; il y a là un facteur d'évolution qu'il serait important de faire ressortir par des expériences (1).

(1) *Comptes rendus*, 18 mai 1896. — Cf. pour des expériences d'acuité visuelle à des éclairages rythmiques ou non : *Harmonies de formes et de couleurs*. Paris, Hermann, 1891.

B. *Les formes.*

Pour la sensation visuelle, du moins dans les conditions idéales de fixation de l'objet, il ne peut être question de loi psycho-physique, différente de la proportionnalité.

Un œil, qui évaluerait une longueur en unités coïncidant avec des images visuelles minima bien repérées successivement sur un cône de la fovea, ne commettrait pas plus d'erreurs que muni d'un bon appareil de mesure, un cathétomètre, par exemple ; il opérerait plus laborieusement ; au lieu de faire une détermination de coïncidence de traits aux deux extrémités de la longueur, il devrait en faire beaucoup. Supposons égaux des éléments tactiles ; en raison toujours de la discontinuité de leurs surfaces, deux éléments séparés d'un troisième, donc équidistants comme les pointes d'un compas et qui progresseraient comme celles-ci sur une droite, ne commettraient pas plus d'erreur qu'un compas dans l'appréciation de cette droite, ni dans le nombre de leurs contacts avec celle-ci. La loi de ces erreurs est bien connue ; elles seraient purement fortuites et leur répartition obéirait à la loi des probabilités, dont le principe essentiel est l'indépendance absolue de l'erreur par rapport à la quantité mesurée.

Dès qu'il n'y a plus de repères concordants sur un même élément rétinien, c'est-à-dire établissement de la coïncidence de deux traits, l'œil commet des erreurs systématiques ; l'acuité visuelle est soumise alors, comme toutes les sensibilités, à une loi psycho-physique ; l'erreur, c'est-à-dire la limite de la plus petite différence perceptible, est fonction de la quantité mesurée ; dans le cas actuel, les caractéristiques de la vision indirecte, les mouvements des yeux, et, pour les grandes longueurs, les mouvements de la tête (¹) inter-

(¹) Voir notre note sur les variations de grandeur apparente des lignes et des angles (*Comptes rendus*, 27 août 1894). Les constantes sont corrigées ci-après, SECONDE PARTIE, § 32.

viennent. Ces mouvements répondent d'ailleurs à des exigences fonctionnelles ; autrement, la sensation, comme la densité du gélatino-bromure d'argent, tendrait très vite vers zéro, suivant la loi $S = f(t)$ (§ 6).

FECHNER « disposait les pointes d'un compas à des écartements de 10, 20, 30, 40 et 50 demi-lignes métriques ; il plaçait ensuite à vue d'œil, à la même distance, les pointes d'un second compas ; ces deux instruments, dont les pointes seules étaient visibles, étaient couchés l'un à côté de l'autre, à un pied de l'œil, distance pour laquelle la vue était parfaitement distincte ; après chaque expérience, on déterminait l'erreur commise.

« VOLKMANN suspendait, les uns à côté des autres, trois fils tendus verticalement par des poids et qu'il pouvait déplacer horizontalement ; il rendait égales, à l'estimation, leurs distances, qui variaient entre 10 millimètres et 240 millimètres ; son œil était à 800 millimètres des fils. On faisait la somme des erreurs commises dans chaque série d'expériences, sans tenir compte du sens des erreurs, puis on divisait cette somme par le nombre des expériences ; l'erreur moyenne ainsi obtenue était toujours à peu près la même fraction de la longueur comparée » [1]. On avait $\dfrac{\Delta i}{i \Delta S} = K$; c'était la loi de FECHNER.

De fait, d'après des observations encore inédites que nous avons étendues à des longueurs beaucoup plus considérables, l'erreur relative commise n'est pas constante ; elle passe par un minimum ; la sensibilité visuelle inversement relative passe donc en fonction de l'excitant par un maximum, comme le sens du temps [2] et les autres sensibilités ; elle est d'ailleurs perturbée par des jugements (comparaisons inconscientes à des dimensions connues). Dans les conditions idéales de fixation d'un objet, l'erreur absolue est cons-

---

[1] HELMHOLTZ, *Optique physiologique*, traduction française, p. 695.

[2] Voir notre note sur les constantes du sens du temps. (*Inst. psych. international* : Paris, 1901, p. 292) et ci-après, SECONDE PARTIE, § 31.

tante ; d'ailleurs, la sensibilité visuelle est indépendante dans une grande mesure de l'éclairage.

L'expérience prouve que les angles, exprimés en nombres marquant les sections naturelles de la circonférence, ou les segments de droite, exprimés en multiples de leur plus petite commune mesure (¹) déterminent des phénomènes d'anesthésie rétinienne relative, donc des accroissements relatifs d'énergie potentielle, chaque fois que ces nombres sont rythmiques.

On peut étudier l'influence d'une forme (un angle par exemple) sur la sensibilité lumineuse en recherchant rapidement la distance la plus grande à laquelle cette forme, après fixation durant quelques secondes, apparaît comme une tache à peine distincte sur le fond blanc du papier. Pour

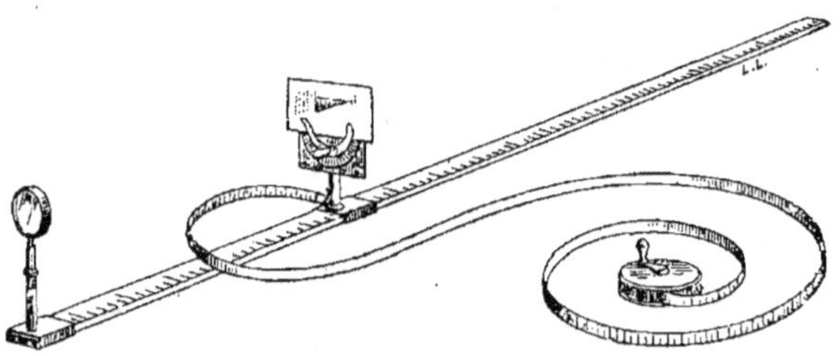

Fig. 21. — Dispositif pour l'étude de l'influence des formes sur la sensibilité.

pouvoir enregistrer le plus rapidement possible l'influence de la forme, influence de courte durée et difficile à saisir, pour éviter aussi les inconvénients multiples des mesures de grandes distances et les perturbations provenant des poussières atmosphériques, j'applique contre l'œil (*fig.* 21), à l'extrémité d'une règle plate divisée en centimètres, une lentille convergente (12 dioptries), qui a pour résultat de produire une myopie artificielle et conséquemment de brouiller les images ; je fais glisser, à la lumière d'une source constante (lampe Carcel), sur ce mètre, un curseur qui présente des cartons avec les différents angles tracés à côtés égaux et

(¹) *Rapporteur esthétique*, Paris, 1889, in-folio. *Quelques aperçus sur l'esthétique des formes.* Nony, 1895, in-8°.

d'une même épaisseur de trait. Je prie le sujet d'indiquer le moment auquel la perception de l'angle disparaît pour ne laisser qu'une tache indistincte : je note la division. Dans le Tableau ci-dessous, les angles (25^{mm} de côté) sont mesurés par les inverses des sections de circonférence déterminées :

Angles	Distances en centimètres observées par différents sujets				
3	36	21	20,25	24	22,5
4	33	20,25	20	22,5	23,5
5	41	20	20,50	24	24,5
6	34	21,25	19,75	23,5	25,25
7	45	21,50	21,25	25,5	27
8	30	21	20	24	24,5
9	43	21,25	21	25	25,5
10	39,75	20,5	19,75	23	21,25
11	48	21,25	20,50	24,5	23,5
12	37	19	19,50	21	20,75
13	45	20	20,50	28	24
14	44	21	21	25	23,5
15	39	19,75	19,75	21	21,5
16	37	19,25	19,50	20,5	20,75
17	31	19,75	19,50	21	24
18	48	20	20	24,5	20

De ces nombres, extraits au hasard de mon carnet d'expériences et vérifiés pour toutes les situations, il ressort que les angles déterminant des sections de circonférence, dont les extrémités correspondent aux sommets de polygones réguliers inscriptibles par le compas, c'est-à-dire ayant des nombres de côtés des formes 2^m, $2^n + 1$ (premier), $2^m (2^n + 1) (2^p + 1)$..., disparaissent à une moindre distance que les autres ; ils sont donc relativement anesthésiants, les autres relativement hyperesthésiants.

Cette conclusion s'applique à un œil normal ; pour une rétine tendant à la fatigue, il y aurait renversement. Suivant que le quotient de la somme des distances auxquelles disparaissent les angles non rythmiques, dans leurs diverses situations, par la somme des distances auxquelles disparaissent les angles rythmiques dans des situations aussi identiques que possible aux précédentes, est plus grand, égal ou plus petit que 1, il y a état normal, anormal ou fatigue de la rétine ; j'appelle *indicateur opsimétrique* cette nouvelle constante en ophtalmologie.

Il est important de pouvoir déduire la distance à laquelle la forme deviendrait, si possible, dans les mêmes conditions de rapidité, à peine perceptible à l'œil nu. Il est facile de résoudre approximativement ce problème si l'on connaît l'aberration longitudinale de l'œil qui observe, λ. On a :

$$\lambda = \frac{300\,(p_1 - \varphi)}{p\,\varphi} + \mathrm{D}\,\mathrm{tang}\,\omega\,\frac{\Delta - \Delta_1}{\Delta\,\Delta_1}\,.\,30,$$

les nombres exprimant des millimètres, p_1, la distance à laquelle l'objet disparaît dans la vision à travers la lentille, φ, la distance focale de la lentille, D, la longueur de l'œil réduit (20^{mm}), ω, l'angle visuel minimum de chaque sujet pour la figure considérée, Δ, le diamètre de la pupille lors de la perception du minimum perceptible à l'œil nu, Δ_1, le diamètre lors de la perception à travers la lentille, p, la distance de l'objet à l'œil.

Si l'on connaît λ par une méthode indépendante de celle de la lentille, par exemple la méthode skioscopique, il suffit de résoudre par rapport à p cette équation pour pouvoir déduire approximativement d'une observation à travers la lentille la distance à laquelle, dans les mêmes conditions de rapidité, si cela était possible, une forme apparaîtrait comme une tache à peine distincte, après fixation à l'œil nu ([1]).

Je donne ici quelques exemples de figures rythmiques ou non rythmiques, renvoyant, pour les règles de leur construc-

([1]) *Comptes rendus*, 5 nov. 1894.

tion, à *Quelques aperçus sur l'esthétique des formes*, et, pour les applications à l'étude de l'évolution des formes, à un mémoire déjà ancien : *Application de nouveaux instruments de précision à l'archéologie* (¹).

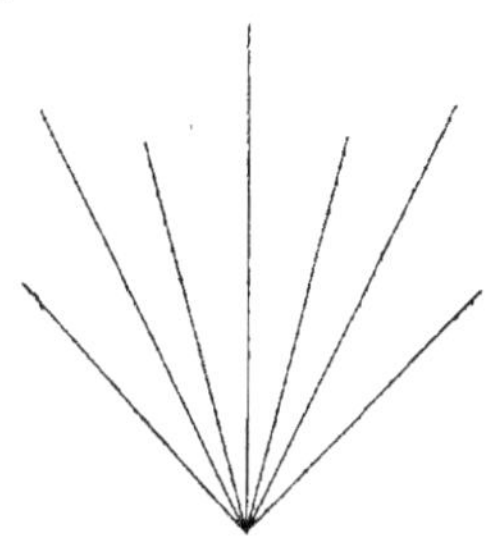

Fig. 22. — Figure rythmique.

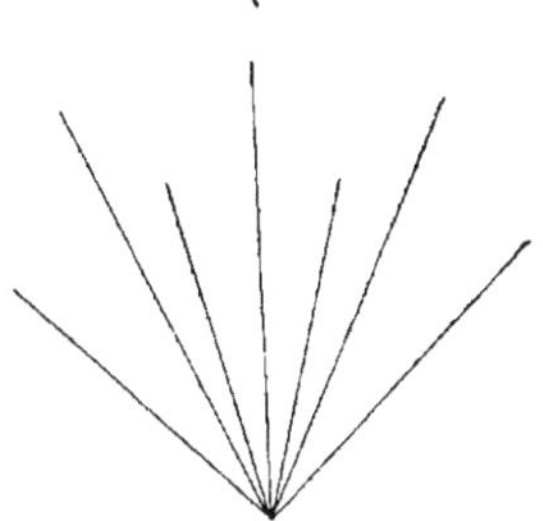

Fig. 23. — Figure non rythmique.

Dans les tableaux suivants, les signes + et — sont des indicateurs de situation.

Fig. 22			Fig. 23		
Angles	Droites		Angles	Droites	
+	+	—	+	+	—
	34			38	
20			18		
	48			45	
30			36		
		40			35
24			26		
	48			45	
24			26		
		40			35
30			36		
	48			45	
20			18		
		34			38
+ 178 — 114			+ 173 — 108		
Différence = 64 (rythmique).			Différence = 65 (non rythmique).		

(¹) *Revue archéologique*, 1890. — Voir la note II.

                    SENSATION ET ÉNERGIE

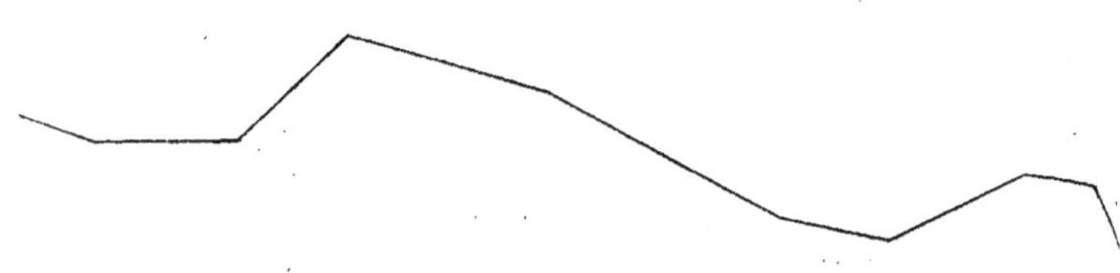

Fig. 24. — Figure rythmique.

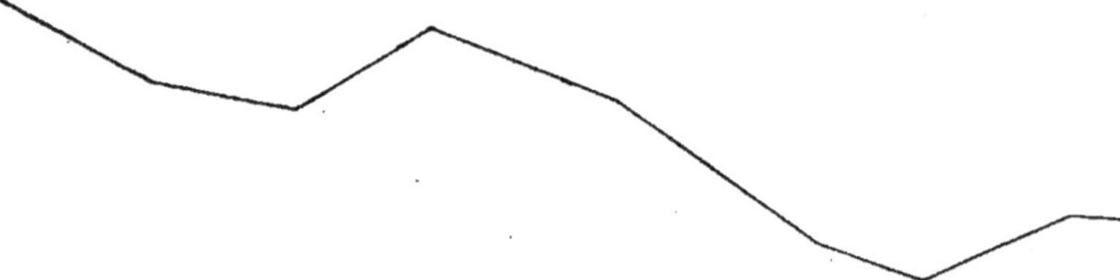

Fig. 25. — Figure non rythmique.

Fig. 24 analysée à partir de (2).				Fig. 25 analysée à partir de (1).			
Angles		Droites		Angles		Droites	
+	—	+	—	+	—	+	—
8		17		7		13	
	8		17		9		21
	12		34		14		35
10		24		9		25	
16		60		18		55	
	24		48		25		45
	6		34		7		35
8		32		9		33	
20		20		21		45	
62	50	153	133	64	55	171	136

$$(+\,12) - (+\,20) \qquad\qquad (+\,9) - (+\,35)$$

Différence = — 8 (rythmique).   Différence = — 26 (non rythmique).

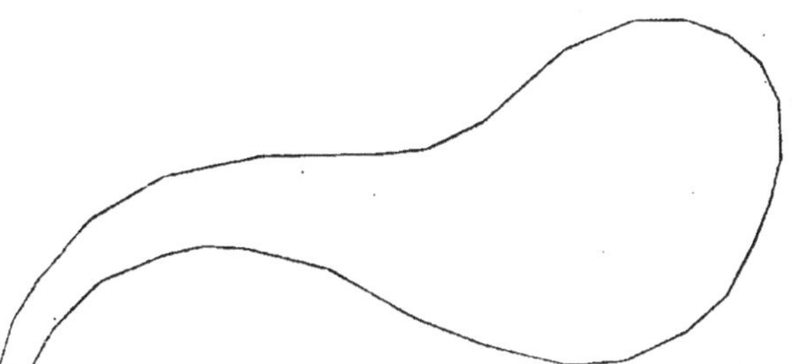

Fig. 26. — Figure rythmique.

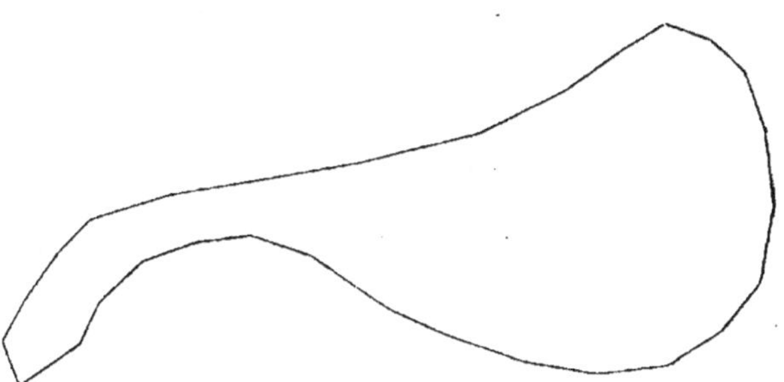

Fig. 27. — Figure non rythmique.

Fig. 26				Fig. 27			
Angles		Droites		Angles		Droites	
+	—	+	—	+	—	+	—
24		15		25		14	
	51		10		55		9
	34		12		55		13
	30		8		50		11
	20		10		25		11
	30		8		18		9
	20		8		15,5		9
	30		6		14		11
	51		6		22		11
	24		8		28		9
	15		6		14		7
	15		6		13		7
	20		6		7		7

Fig. 26

Angles		Droites	
+	−	+	−
	17		8
	15		10
	20		16
51		8	
24		6	
30		17	
	34		15
	24		12
	24		10
	20		8
	24		8
	3		5
	24		6
24		10	
15		10	
51		6	
30		6	
24		12	
273	545	90	192

(— 272) — (— 102)

Différence = (— 170) (rythmique).

Fig. 27

Angles		Droites	
+	−	+	−
	38		11
70		14	
25		19	
70		28	
	62		13
	13		7
	50		9
	38		7
	7		7
	3,5		11
	11		7
19		9	
14		9	
35		7	
14		9	
272	539	109	186

(— 267) — (— 77)

Différence = (— 190) (non rythmique).

Il importe de considérer chaque forme durant quelques secondes et de la suivre du regard dans tous ses détails. Dans les enquêtes de caractère purement qualitatif, on peut demander au sujet quelle est, des deux formes soumises à son examen, celle qui persiste le plus dans sa sensation ; on peut compléter ces réponses par le calcul des erreurs de reproduction.

Pour déduire rapidement des lectures millimétriques les nombres rythmiques proportionnels, on trace un abaque représentant, en ordonnées équidistantes, avec une unité arbitraire, la première centaine de nombres rythmiques : soient

a et b les longueurs millimétriques de deux droites et y_1, y_2, les ordonnées correspondantes de l'abaque, on trouvera, en déplaçant a et b parallèlement aux ordonnées, deux droites auxquelles a et b sont proportionnelles ; le coefficient de proportionnalité K donne l'échelle à laquelle sont représentés dans la figure les nombres rythmiques.

C. *Les successions d'éclats.*

Les successions d'éclats à des intervalles rythmiques déterminent-elles une diminution de la sensibilité lumineuse relative ; les successions à intervalles non rythmiques une augmentation ?

Les successions d'éclats suivant les lois voulues ont été obtenues au moyen d'un tambour noirci de 1 mètre de rayon, percé sur son pourtour de 60 trous, que l'on pouvait à volonté boucher ou déboucher ; ce tambour, dans l'axe duquel on pouvait placer des sources lumineuses variées, était entraîné par un mouvement d'horlogerie très puissant et réglé.

On a fait varier : 1° la vitesse du tambour ; 2° l'intensité de la source ; 3° la complexité de la succession.

On a considéré trois sortes de vitesses : 1° des vitesses, maxima, d'un tour en des temps variant de 7″,5 à 13″ ; 2° des vitesses, moyennes, d'un tour en des temps variant de 1′10″ à 1′22 ; 3° des vitesses, minima, d'un tour en des temps variant de 1′50″ à 1′53″.

On a considéré deux éclairages : un très fort, fourni par un bec Auer alimenté par un réservoir de gaz d'huile, muni d'un régulateur de pression, un très faible, fourni par une lampe de gardien de phare, dont les lumières étaient en partie interceptées pour l'œil par un écran en papier fort, collé sur chaque trou. (Des indications photométriques plus précises sur ces sources sont inutiles, comme le prouveront les résultats des expériences.)

On a considéré quatre sortes de successions : 1° les successions de 60 trous (21 nombres rythmiques, 40 nombres non rythmiques, l'unité comprise chaque fois) ; 2° les successions de 30 trous, 1 trou sur 2 étant bouché (15 nombres rythmiques, 16 nombres non rythmiques) ; 2° les successions de 20 trous, 2 trous sur 3 étant bouchés (13 nombres rythmiques, 8 nombres non rythmiques) ; 4° les successions de 15 trous, 3 trous étant bouchés sur 4 (10 nombres rythmiques, 6 nombres non rythmiques). Pour avoir à considérer toujours le même nombre d'éclats, que la succession soit rythmique ou non, on mettait des bouchons sur le nombre excédant des trous de la succession la plus longue, et on les changeait de position dans les comparaisons ultérieures.

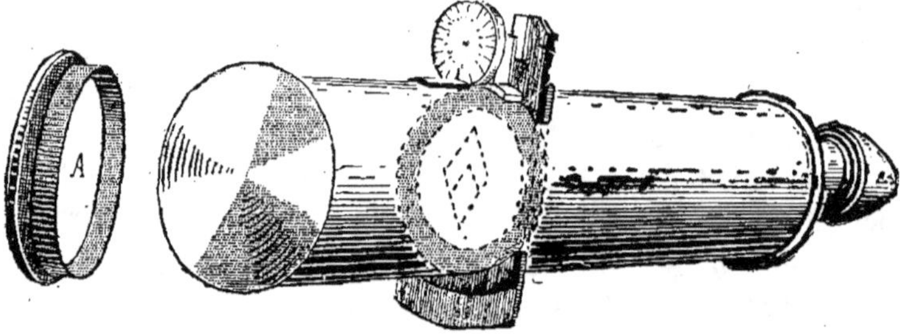

Fig. 28. — Le photoptomètre à sulfure de zinc : l'écran A est enduit de sulfure.

On a estimé les variations de la sensibilité lumineuse en mesurant pour chacune des deux successions, le minimum perceptible : 1° avant chaque expérience, p_1 ; 2° après chaque expérience, p_2, et en calculant la fraction $\dfrac{p_2 - p_1}{p_1} = P$, qui exprime la variation relative de l'anesthésie, les p étant d'autant plus grands à cause de la persistance de l'impression que la sensibilité (complémentaire de l'intensité de la sensation persistante) est plus petite (§ 6).

Pour mesurer le minimum perceptible, on se servait d'un nouveau photoptomètre, fondé sur le principe de la diaphragmation des objectifs, mais muni, comme source lumineuse, d'un écran de sulfure de zinc phosphorescent (*fig. 28*). Les variations d'éclat de ce corps avec le temps étant connues, il est facile, étant donnée l'ouverture du diaphragme correspondant au minimum perceptible, de connaître la quantité de lumière qui frappe la rétine à ce moment. Il est à noter que l'instrument a l'avantage d'être d'autant plus précis que les temps sont plus longs et les éclats plus faibles. D'autre part, la quantité mesurée dépendant de deux facteurs, ouverture et temps, il est à peu près impossible d'être influencé dans ces mesures par une idée préconçue. Comme le minimum perceptible décroît, dans les limites de $1''$ à $80''$, en raison directe du séjour de l'œil dans l'obscurité, on doit, la mesure photoptométrique exigeant quelques secondes, corriger tous les minima perceptibles observés à ces temps différents et les ramener au temps zéro. C'est ainsi qu'ont été calculées les valeurs suivantes de P. Voici un extrait des expériences pour les successions de 60 trous, exécutées après repos de l'œil dans une obscurité relative durant trois à quatre minutes :

| | VALEURS DE P. | | | | | |
| | Vitesses maxima | | Vitesses moyennes | | Vitesses minima | |
	successions rythmiques	successions non rythm	successions rythmiques	successions non rythm.	successions rythmiques	successions non rythm.
Eclairage fort.....	» »	» »	» »	» »	1,07	−0,126
	» »	» »	» »	» »	1,08	−0,119
		−0,36				
Eclairage faible...	0,559	−0,709	0,17	−0,572	0,136	−0,593

Il résulte de ce tableau, dont je pourrais étendre les nombres, que la fraction P est toujours négative, pour les successions non rythmiques, avec les éclairages faibles aux trois vitesses, et avec les éclairages forts aux vitesses minima. Avec les éclairages forts, aux vitesses maxima et moyennes, la loi est perturbée par la persistance des impressions qui, on le sait, augmente avec l'éclairage. La loi a été presque constamment vérifiée pour les successions complexes de 60 trous ; pour les successions moins compléxes, les résultats ont été trouvés incertains par quatre observateurs.

Les p sont assez variables d'une expérience à l'autre ; en vue de calculer, en fonction de la vitesse et de l'éclairage, une relation entre l'anesthésie et le caractère rythmique ou non des successions, j'ai cherché à obtenir des p_1 constants ; mais, même après des séjours réitérés de l'œil pendant plus de vingt-cinq minutes dans l'obscurité, il m'a été impossible de ramener ma rétine au même état initial. Mais cette difficulté n'infirme pas le sens de cette conclusion : il est possible d'augmenter la portée lumineuse d'un signal, en ordonnant les successions d'éclats suivant une loi non rythmique suffisamment complexe. Il va sans dire que, pour ces expériences, comme d'ailleurs pour toutes les expériences psycho-physiologiques, l'organe doit être aussi reposé que possible ([1]).

D. *Les températures.*

Soit v_0 le volume d'un gaz à 0 centigrade, v_θ le volume à la température centigrade θ, on a :

$$\frac{v}{v_0} = 1 + \alpha\theta = \frac{\dfrac{1}{\alpha} + \theta}{\dfrac{1}{\alpha}},$$

$\dfrac{1}{\alpha}$ exprimant en degrés la température comptée du zéro absolu jusqu'au zéro centigrade et, en général, les températures $\dfrac{1}{\alpha} + \theta$ étant des degrés comptés en températures absolues.

La sensation t de température, si elle se conforme à la loi de FECHNER, sera, en adoptant le même intervalle centigrade de température,

$$(1) \qquad t = \mathrm{K} \log (1 + \alpha\theta).$$

En remarquant que, d'autre part, β étant un paramètre de dilatation, on a :

$$e^{t\beta} = 1 + \alpha\theta,$$

([1]) *Comptes rendus*, 21 janvier 1895.

il vient :

$$K = \frac{1}{\beta \log e}.$$

Ce système se déduit directement du principe de CARNOT [1].

Dans ce système physiologique, le zéro absolu devient $t = -\infty$, ce qui est logique ; les t au-dessous de 0 croissent

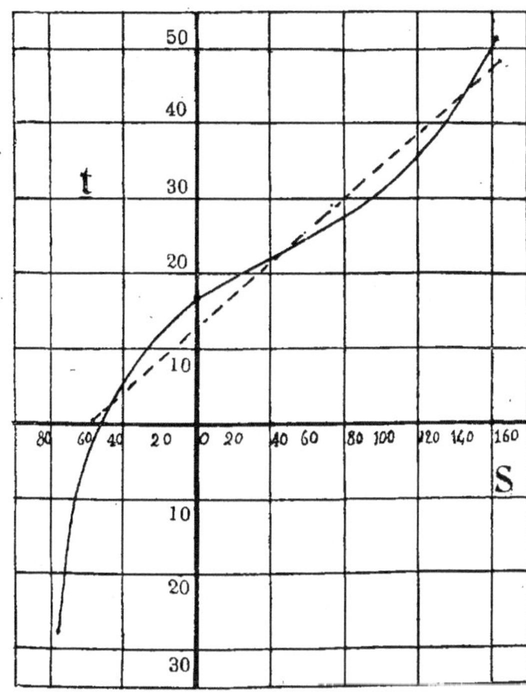

Fig. 29. — La courbe psycho-physique en fonction des températures physiologiques.

beaucoup plus vite que les 0, tandis que les t au-dessus de 100 croissent beaucoup moins vite que les 0 ; entre 0 et 100, on a $t > 0$; la différence $t - 0 = 3^0$, 86 étant maxima à 50^0.

Si l'on construit la courbe psycho-physique avec les numé-

[1] F. LUCAS, *Solution du problème des températures*, Paris, Gauthier-Villars, 1887. in-8°. — Cf. *Psycho-biologie et Énergétique*, p. 65.

ros d'ordre de sensation en x et avec les t en ordonnées, on a une courbe (*fig.* 29) de la même forme que la loi psycho-physique déterminée pour la lumière par König et Brodhun avec, en y, les log. de l'intensité et, en x, les S (*fig.* 6); le point d'inflexion correspond aux sensations de tempéré, les tronçons supérieur et inférieur correspondant respectivement aux sensations de chaud et de froid; θ et i sont l'un et l'autre proportionnels à de l'énergie. La formule (1), c'est-à-dire la loi de Fechner, n'est pas rigoureusement vérifiée; mais on peut substituer une droite avec une approximation suffisante à la courbe du 3e degré que fournit l'expérience, surtout, comme nous l'avons fait dans la figure, dans les limites $S = -60$ à $S = +160$.

J'ai fait construire un thermomètre indiquant les degrés psycho-physiques t de température, degrés calculés en fonction des degrés θ du thermomètre à gaz par la formule :

$$t = \frac{\log(\theta + 273) - \log 273}{\dfrac{\log 373 - \log 273}{100}},$$

qui n'est qu'une transformation de la formule (1), formule psycho-physique de la température.

Deux bains, dans chacun desquels l'expérimentateur plonge une des mains, d'abord directement, puis en les croisant, toujours simultanément, sont amenés à des températures plus ou moins voisines t, t'. Le dispositif expérimental assure une uniformité et une constance suffisantes de la température de chaque bain, en même temps que l'égalité approximative des surfaces d'immersion de chaque main. Un petit thermomètre témoin détermine, pour une correction nécessaire, la température moyenne de la portion de la tige thermométrique qui émerge du bain. Le sujet doit indiquer, au bout de temps égaux, quelle est la température qui lui paraît la plus élevée. La grandeur ou la petitesse de la différence $t - t' = dt$, nécessaire à la perception d'une différence dS, permet de doser l'anesthésie ou l'hyperesthésie déterminée par ces températures et mesurée par $\dfrac{dS}{dt}$. On peut former les quantités $\dfrac{\frac{dS}{dt}}{t}$.

On constate que la différence $t-t'$ est objectivement considérable, subjectivement petite, nulle, même négative : 1° quand t ou quand t' est un nombre de la forme 2^n ou $2^n + 1$ (premier) ou produit de 2^n par un ou plusieurs nombres premiers de cette dernière forme (ce qu'indiquent, sur la graduation, des flèches en rouge); 2° quand un ou plusieurs nombres de ces formes sont compris entre t et t'.

Je citerai seulement quelques faits, parmi les résultats d'environ 200 expériences sur quinze sujets normaux, de sensibilité très inégale. Des astérisques indiquent les nombres rythmiques; des capitales, les sujets; les parenthèses renferment les nombres rythmiques inclus dans l'intervalle des deux températures considérées.

N'a pu être décidée la température la plus élevée de chacun des intervalles suivants :

H : 6,4* et 5,6; 7,2 et 6,6 (6,4*); 8,6 et 8,1 (8,5*); 8,8 et 8,4 (8,5*); 9,9 et 9,5 (9,6*); 10,1 et 9,7 (9,6*); 16* et 15*; 17* et 16*; 20,4* et 19,4; 20* et 19,4.

B : 24,6 et 23,8 (24*); 25,9 et 25,5* (25,6*; 25,7*). — C : 21,5 et 20,4*. — G : 30,1 et 28,6 (30*).

Ont été jugées égales les températures suivantes :

H : 7,1 et 6,6 (6,8*); 8* et 7,4; 12,2 et 11,8 (12*); 13,2 et 12,7 (12,8*); 19,3 et 18,9 (19,2*). — B : 25,8 et 25,4 (25,5*; 25,6*; 25,7*). — D : 40,2 et 39,5 (40*).

A été jugé plus grand, par erreur, le second terme de chacun de ces intervalles :

H : 8* et 7,7; 8,6 et 8,3 (8,5*); 12,3 et 12*; 13 et 12,4 (12,8*); 13,7 et 13,3 (13,6*). — E : 24,3 et 23,9 (24*). — M : 24,4 et 23,5 (24*). — O : 25,7* et 25, 5* (25,6*); 32,1 et 31,9 (32*). — P : 41 et 40,8*.

Au contraire, a été perçu exactement le sens des différences suivantes :

H : 7,3 et 7; 8,8 et 8,6; 9,3 et 8,9; 11,2 et 11; 14,5 et 14,3; 15,9 et 15,7; 16,5 et 16,4. — B : 25,9 et 25,8; 30,6 et 30,5. — C : 20,7 et 20,5. — G : 31,5 et 31,1. — D : 45,2 et 45,1. — E : 23,25 et 23,1. — M : 22,4 et 22. — O : 28,3 et 28,2. — P : 42,15 et 42,1.

En résumé, les sensations rythmiques de températures dans les limites de 6°-52° sont anesthésiantes (¹).

E. *Les sons.*

On ne possède pas, sur la sensation de hauteur musicale, d'expériences aussi complètes que celles de König et Brodhun sur la lumière et sur les couleurs. Il n'est pas douteux qu'elle suive une loi du type logarithmique; Max Meyer (²) a montré l'existence d'un maximum de sensibilité (perception de différences de nombres de vibrations d'une 1/2 vibration en moyenne pour des vibrations de 200 à 600); on ne peut donc pas dire que l'on observe la même variation de sensation ΔS, quand $\dfrac{\Delta N}{N}$, l'accroissement relatif du nombre des vibrations, est constant et fonder sur ce fait inexact la loi de Fechner, ainsi que le fait Chwolson, à la suite des premiers psycho-physiciens (³), par intégration d'une quantité $\dfrac{\Delta N}{N}$ qui n'est pas pour l'intervalle d'octave une différentielle.

Il est à remarquer qu'avec cette sensation nous constatons bien l'existence d'un maximum pour des nombres de vibrations élevés et d'un zéro pour des nombres de vibrations très grands (40.000 vibrations par seconde, en moyenne). C'est bien la forme de notre courbe (*fig.* 18) et de notre équation (§ 6), dont la loi de Fechner est un cas très particulier.

(¹) *Comptes rendus*, 4 août 1890.
(²) *Zeitschrift für Psychologie und Physiologie der Sinnesorgane*, XVIII, p. 352.
(³) Voir ci-dessus, § 4.

On a comme première approximation

$$(1) \qquad S = K \log\left(1 + \frac{N}{M}\right),$$

N étant le nombre des vibrations extérieures, M le nombre des vibrations internes (sensations du bruit musculaire, sensations persistantes, etc.).

Mais, en musique, ce ne sont pas les nombres absolus des vibrations qui importent, ce sont leurs rapports. Or il est un rapport, le plus simple de tous, que nous trouvons en nous-même par l'excitation du muscle (MAREY) et que nous apprécions avec une précision unique : c'est le rapport de quinte. Par les considérations qui nous ont servi pour les rapports des intensités lumineuses (§ 13), on est conduit à écrire les rapports $\dfrac{N}{N_1}$ de nombres de vibrations

$$\frac{N}{N_1} = \frac{3^S}{2^{S_1}} = \left(\frac{3}{2}\right)^S \left(\frac{1}{2}\right)^{-S+S_1}.$$

Et comme, en musique, l'octave est une sensation sans intérêt, on peut poser $S_1 = -S$ et écrire simplement

$$(2) \qquad \frac{N}{N_1} = \left(\frac{3}{2}\right)^S ;$$

c'est l'évaluation de tous les intervalles en quintes, point de vue auquel ont été conduits nombre de théoriciens de la musique et qui est une déduction directe de la loi psycho-physique, combinée avec des données psycho-biologiques.

Cela ne signifie point que tous les intervalles doivent s'exprimer par un petit nombre de quintes, comme le prétendaient les pythagoriciens, dont la gamme

ut	ré	mi	fa	sol	la	si	do
1	$\dfrac{3^2}{2^3}$	$\dfrac{3^4}{2^6}$	$\dfrac{2^2}{3}$	$\dfrac{3}{2}$	$\dfrac{3^3}{2^4}$	$\dfrac{3^5}{2^7}$	2

diffère de la gamme de ZARLIN, dite des physiciens

1	$\dfrac{9}{8}$	$\dfrac{5}{4}$	$\dfrac{4}{3}$	$\dfrac{3}{2}$	$\dfrac{5}{3}$	$\dfrac{15}{8}$	2

1° par intervalles de tierce majeure (+ 4 quintes), de sixte majeure (+ 3 quintes), et de septième majeure (+ 5 quintes), plus grands dans la première que dans la seconde d'un comma; 2° par les intervalles de tierce mineure (— 3 quintes), alternativement plus grands ou plus petits, de quarte mineure (— 1 quinte), et de sixte mineure (— 4 quintes), plus petits dans la gamme de PYTHAGORE que dans celle de ZARLIN. Les divergences peuvent, au fond, se ramener à celle qui existe sur la tierce majeure, car il y a précisément une différence d'une tierce majeure entre la tierce mineure et la quinte, la septième et la quinte, la sixte et la quarte.

Des physiciens éminents, CORNU et MERCADIER, ont cherché à concilier les deux points de vue en montrant que les intervalles pythagoriciens sont adoptés dans la mélodie, les intervalles des physiciens dans l'harmonie. L'intervalle harmonique de la tierce mineure serait plus petit que l'intervalle mélodique de la valeur d'un comma pythagorique

$$1 < \left(\frac{3}{2}\right)^{12} < 2 = \frac{531441}{524288} = 1,0136 \, .$$

On peut, avec M. BOUASSE, contester violemment [1] les interprétations de CORNU et MERCADIER, qui ont cependant pour elles l'appui de faits analogues dans d'autres domaines de la sensibilité, sans infirmer l'équation (2) qui est une déduction de résultats expérimentaux.

Les mots consonance et dissonance ne peuvent avoir de sens qu'autant qu'ils désignent des phénomènes psycho-physiologiques, mesurables par les méthodes de la psycho-physique, en somme des phénomènes d'anesthésie ou d'hyperesthésie relative, consécutifs à l'audition des intervalles.

J'ai essayé [2] d'enregistrer avec un audiomètre spécial des variations de la sensibilité auditive à la suite de l'audition des différents intervalles et le sens des résultats est assez concordant avec celui que l'on peut attendre du caractère

____

[1] *Revue générale des sciences*, 1906, p. 177.
[2] *Une transformation de l'orchestre*. Paris, Hermann, 1892.

rythmique ou non des nombres de quintes exprimant l'intervalle : par exemple, la seconde majeure (2 quintes) ne nous est point apparue comme une dissonance absolue. Ce qui compliquait l'expérience, c'est que les intervalles étaient émis par un harmonium d'Alexandre dans le tempérament égal, solution encore moins physiologique que le tempérament inégal, qui identifie les intervalles d'exposant $- n$ et d'exposant $+ n'$ ($n + n' = 12$ quintes).

Il y aurait lieu de reprendre ces expériences sur des intervalles rigoureusement exacts avec des techniques perfectionnées. On pourra alors en parfaite connaissance de cause établir une théorie psycho-physique de la consonance et de la dissonance et préciser mathématiquement les rapports anesthésiants et hyperesthésiants.

Le tempérament assimile à zéro, c'est-à-dire à l'unisson, l'intervalle $\left(\dfrac{3}{2}\right)^{12}$ de deux sons ramenés à l'octave : autrement dit, le tempérament réduit à 12 le nombre des sons de notre système, considérant comme équivalents les intervalles suivants, mis en regard sur la même ligne, suivis chacun de l'exposant positif ou négatif auquel il faut élever $\dfrac{3}{2}$ pour obtenir un nombre qui, ramené dans le même octave, marque le rapport des nombres de vibrations :

Quinte juste	$+ 1$	Sixte diminuée	$- 11$
Seconde majeure	$+ 2$	Tierce diminuée	$- 10$
Sixte majeure	$+ 3$	Septième diminuée	$- 9$
Tierce majeure	$+ 4$	Quarte diminuée	$- 8$
Septième majeure	$+ 5$	Octave diminuée	$- 7$
Quarte majeure	$+ 6$	Quinte mineure	$- 6$
Demi-ton chromatique	$+ 7$	Seconde mineure	$- 5$
Quinte augmentée	$+ 8$	Sixte mineure	$- 4$
Seconde augmentée	$+ 9$	Tierce mineure	$- 3$
Sixte augmentée	$+ 10$	Septième mineure	$- 2$
Tierce augmentée	$+ 11$	Quarte juste	$- 1$

On voit par ce tableau que le caractère consonant des intervalles concorde avec le caractère rythmique des exposants, c'est-à-dire de nombres exprimant l'intensité de la sensation, et réciproquement.

La notion de nombre rythmique est antérieure à la psychophysique : entrevue par Hœné WRONSKI [1], étayée par le comte Camille DURUTTE sur des raisons métaphysiques dans des travaux qui m'étaient inconnus [2] lorsque j'y fus conduit, cette notion introduit une immense clarté et une extraordinaire simplicité dans l'harmonie musicale.

La quinte, une fois établie comme unité, toute succession mélodique et harmonique peut se représenter par une série de nombres, dont on cherche la différence finale, en raison d'une tendance à l'équilibre, impliquée par le principe d'autorégulation (§§ 12 et 14), et il faut comparer cette différence aux nombres premiers rythmiques : 1, 2, 3, 5 et 17, les seuls nombres premiers compris dans les limites de notre système actuel, les nombres supérieurs appartenant à la gamme enharmonique et à d'autres gammes d'ordre encore purement spéculatif. Si cette différence est exactement divisible par un nombre formé au moyen d'un ou de plusieurs de ces facteurs premiers rythmiques, l'enchaînement mélodique ou harmonique est bon ; dans le cas contraire, l'enchaînement est mauvais. Cette règle n'est qu'une autre expression du principe d'auto-régulation, les nombres rythmiques déterminant une anesthésie relative ou une sensibilité qui tend vers zéro.

Soit, par exemple, l'intervalle $ut - ut\sharp$; la différence est 7, nombre non rythmique ; mais si on fait suivre ce demi-ton chromatique du demi-ton diatonique $ut - ut\sharp - ré$, la différence est $(+7) - (-5) = +12$, nombre rythmique.

D'ailleurs le comte DURUTTE admet les nombres $9 = 3^2$, $25 = 5^2$, $36 = 6^2$, etc. ; dans le mode mineur, la note sensible

<hr>

[1] Voir notre plaquette *Wronski et l'esthétique musicale*. Paris, Hermann, 1887.

[2] *Esthétique musicale. Résumé élémentaire de la Technie harmonique*, par le comte Camille Durutte, d'Ypres. Paris, Gauthier-Villars, 1877, in-8°.

sol ♯ en *la* mineur est à la distance de 9 quintes du sixième degré ou sus-dominante de la gamme ascendante de ce mode.

Quelquefois la différence finale présente un nombre non rythmique et il n'en faut pas conclure que la série mélodique ou harmonique soit fautive ; on recourt alors au nombre 12, qui dans notre système tempéré exprime l'identité enharmonique (par exemple les sons *la* ♭ et *sol* ♯, distants de 12 quintes, sont enharmoniquement homophones sur les instruments à sons fixes) et on examine si la différence finale en question et l'un des nombres premiers rythmiques, 1, 2, 3, 5, 17, divisés l'un et l'autre par 12, ne représentent pas les mêmes restes : si oui, autrement dit, si la différence finale est congruente par rapport au module 12 avec les nombres premiers rythmiques, 1, 2, 3, 5, 17, on peut admettre encore l'enchaînement. Comme 12 est assimilé à 0 par le tempérament, un résidu final égal à un multiple de 12 revient à une différence nulle, c'est-à-dire à une différence finale rythmique.

En réalité, on devrait, respectivement, pour les seconde, tierce, sixte, septième tempérées, au lieu de :

$$2 \qquad 4 \qquad 3 \qquad 5$$

écrire

$$2 \pm m \qquad 4 \pm n \qquad 3 \pm p \qquad 5 \pm q,$$

ces nombres m, n, p, q, exprimant en quintes les intervalles de la gamme tempérée par rapport à la gamme pythagoricienne et appliquer à la différence finale le critérium, en choisissant des nombres rythmiques supérieurs à 17. Par exemple, la seconde tempérée est plus petite d'un savart $\left(1{,}003 \text{ environ}, 1 < \left(\dfrac{3}{2}\right)^{53} < 2\right)$ que la seconde pythagoricienne : on aurait $m = 53$. Le calcul serait plus compliqué ; on doit considérer la méthode du comte DURUTTE comme une première approximation.

Il faut aussi prendre garde que la différence finale, parfaitement rythmique, ne provienne de compensation d'erreurs, c'est-à-dire de fautes en sens inverses dans la contexture mélodique ; il est nécessaire de consulter aussi les autres différences.

Pour familiariser le lecteur avec la pratique, j'emprunte un exemple au comte DURUTTE. Soit la mélodie :

$$sol \qquad si\,\flat \qquad la \qquad ut\,\sharp \qquad ré\,;$$

nous disons : entre *sol* et *si* $\flat$, intervalle de tierce mineure, il y a trois quintes, mais en sens inverse, d'où un changement de signe ; entre *sol* et *la,* intervalle de seconde majeure, 2 quintes ; entre *sol* et *ut* $\sharp$ intervalle de quarte majeure, 6 quintes, etc., nous obtenons pour ces notes, en mettant x pour *sol*, les valeurs suivantes :

$$x\,; \quad x-3\,; \quad x+2\,; \quad x+6\,; \quad x+1.$$

Différences premières.	$-3\,;$	$+5\,;$	$+4\,;$	$-5.$
Différences secondes.		$+8\,;$	$-1\,;$	$-9.$
Différences troisièmes.			$-9\,;$	$-8.$

$$\text{Différence finale.} \quad +1.$$
$$\text{Nombre rythmique}$$

Les successions harmoniques sont naturellement plus complexes à analyser : prenons en exemple une succession très simple, celle qui présente la préparation de la dissonance de seconde majeure par l'unisson et sa résolution sur la tierce mineure :

Unisson	Seconde majeure	Tierce mineure	Unisson
—	—	—	—
ut	*ré*	*ré*	*ut*
ut	*ut*	*si*	*ut.*

Nous avons en nombres le tableau suivant, en désignant *ut* par x :

x	$x+2$	$x+2$	x
x	x	$x+5$	$x\,;$

faisons, en application d'un théorème qui sera énoncé SECONDE PARTIE (§ 28), le produit des deux termes dans chacun des intervalles harmoniques de cette suite, nous avons :

$$x^2 \qquad x^2 + 2x \qquad x^2 + 7x + 10 \qquad x^2;$$

prenant les différences successives, on aura :

Différences premières. $\quad +2x \qquad +5x+10 \quad -7x-10$

Différences secondes. $\qquad\qquad\qquad +3x+10 \quad -12x-20$

Différence finale. $-15x-30$;

dont les deux parties sont divisibles par le nombre 15, égal au produit de 3 et 5, nombres rythmiques.

Il est clair que l'on peut par la même méthode apprécier la mesure : en représentant par 1 la durée de l'unité de mesure et par des nombres proportionnels les différentes valeurs, il suffira de prendre les différences successives jusqu'à la différence finale : on trouvera si le nombre est rythmique en comparant cette différence avec celle du même ordre prise sur les sons eux-mêmes considérés indépendamment de leur durée ; on aura la différence finale définitive, c'est-à-dire la formule de la phrase musicale.

A la prière d'un esthéticien éminent, M. Georges LECHALAS, j'ai appliqué la méthode à une phrase de GRÉTRY [1].

Le comte Camille DURUTTE a négligé la question du timbre ; or HEHMHOLTZ a démontré que le timbre dépend de la présence ou de l'absence perceptible de certaines notes harmoniques de la note fondamentale : par exemple, dans le violon, si on le compare au piano, la note fondamentale est forte, les notes secondaires de deux à six sont faibles, celles de sept à dix sont beaucoup plus intenses ; dans la clarinette, les harmoniques impaires sont seules perceptibles, dans le hautbois, les harmoniques paires. Les harmoniques proviennent de la division spontanée d'une corde vibrante en cordes de lon-

---

[1] Georges LECHALAS, *Études esthétiques*, Paris, Alcan, 1902, pp. 116 et suivantes.

gueur $\frac{1}{2}$, $\frac{1}{3}$, $\frac{1}{4}$, etc., c'est-à-dire qu'en faisant résonner ut, nous entendons ut_2, sol_2, ut_3, mi_3, sol_3, $si^{\flat}_3$, etc. Le timbre superpose donc à la note fondamentale une série mélodique et harmonique particulière qu'il est possible de déterminer numériquement et d'apprécier esthétiquement par la même méthode qu'une série ordinaire, puisque les premiers termes de ces séries harmoniques sont seuls perceptibles. Nous avons ainsi le moyen de donner une théorie de l'instrumentation comme le comte DURUTTE en a donné une de l'harmonie et de la mélodie. DURUTTE a donné la formule générale qui détermine les conditions de la possibilité de l'enchaînement des sons et des accords, quels qu'en soient le nombre et la nature ; lorsque le degré de la différence finale est élevé et la série formée d'un grand nombre d'accords, la solution est naturellement très difficile ; la solution se complique beaucoup si l'on tient compte du timbre, mais elle n'est pas impossible *à priori* ; nous atteignons ainsi rigoureusement, et par des méthodes mathématiques, le but de toute esthétique musicale — l'analyse rythmique de la phrase d'orchestre.

En résumé, quand elles sont faibles, les sensations de rapport égales à un nombre non rythmique ρ augmentent la sensibilité inversement relative par rapport à l'excitant, la seule sensibilité qui, passant par un maximum, soit compatible avec les renversements en présence d'une même excitation suivant les variations de l'énergie interne, c'est-à-dire le produit $\frac{id\mathrm{S}}{di}$ (§ 9) ; les sensations de rapport égales à un nombre rythmique r diminuent cette quantité [1]. Si les S sont notables, c'est-à-dire dépassent la valeur correspondant au

---

[1] Il ne peut être question, pour les sensations considérées, ni de la sensibilité absolue qui n'a pas de maximum dans la région consciente, ni de la sensibilité directement relative $\frac{d\mathrm{S}}{idi}$ qui atteint son maximum dans l'inconscient avant $\frac{d\mathrm{S}}{di}$.

maximum de la courbe de $\dfrac{id\mathrm{S}}{di}$ (voir la *fig.* 37), les quantités qui augmentent S ne peuvent que diminuer $\dfrac{id\mathrm{S}}{di}$ et réciproquement; le caractère hyperesthésiant ou anesthésiant des sensations ρ ou r se renverse. Mais il en n'est que mieux acquis que les S diminuent quand r augmente et qu'ils augmentent quand ρ augmente. Comme S est la différence de deux actions antagonistes, on voit que l'on peut écrire

$$S = \varphi\,(\rho - r).$$

On verra (§ 29) qu'effectivement une fonction convenable de ce genre reproduit la fonction psycho-physique.

14. Les phénomènes de renversement : le plaisir et la peine. — La courbe des S en fonction du temps, en fonction de l'excitant et en fonction du produit de ces deux quantités, passe par un maximum : la sensation diminue pour les grandes valeurs de l'excitant. C'est le phénomène du renversement, conséquence de l'auto-régulation dans les réactions de la vie (§ 12) et dont la très grande importance dans les applications est malheureusement méconnue.

Les anesthésiques à petites doses (chloroforme, éther) exaltent l'activité cérébrale ; la cocaïne est excitante à petites doses, paralysante à doses fortes ; il en est de même pour l'alcool. La quinine augmente à faible dose la diurèse ; à forte dose, elle la diminue, etc. Suivant les temps d'excitation, une même dose produit des effets inverses ; l'adrénaline ralentit d'abord la diurèse, puis l'augmente, contracte d'abord, puis dilate les vaisseaux. L'effet de la caféine et de la théobromine va s'atténuant quand ces médicaments sont administrés sans interruption, etc. Le phénomène du renversement a été même constaté dans des actions moléculaires inorganiques ([1]).

<hr>

[1] « De la généralité des phénomènes moléculaires produits par l'électricité sur la matière inorganique et sur la matière vivante », par JAGADIS-CHUNDER BOSE. (*Rapports au Congrès international de Physique*, III, p. 578.)

Il est évident que l'excitant ne doit jamais dépasser la dose correspondant à l'ordonnée maxima de la courbe des réactions ou, ce qui revient au même, au zéro de la sensibilité absolue, c'est-à-dire à l'ordonnée nulle de la courbe dérivée (voir la *fig.* 37) ; toutes les doses supérieures produisent l'effet rigoureusement inverse de l'effet voulu. Il est même indiqué par l'hygiène que la dose ne dépasse pas celle qui correspond au point d'inflexion de la courbe primitive ou au maximum de sensibilité absolue. La sensibilité est fonction du rendement $\dfrac{S}{I}$; le rendement physiologique de l'excitation I diminue quand la dose a dépassé celle de la sensibilité maxima.

Le renversement peut se produire encore pour des causes physiologiques. Un sujet ayant un numéro d'ordre élevé de sensation persistante, et dont la sensibilité inversement relative est décroissante par conséquent, pourra voir sa sensation diminuer pour une même excitation qui aura augmenté cette sensation dans des conditions normales, sa sensibilité inversement relative étant croissante. C'est le renversement des réactions chez un même individu suivant l'énergie dépensée antérieurement et chez des individus différents suivant leur état initial, suivant le milieu, etc. C'est la raison des contradictions expérimentales que l'on peut rencontrer en physiologie des sensations et en esthétique (contradictions apparentes et qui s'évanouissent quand on complète les enquêtes par une exploration psycho-physique des sujets).

On ne doit pas s'étonner de rencontrer parfois des renversements de sensibilité dans les expériences avec les tests rythmiques ou non, un rapport d'excitants rythmique ou non rythmique étant dans la période normale l'équivalent d'un rapport d'excitants plus faible ou plus fort (§ 13).

Sur le caractère douloureux d'une excitation tous les sujets s'accordent : les excitations très intenses sont douloureuses ; elles déterminent une décroissance des S et des sensibilités absolue et inversement relative négatives. Il y a des désaccords sur le caractère agréable ou pénible des excitations ; ces caractères sont intimement liés à l'état physiologique du sujet. Une excitation qui est agréable dans la phase de sensibilité inversement relative croissante devient pénible dans la phase de sensibilité inversement relative décroissante et réciproquement. Comme la sensibilité, qui diminue après avoir passé par le maximum, ne peut grandir qu'après reconstitution des réserves par le repos, c'est-à-dire après une phase de sensibilité nulle, le sujet recherche dans la phase de sensibilité relative décroissante les excitations fortes ou les variations d'excitation anesthésiantes ; dans la phase de sensibilité relative croissante, il recherche les excitations relativement faibles, et les variations d'excitation hyperesthésiantes. Sont agréables toutes les variations d'excitations compatibles avec la persistance de la phase actuelle de la sensibilité du sujet : c'est le principe de stabilité. Autrement dit, sont agréables ou pénibles les excitations déterminant des sensibilités inversement relatives, dont les dérivées sont de même signe ou de signe contraire par rapport à ceux des dérivées de la sensibilité inversement relative du sujet. Le plaisir et la peine sont fonction des sensibilités secondes. Il y a plaisir quand on a dans la phase de sensibilité inversement relative croissante (*fig.* 37,4) des sensibilités secondes positives ; dans la phase de sensibilité décroissante, des sensibilités secondes négatives. Il y a peine dans les cas inverses. De là l'adage empirique : on ne dispute pas des goûts et des couleurs. Mais on peut déduire des goûts d'un sujet l'état de sa sensibilité relative : croissante, décroissante, positive ou négative. Les mêmes remarques s'appliqueraient à la motricité.

15. La sensibilité par rapport à la dépense énergétique. — Il y a lieu de définir une troisième sensibilité qui mesure le progrès de *la sensation par rapport à la dépense énergétique :* c'est le quotient $\dfrac{dS}{dU}$, U représentant l'énergie nerveuse provenant de la transformation des aliments nerveux (lécithines, céphalines, lécithanes, etc.); mais ces problèmes, malgré l'immense labeur accumulé, ne sont pas résolus. Même, la chaleur vraisemblablement produite par le nerf excité n'a jamais pu être décelée ; elle n'a pu être constatée avec certitude que sur les centres, dans des cas de lésions profondes de la matière cérébrale ; et il n'y a rien à tirer de ces résultats pour l'important problème de la dépense nerveuse, qu'il est seulement possible de poser ici et que nous chercherons (§ 19) à éclairer, par analogie avec la dépense motrice.

II

L'ÉNERGIE MUSCULAIRE

16. L'énergie musculaire en fonction de l'excitant nerveux — On peut se poser sur l'énergie musculaire les mêmes problèmes que sur la sensation ; ils se posent parfois un peu différemment et leur solution est en général plus avancée.

La contraction musculaire, que l'excitant soit électrique ou volontaire, est déclenchée par une excitation de forme vibratoire propagée par les nerfs moteurs. Comment varie l'énergie musculaire en fonction de cette excitation ? C'est le problème myo-physique, analogue au problème psycho-physique. Mais, tandis que l'on peut mesurer avec toute la précision possible l'excitant psycho-physique, on ne peut atteindre l'excitant myo-physique que par un détour, et la détermination de cette grandeur n'est pas exempte d'hypothèses et d'approximation.

On peut déduire des courbes de fatigue à l'ergographe une première série de relations de l'excitation nerveuse I avec le temps dans un effort continu.

L'ergographe enregistre les contractions décroissantes des fléchisseurs d'un des doigts de la main jusqu'à épuisement, et on mesure le travail en multipliant simplement le poids soulevé par la hauteur de soulèvement, ce qui n'est pas très rigoureux, le moment de la force par rapport à l'articulation du doigt variant à chaque instant.

En faisant passer des courbes de sentiment par les sommets successifs des ordonnées des ergogrammes, on obtient, comme courbes de fatigue, parfois des droites, mais d'ordinaire des courbes, qui présentent souvent un point d'inflexion, très rarement deux, quelquefois aucun. Si nous cherchons une relation entre l'effort à chaque instant et le temps, nous trouvons pour l'équation de 13 ergogrammes, choisis parmi les plus caractéristiques de nos expériences, une relation du troisième degré

$$(1) \qquad \eta = H - at^3 + bt^2 - ct,$$

η étant l'effort à chaque instant, H l'effort maximum initial (en millimètres), t le temps (unité = 2 secondes).

Voici les constantes de ces ergogrammes, suivies de l'écart moyen ε entre la courbe calculée et la courbe observée :

Sujets	H	a	b	c	ε
S_1	64	0,001309	0,1247	4,06	1,33
S_2	59	0,002433	0,1826	4,72	1 05
S_3	43	0,002285	0,1511	3,36	— 0,386
D_1	77	0,000933	0,0823	2,96	1,48
D_2	58	0,00362	0,1736	3,77	0,7
D_3	52	0,00487	0,1833	3,47	0,2
D_4	46	0,00247	0,0822	2,13	0,4
D_5	43	0,01266	0,3743	4,06	0,1
K_1	65	0,005336	0,2734	4,73	1,53
K_2	57	0,00228	0,112	3	0,9
K_3	56	0,00156	0,0778	2,06	1,3
K_4	45	0,0015	0,045	1,50	0,3
K_5	44	0,007003	0,2253	1,02	0,44

Les indices dont sont affectés les sujets marquent les numéros d'ordre d'expériences consécutives.

On voit que H diminue et a augmente avec la fatigue; b et c sont plus capricieux, en attendant qu'ils se régularisent par le jeu des moyennes sur un grand nombre d'ergogrammes.

Il est généralement admis que le muscle ne consomme

pas, dans les contractions initiales, les mêmes substances que dans les contractions finales; normalement, il consomme des hydrates de carbone et très peu d'albuminoïdes; ce n'est que dans la fatigue qu'il consomme notablement ces dernières, d'où production de déchets azotés, très toxiques [1]. Cette remarque suggère une interprétation de la constante négative a, laquelle, étant très petite, caractérise bien la perte de puissance, très petite au bout du temps 1, due à l'intoxication locale par ces toxines; en même temps, cette perte de puissance grandit très vite avec le temps, et c'est bien le cas du terme en t^3.

Quand a et b sont nuls, la courbe est une droite. On rencontre une droite pour courbe de fatigue quand on excite électriquement les muscles de l'homme; or, dans ce cas, la fatigue est toujours relativement faible, car l'application des courants faradiques est très douloureuse, et l'on n'emploie que des poids beaucoup plus légers que lors de l'excitation volontaire. Quand, au myographe, le poids est soutenu par un support, les tracés des muscles isolés de la grenouille sont des droites, ce qui n'arrive plus quand le travail statique vient s'ajouter au travail dynamique (KRONECKER). Comme dans le cas des faibles fatigues, ce sont les hydrocarbonés seuls qui sont consommés, nous devons considérer la constante c comme proportionnelle à la perte de puissance due à la diminution des réserves disponibles d'hydrates de carbone.

Au nombre des causes qui peuvent lutter contre la fatigue, on aperçoit l'action des centres nerveux et l'excitation de la cellule motrice par les toxines très diluées. Mosso a montré,

---

[1] Rapprochons de ce fait le suivant, que nous avons déduit de l'interpolation des expériences de M. CHAUVEAU; dans la contraction statique, le quotient $\frac{CO_2}{O_2}$ tend vers 0,8, valeur qui implique la consommation d'albumine. Or, la forme statique de la contraction tend, avec l'âge, à se substituer à la forme dynamique (ex : diminution de l'amplitude de l'accommodation). Il doit donc y avoir, avec l'âge, tendance à l'accumulation de déchets azotés. Tous ces faits concourent à montrer que l'arthritisme n'est qu'une conséquence de processus physiologiques normaux.

avec le ponomètre, que l'effort nerveux nécessaire pour produire la contraction grandit quand le nombre des contractions grandit. On sait, d'autre part, qu'un grand nombre de poisons, quand ils sont très dilués, excitent, au lieu de tuer la cellule vivante. On est donc conduit à voir, dans la constante positive b, une mesure de l'action nerveuse et de l'excitation par les toxines diluées.

Il est d'ailleurs possible de vérifier cette conséquence. L'alcool, en général, excite les centres nerveux et par là le muscle. Or, si l'on compare les équations d'ergogrammes tracés avant et après ingestion d'alcool, on constate que dans ceux-ci la constante b augmente, en général ([1]), a diminuant toujours. Exemples :

ERGOGRAMMES NORMAUX.

Sujets	H	a	b	c	ε
R	29	0,006667	0	0,433	0,1
R	31	0,02643	0,3364	2,021	0,2
J J	28,5	0,005994	0,1699	2,7	0,1
J J	33,5	0,0107	0,0294	0,385	0,5

ERGOGRAMMES APRÈS ALCOOL ([2]).

Sujets	H	a	b	c	ε
R	32	0,0049	0,1195	1,205	0,4
R	33	0,00206	0,076	1,354	0,2
J J	27	0,00288	0,1786	3,384	0,3
J J	36,5	0,0042	0,1791	3,226	0,5

([1]) La constante b étant la somme de deux termes, le terme marquant l'excitation centrale peut augmenter toujours, b diminuant parfois.

([2]) Les tracés ont été pris respectivement 1 h. 20 m., 1 h., 1 h. 20 m. et 30 minutes après l'ingestion.

Dans des cas de fatigue faible, la constante a peut être positive, quoique très petite; elle marque sans doute l'excitation par une classe particulière de toxines, dans le cas suivant d'une courbe de fatigue de muscles de grenouille excités électriquement avec quelques repos, dont l'équation est : ($\varepsilon = 0,4$) :

$$\eta = 20 + 0,000.001.335\ t^3 + 0,000.2997\ t^2 - 0,00845\ t.$$

En résumé, l'équation des courbes de fatigue est de la forme

$$\eta = H \pm at^3 + bt^2 - ct;$$

dans des cas très rares elle atteint le quatrième degré [1].

Ultérieurement [2] J. JOTEYKO a développé des considérations et exécuté des expériences probantes en faveur de l'interprétation du paramètre b dans le sens d'une mesure de l'excitation par les centres nerveux. On peut donc admettre dans une première approximation que l'excitation nerveuse I grandit proportionnellement au carré des temps dans nos courbes de fatigue.

Mais il serait imprudent de considérer cette relation comme générale, même en tenant pour rigoureusement démonstrative la méthode suivie. L'excitation nerveuse dépend de la loi de fatigue. Mosso a donné le nom de *ponomètre* à un ergographe, dans lequel le poids à soulever est remplacé par un bras de levier actionné à l'une de ses extrémités par un pène déclencheur, mû par le doigt et portant à l'autre extrémité une masse mobile qui permet de varier les résistances. Dans ces expériences, le doigt ne travaille en charge qu'au début pendant un temps réglable à volonté et travaille à vide en terminant la flexion. On inscrit, outre le travail utile, le travail qui lui succède quand le poids vient à manquer au muscle. La fig. 30 représente un tracé obtenu au ponomètre, en soulevant, toutes les 2″, un poids de 4 kilogs. La ligne m

[1] *Comptes rendus*, 20 mars 1905. Note de Ch. HENRY et de J. JOTEYKO.
[2] *Les lois de l'ergographie*. (Académie de Belgique, mai 1904.)

marque la limite du travail utile : les portions supérieures des tracés, le travail inutile, lequel mesure l'excitation nerveuse et grandit avec la fatigue. Dans ces expériences l'excitation nerveuse grandit moins vite que le temps. On peut donc considérer la proportionnalité de l'excitation nerveuse au temps comme vérifiée dans les cas moyens et l'on est conduit à chercher à préciser l'évolution de l'effort musculaire avec le temps pour pouvoir résoudre le problème myo-physique,

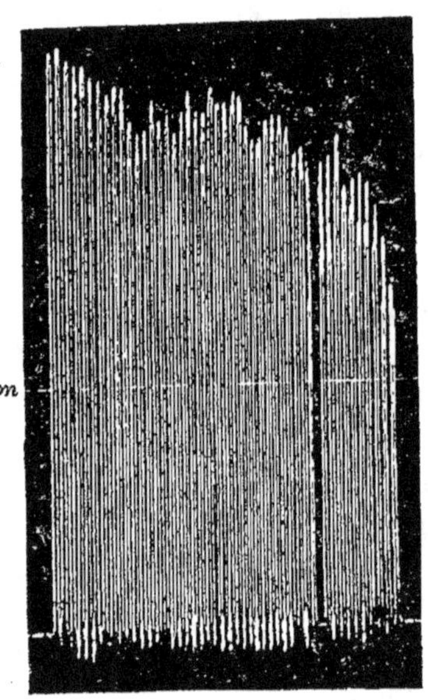

Fig. 30. — Ergogramme obtenu au ponomètre (les temps se lisent de droite à gauche).

la fonction $W = f(I)$ ne différant que par une constante de la fonction $W = f(t)$.

17. L'Energie musculaire en fonction du temps. — La figure 31 représente, en fonction du temps (centièmes de seconde), le graphique classique de l'intensité de la secousse élémentaire du muscle excité par un choc d'induction.

On vérifie bien sur la courbe notre équation complète (§ 6)

$$y = K\,[\log(a - ae^{-\mu x} - e^{-\mu x} + c)]\,(e^{-\beta x} + b)$$

qui représente l'allure des S en fonction du temps, avec

$$K = 20 \quad a = -1,01 \quad \mu = -3,8 \quad \beta = 0,1 \quad b = -0,34 \quad c = 2.$$

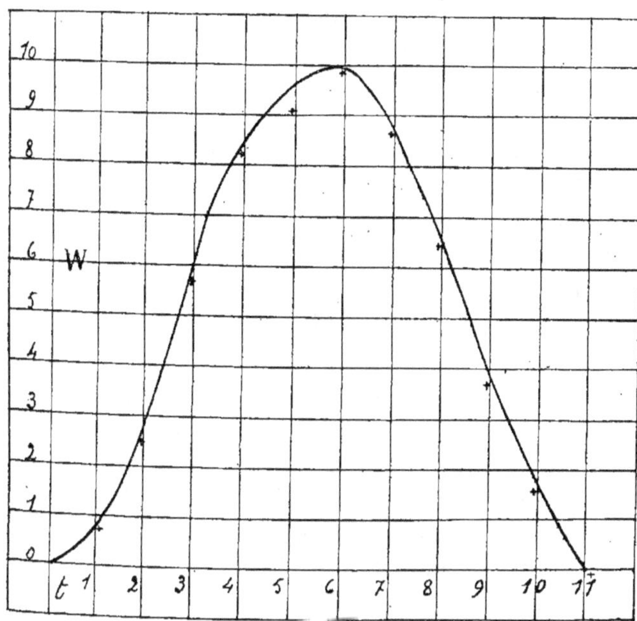

Fig. 31. — Courbe de la secousse musculaire élémentaire en fonction du temps.

x	y calc.	x	y calc.
0	0	7	8,8
1	0,8	8	6,6
2	3	9	3,7
4	8,6	10	1,6
5	9	11	0
6	10		

Notre équation fondamentale $W = \varphi\,(t)$, c'est donc aussi l'équation myophysique [1].

La courbe présente bien un point d'inflexion entre 0 et le maximum, car on a (§ 6)

$$\mu\,(a+1)\,[(1+b)\,\mu\,(a+2) + 2\beta] < 0.$$

En supposant que l'on parvienne à démontrer que cette équation a une valeur théorique, l'irritation en fonction de l'excitant serait définie par six paramètres, faciles d'ailleurs à interpréter.

Dans un travail musculaire complexe ces secousses élémentaires se fusionnent et si l'on veut étudier la loi d'épuisement continu d'un système de muscles, on doit recourir à de nouveaux appareils enregistreurs.

On a cherché à résoudre ce problème en appliquant à des dynamomètres à ressorts métalliques un système de transmission à air, par tambours de MAREY qui, par le jeu d'un levier, enregistrent les pressions sur des cylindres tournants; mais ces ressorts ont l'inconvénient de n'indiquer à chaque instant qu'un effort trop petit à cause de la douleur causée par la rigidité du métal. J'ai donc cherché à établir un appareil affranchi de cette cause d'erreur et aussi des déformations provenant de l'amplification du levier inscriveur : c'est l'objet de mon dynamomètre totaliseur-enregistreur [2].

Nous donnons (*fig. 34a*) un exemple des graphiques obtenus: en ordonnées sont portés des kilogs, en abscisses des temps.

L'aire de la figure représente des kilogs-seconde, ce que l'on est convenu d'appeler improprement des travaux statiques.

La courbe présente un seul point d'inflexion entre zéro et le maximum, comme la courbe d'établissement des sensations fortes.

On peut interpoler cette portion de la courbe, de même que

[1] Voir la note III.
[2] Voir la note IV.

la portion correspondante de $S = \varphi(t)$, par une équation de la forme

$$y = Y(1 - e^{-\beta x})^{\gamma}.$$

Les valeurs

$$\beta = 0,75 \qquad \gamma = 8 \qquad Y = 11$$

ont été calculées d'après une courbe moyenne. On obtient :

x	y observés	y calculés
0	0	0
1	0,05	0,07
2	1,40	1,40
4	7	7
5	9,3	9
6	10,5	10,12

Il n'y a pas qu'une analogie dans la concordance que nous constatons entre les évolutions de la sensation et celles des travaux statiques du muscle en fonction de t ; les numéros d'ordre de sensation sont des énergies et l'on peut considérer ces efforts ou ces travaux dits statiques comme proportionnels à des énergies. Dans une note avec J. JOTEYKO [1], nous avons cherché à préciser le coefficient de proportionnalité entre le travail et le travail dit statique de dépense équivalente.

Cette relation linéaire n'est qu'approchée ; en serrant de plus près les observations, on obtient une courbe qui peut s'interpoler, les y représentant des kilogs-seconde et les x des kilogrammètres de dépense équivalente, par un polynome du 3e degré

$$y = -9,88 + 209,05x - 72,9x^2 + 67,7x^3.$$

En prenant la dérivée

$$y' = 209,05 - 2, \times 72,9x + 203,1x^2,$$

[1] Voir la note V à la fin du mémoire.

on obtient un polynome qui passe par un minimum $=182,9$ pour $x = 0,35$. Ce résultat concorde avec ceux que l'on peut déduire des expériences de M. CHAUVEAU sur la dépense mesurée en O^2 ou en CO^2 dans le travail statique, par rapport aux mêmes dépenses dans le travail dynamique [1]. Néanmoins on peut dans le calcul de l'énergie dépensée dans le travail statique avec le dynamomètre totaliseur enregistreur se contenter de la relation linéaire.

De même que nous avons défini une sensibilité mesurant la variation de S par rapport à l'excitant, $\dfrac{dS}{di}$, et une sensibilité mesurant la variation de S par rapport au temps, $\dfrac{dS}{dt}$, on doit définir une motricité mesurant la variation du travail par rapport à l'excitant nerveux $\dfrac{dW}{dI}$ et une motricité mesurant la variation de ce travail par rapport au temps $\dfrac{dW}{dt}$; ces motricités passent par des maxima dans le cas des grands efforts. De même qu'il y a une sensibilité négative correspondant à la douleur, il y a une motricité négative correspondant à la décroissance de l'effort ; ces dérivées mesurent la fatigue.

Pas plus que dans l'établissement des sensations faibles, on n'enregistre, au dynamomètre totaliseur enregistreur, dans l'établissement des efforts faibles, un point d'inflexion ; le deuxième graphique de notre figure 82 en est une preuve fournie par l'ergographe, entre autres dues à notre dynamomètre de puissance, que nous rappellerons [2] : analogie nouvelle entre la sensation et l'énergie.

Le quotient différentiel $\dfrac{dW}{dt}$, qui représente une motricité, peut être mis sous la forme du produit fv, f étant la force, v la vitesse ; quand, au cours de l'évolution d'un démarrage, il

---

[1] Voir *Recherches nouvelles sur l'énergétique musculaire*. Congrès de Lille, 1909.

[2] Voir la note VI.

est pratiquement constant, ce qu'il ne peut être que quand il atteint le maximum, la force et la vitesse sont constantes; dans ces conditions, le muscle atteint donc sa puissance maxima. La puissance maxima des muscles de la jambe est réalisée à bicyclette; et c'est bien une constance relative de la vitesse qui caractérise le mouvement de la pédale du cycliste, tandis que la jambe du coureur passe par un grand nombre de vitesses entre deux vitesses nulles.

Mais on peut démontrer qu'aux grandes vitesses *moyennes*, le travail musculaire dépensé dans l'unité du temps est sensiblement le même dans tous les sports. La formule approchée qui exprime le travail en palier dans l'unité de temps, c'est-à-dire la puissance $\mathcal{P}$, est (1)

$$\mathcal{P} = Pfv + Kv^3,$$

f étant le coefficient de frottement, P le poids, v une vitesse moyenne, K un coefficient dépendant de la résistance de l'air et de la surface du sportsman avec ou sans machine. Dans les différents modes de locomotion, P et K restent sensiblement les mêmes; au contraire, de l'un à l'autre, f varie considérablement suivant qu'il y a choc, roulement, glissement. Pour les très grandes vitesses, le terme Kv^3 devient prépondérant sur le terme Pfv qui devient négligeable; la puissance extérieure est donc sensiblement la même. Ce qui varie d'un sport à l'autre c'est donc la dépense. Aux grandes vitesses moyennes, la puissance est la même pour tous les sports; mais la durée pendant laquelle cette puissance persiste est très inégale suivant les sports; l'accroissement de puissance disponible dans certains moyens de locomotion est dû à la constance relative de la vitesse.

18. L'énergie musculaire en fonction de la dépense. — M. Chauveau, puis M. Weiss, ont vérifié expérimentalement sur des moteurs électrique et hydraulique que la dépense éner-

___

(1) « Une proposition paradoxale de la physiologie comparée des sports » (*Comptes rendus de la Société de Biologie*, 23 octobre 1894.)

gétique D du moteur se décompose en un certain nombre de termes qui, dans les limites étroites considérées, seraient à peu près proportionnels au travail W, à la charge p, à la vitesse v, aux frottements f, de sorte que l'on aurait, en négligeant les frottements,

$$(1) \qquad D = KW + K'p + K''v.$$

Cette étude a été inspirée à ces savants par les problèmes de l'énergétique musculaire et c'est en vue d'éclairer cet ordre de questions qu'ils ont exécuté ces recherches, dont l'intérêt pour la mécanique appliquée est incontestable.

Malheureusement la relation (1) n'est que grossièrement approchée et on doit lui substituer une relation de la forme :

$$(2) \qquad D = f(W) + f_1(p) + f_2(v),$$

$f, f_1, f_2\ldots$ désignant des fonctions à préciser.

Sur ce point il ne peut subsister de doute si l'on consulte les tableaux numériques résumant les expériences et si l'on considère la complexité des variables. Ce qui est plus regrettable, c'est que ces relations de proportionnalité ont pesé sur l'interprétation des faits physiologiques et ont faussé nombre d'énoncés : de là, des contradictions purement imaginaires entre les résultats des expériences de M. CHAUVEAU et ceux d'autres savants, notamment de JOHANSSON.

Un des moyens pratiques que l'on possède de mesurer la dépense du muscle vivant est la détermination du surcroît de CO_2 expiré ou de O_2 inspiré. De ces volumes de CO_2 et de O_2 on peut tirer, avec plus ou moins d'approximation, par la thermochimie combinée avec des données de chimie physiologique, la quantité de chaleur produite, de sorte que la formule (2) peut, au moins en principe, s'exprimer en calories.

M. CHAUVEAU s'est proposé de mesurer la dépense musculaire d'après les échanges respiratoires, en particulier par les différences des valeurs moyennes du débit respiratoire, c'est-à-dire de la quantité d'air déplacé, de O_2 absorbé, de CO_2 exhalé, à la minute, pendant les trois formes de la contraction (statique, dynamique positive, dynamique négative) et à l'état de repos, dans des conditions aussi rigoureusement comparables que possible.

Nous rappelons dans la note VII les principales conséquences de l'interpolation de ses expériences.

Les dépenses y en fonction des variables indépendantes x (charges, alternances, travaux) peuvent s'interpoler par des polynomes

$$y = a + bx - cx^2 + dx^3 ;$$

les dépenses spécifiques $\dfrac{dy}{dx}$ passent chacune par un minimum ; leurs inverses, qui représentent des rendements spécifiques, passent par des maxima.

La relation linéaire (1) est donc loin d'être vérifiée.

C'est en vue d'aborder ces problèmes par une méthode directe que nous avons établi un ensemble d'appareils que nous appelons *énergétomètre*, dont le but est de déterminer les fonctions qui relient la dépense calorifique Q à la température et au travail.

On a :

$$Q = \varphi(W) + \varphi_1(C\theta),$$

C étant la chaleur spécifique moyenne du muscle, θ l'élévation de température ; et en désignant par $\varphi_2(p)$, $\varphi_3(v)$ les dépenses calorifiques de soutien et de vitesse, on doit avoir :

$$\varphi_1(C\theta) = \varphi_2(p) + \varphi_3(v) = K\,[f_1(p) + f_2(v)].$$

On aurait ainsi le moyen de déterminer Q et θ, connaissant W, ou encore de calculer W, connaissant Q et θ ou simplement θ, ce qui est facile relativement et d'éviter, en tout cas, les dosages d'échanges respiratoires, parfois impossibles et toujours impratiques au cours des enquêtes physio-énergétiques que comportent nombre de problèmes, en particulier la recherche des rendements optima dans les travaux des différentes classes des travailleurs et la détermination des rendements pathologiques, etc.

L'Énergétomètre.

Cet appareil comprend :

1° Le dynamomètre totalisateur-enregistreur décrit dans notre note IV ;

2° Deux calorimètres à glace, vernissés au ripolin, un pour chaque bras ; la différence des poids de glace fondue est une quantité proportionnelle à la chaleur dégagée par le bras qui travaille ;

3° Un dispositif bolométrique destiné à mesurer l'élévation de la température.

Pour déterminer la fonction $Q = \varphi(W)$, nous enregistrons au dynamomètre totaliseur-enregistreur des travaux statiques variés W_1, W_2,... W_n mesurés par leurs aires et, par des différences de poids d'eau écoulée, nous obtenons, avec une balance enregistrante, des quantités proportionnelles aux Q_1, Q_2, ... Q_n correspondants.

Le tableau suivant résume les expériences :

N°ˢ d'ordre	Q	W	N°ˢ d'ordre	Q	W
1	0,493	0,133	10	2,987	0,593
2	1,057	0,238	11	3,803	0,725
3	1,650	0,330	12	2,899	0,750
4	1,514	0,396	13	3,735	0,750
5	1,872	0,455	14	3,105	0,835
6	2,203	0,470	15	4,875	0,851
7	2,152	0,500	16	4,227	0,915
8	2,253	0,500	17	7,561	1,200
9	2,351	0,552	18	9,296	1,365

Les Q sont exprimés en grammes représentant les différences de poids de glace fondue dans les deux manchons: pour avoir, à une constante près, les quantités de chaleur dégagées par le bras qui travaille, il faut multiplier ces nombres par 80, qui exprime en petites calories la chaleur latente de fusion de la glace.

Les W sont exprimés en décimètres carrés d'aires de travail statique : 1 millimètre carré et demi représente 1 kilogseconde.

La figure 32 représente : 1° une courbe d'énergie musculaire donnée au dynamomètre ; 2° une courbe de vitesse de fusion de la glace donnée dans ces conditions par la balance

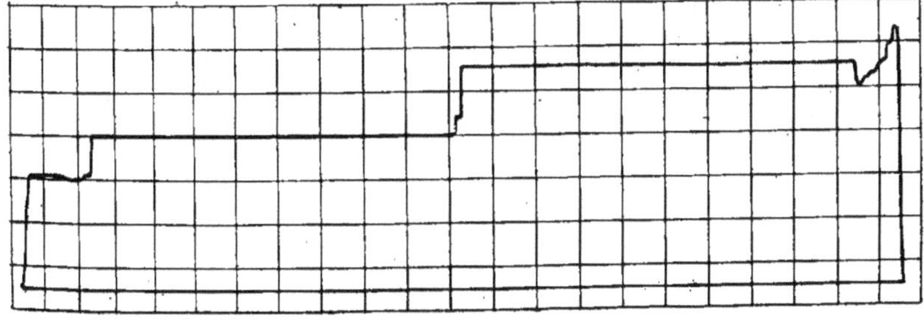

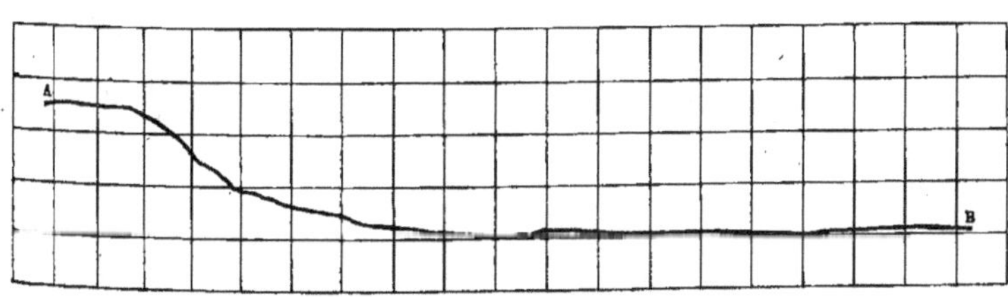

Fig. 32. — Exemple d'une courbe de vitesse de fusion de la glace (*b*) obtenue dans la même expérience que l'aire statique (*a*).

enregistrante. Quand la chaleur dégagée dans chaque calorimètre est la même, le tracé est une droite horizontale ; on est averti ainsi que l'expérience est terminée. Cette durée atteint en moyenne une valeur dix fois plus grande que celle de l'effort.

Le tableau suivant indique en minutes et en secondes les temps t_Q, t_W au bout desquels les quantités de chaleur Q ont été dégagées et les travaux W ont été accomplis.

t_Q	t_W	t_Q	t_W
18,33	1,02	27,5	3,42
23,05	2,03	30,47	3,56
25,42	3	30,4	4,03
31	3	30,19	4,07
26	3,25	28,1	4,1
26,55	3,08	28,5	4,4
27,35	3,10	25,08	4,2
28,3	3,06	31,03	4,12
30	3,25	29,3	4,06

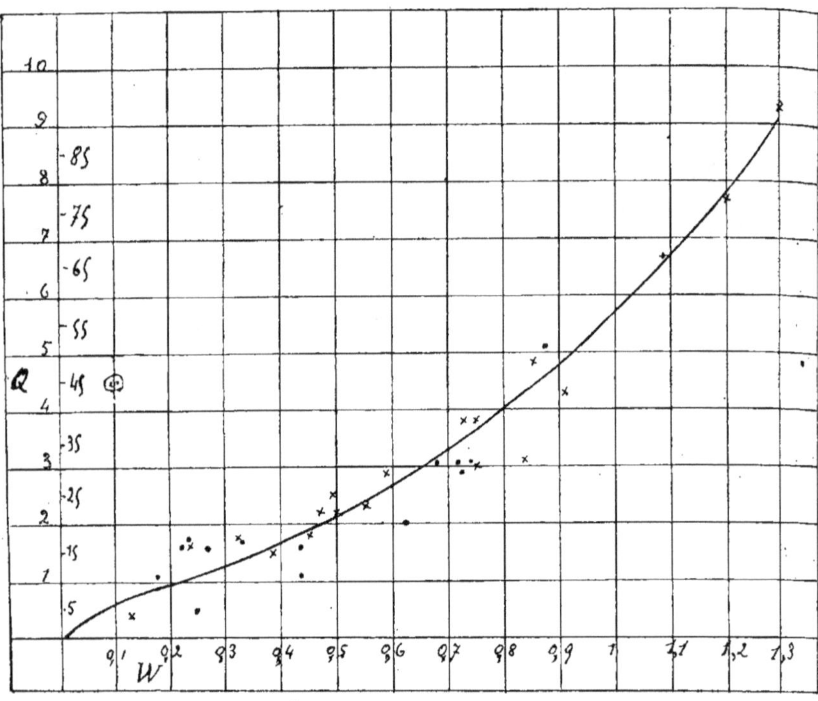

Fig. 33. — Relation entre la chaleur dégagée Q, l'élévation de température θ,
d'une part, et le travail accompli W d'autre part.

Nous trouvons pour $Q = \varphi(W)$ (*fig.* 33)

$$(1) \qquad y = 4{,}5x - 1{,}6x^2 + 3{,}2x^3,$$

formule du même type que celui par lequel s'interpolent les expériences de M. CHAUVEAU : concordance très remarquable.

On obtient :

W	Q observés et corrigés	Q calcules
0,1	0,5	0,5
0,2	0,9	0,86
0,3	1,35	1,31
0,4	1,7	1,7
»	»	»
1	5,8	6,1
1,2	7,7	8

Nous pouvons déduire de cette relation ou de la figure 33, d'une part, et de la figure 34*a*, qui représente une courbe d'effort en fonction du temps, d'autre part, la dépense correspondant au travail exécuté dans l'unité de temps aux différents temps de l'effort. Portant en abscisses des nombres proportionnels aux aires statiques exécutées successivement dans l'unité de temps et en ordonnées, les dépenses correspondantes, nous obtenons la figure 34*b*.

Nous avons adopté, pour la plus grande aire exécutée dans l'unité de temps (*fig.* 34*a*), une dépense proportionnelle à celle observée lors de l'aire maxima, exécutée par le même sujet (*fig.* 33), et, pour les aires aux temps successifs, les dépenses correspondant aux fractions de l'aire maxima représentées par ces aires. Cette opération est justifiée par le fait que dans la courbe d'établissement de l'effort, au point d'inflexion, la motricité $\dfrac{dW}{dt}$ passe par un maximum, qui est évidemment associé au maximum de rendement énergétique $\dfrac{dW}{dQ}$;

SENSATION ET ÉNERGIE

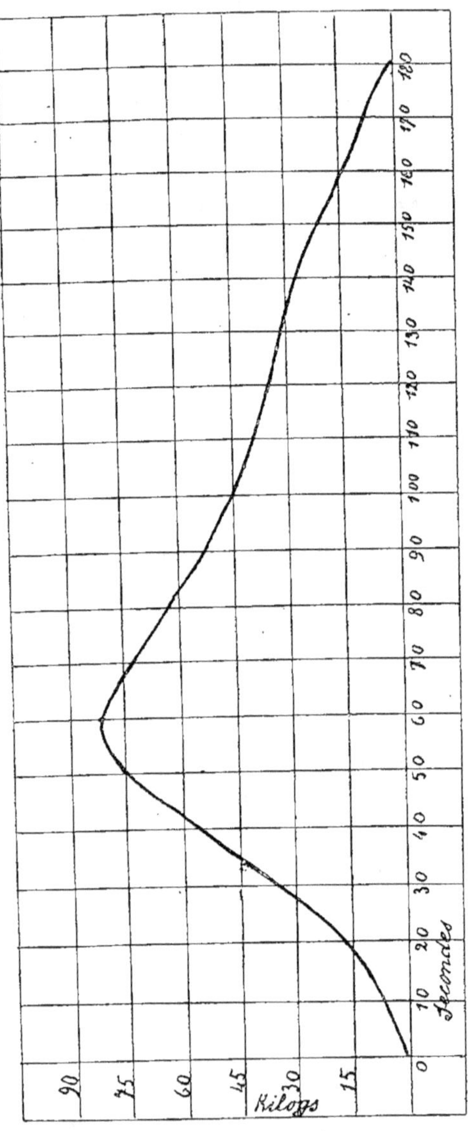

Fig. 34a. — Courbe de l'effort en fonction du temps.

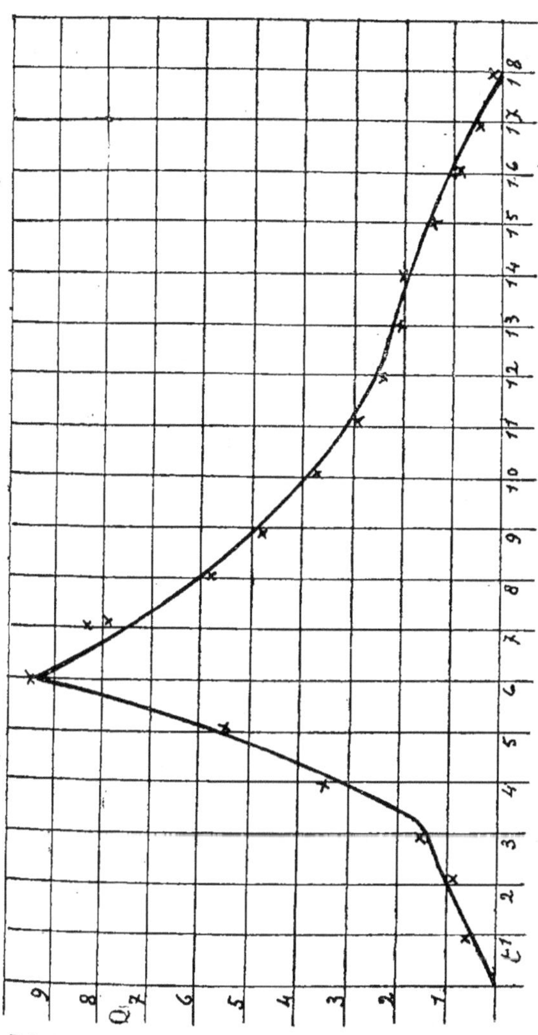

Fig. 34b. — Relations entre la dépense et le temps dans la période d'établissement et dans la période de décroissance de l'effort, d'après la courbe de l'effort en fonction du temps (fig. 34a).

d'autre part, aux environs du maximum de l'effort, où $\dfrac{dW}{dt}$ est minimum, le rendement énergétique $\dfrac{dW}{dQ}$ tend vers un minimum. Si, grâce à ce raisonnement, la dépense dans la période de croissance de l'effort est assez correctement repré-sentée, il n'en est pas de même dans la période de décrois-sance. Les rendements sont diminués en valeurs absolues lors de la fatigue. Pour les atteindre, il faudrait mesurer les dépenses de travaux, exécutés dans le même temps, mais décroissants à cause de la fatigue, à différentes périodes d'un long travail, toujours comparable à lui-même. On ne peut

N° d'ordre	W	Déviations du galvanomètre		Nombres proportionnels aux différences de température
		Minima	Maxima	
1	0,175	— 3	8	11
2	0,210	— 2	14	16
3	0,235	0	17	17
4	0,251	0	5	5
5	0,275	— 3	13	16
6	0,325	— 2	15	17
7	0,440	0	16	16
8	0,625	0	20	20
9	0,676	— 3	27,5	30,5
10	0,715	— 2	29	31
11	0,723	0	29	29
12	0,743	— 1	30	31
13	0,870	— 2	49	51

songer à les atteindre, à l'énergétomètre, au cours d'une brève expérience, aux instants successifs de l'effort dynamomé-trique, à cause de l'inertie des appareils de mesure et des lois inconnues (expérimentalement) que suivent la production et l'émission de la chaleur à ces instants successifs. Nous énon-cerons (§ 30) une loi théorique de la dépense dans la période de fatigue.

Comme le bolomètre plongé dans le calorimètre à glace ne revient au zéro qu'au bout d'un temps très long, nous avons dû chercher à déterminer la fonction $\theta = \varphi(W)$, les bras n'étant pas dans les calorimètres à glace. Nous obtenons ainsi une courbe dont la forme est la même que celle de la fonction $Q = \varphi(W)$: nous reportons sur le graphique 33 les nombres du tableau précédent donnés par l'expérience et dont plusieurs ont été perturbés par les températures ambiantes exceptionnellement variables des journées d'expérience; d'où des rendements énergétiques différents (Mosso).

Nous donnons ci-dessous, à titre d'exemples, l'évolution des déviations du spoth dans les expériences 8 et 12, à chaque demi-minute, jusqu'au retour de l'appareil à zéro.

Expérience n° 8

0, 0, 0, −1, 0, +1, +2, 3, 7, 7, 8, 12, 15, 19, 25, 27, **30**, 25, 21, 17, 16, 15, 15, 13,5, 12, 10, 10,5, 10, 10, 9,5, 9, 8, 6,5, 5, 4, 3, 3, 3, 2,5, 3, 3, 3,5, 3,5, 3,5, 3, 2, 1, 1,5, 1,5, 1,5, 0,5, 0,5, 0,5, 0, −1, −2, −2, −1, 0, 0, 0.

Expérience n° 12

0, 0, 5, 6, 5, 2, 0, 5, 7, 9, 10, 11, 13, 13, 15, 16, 17, 18,5, 18,5, 20, 20, 20, **20**, 18, 18, 18, 17,5, 17,5, 18, 16, 16, 15, 14,5, 13, 13, 10, 10, 8, 6, 6, 5, 7, 5, 3, 2, 1, 1, 1, 1,5 1, 2, 2, 1, −1, −1, −1, −1, 3, 1, 1, 2, 2, 0, 1, 0, 0, 0.

Nous trouvons pour $\theta = \varphi(W)$ la même équation que pour $Q = \varphi(W)$, les ordonnées étant augmentées simplement dans le rapport de 10 à 1 ; nous obtenons pour $Q = f(\theta)$ la relation inespérément simple de proportionnalité.

L'exploration de la température par les bolomètres est simplement un moyen plus délicat de déterminer l'évolution de la dépense. De même que l'on enregistre, à l'électromètre capillaire, sur le cœur, à chaque systole, un renversement dans la force électro-motrice, variation indécelable dans la chaleur dégagée et dans la force musculaire, on constate dans la moitié des cas environ, au début de l'effort, une diminution de température : le fait n'est donc pas général. On a émis à ce

sujet les hypothèses les plus variées et les plus contradictoires. Ce fait, en même temps que son caractère épisodique,
peut s'expliquer remarquablement par une interférence, possible au début du travail, entre l'onde nerveuse excitatrice et
l'onde musculaire (celle du tonus); l'excitation devient ainsi
négative et aussi l'énergie dépensée, en même temps que la
dépense; mais l'énergie est enregistrée par des moyens trop
grossiers pour que sa variation négative soit sensible.

Le principe de notre dispositif bolométrique est le principe
classique du pont.

Le sujet portant un bolomètre sur chaque bras ([1]), on forme,

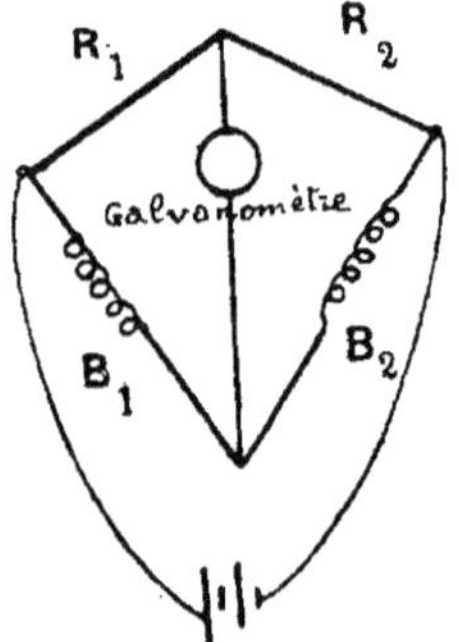

Fig. 35. — Schéma du dispositif bolométrique.

avec ces deux bolomètres B_1 et B_2, que nous supposons
absolument identiques, et deux résistances $R_1 R_2$, que nous
prenons égales, un pont de Wheatstone conformément au
schéma de la figure 35.

Tout étant symétrique dans le dispositif, les résistances
B_1 et B_2 étant supposées égales, le galvanomètre doit être en
équilibre quand le circuit électrique est fermé. Cela résulte
également de la relation générale d'équilibre du pont :

$$\frac{R_1}{R_2} = \frac{B_1}{B_2},$$

(1) Ce bolomètre consiste en un fil de ferro-nickel, de 0mm2 de diamètre,
cousu sur un tissu élastique employé en orthopédie de manière à en recou-
vrir la surface par ses replis successifs : la surface du brassard est d'environ 1dcmq 30.

relation qui est vérifiée puisque, par hypothèse, on a $R_1 = R_2$ et $B_1 = B_2$.

L'équilibre du système mobile étant une conséquence de la symétrie, toute cause qui détruit la symétrie, en particulier l'effort effectué par le bras qui travaille à l'énergétomètre, détruit l'équilibre du galvanomètre par la différence de résistance des fils des bolomètres, corrélative à leur différence de température. La déviation du système mobile, proportionnelle à la cause perturbatrice, mesure donc à chaque instant, à un facteur constant près, la différence de température entre les deux bras.

19. Inférence sur la relation de la sensation à la dépense, par analogie avec la relation de l'énergie muscularie à la dépense. — Nous avons interpolé la loi psycho-physique (§5), c'est-à-dire les logarithmes de l'excitant y en fonction de la sensation x, par un polynome

$$(1) \qquad \log y = \alpha + \beta x - \gamma x^2 + \delta x^3$$

et nous avons interpolé les dépenses y en fonction des travaux musculaires x par un polynome

$$(2) \qquad y = a + bx - cx^2 + dx^3.$$

On peut se demander s'il ne serait pas possible, au moins dans des limites, d'interpoler également les logarithmes des dépenses musculaires en fonction des travaux par un polynome de la forme (1). S'il en était ainsi, étant donné le parallélisme que nous constatons entre l'irritabilité sensitive et l'irritabilité motrice considérées par rapport à l'excitant et par rapport au temps, on pourrait admettre que la loi psycho-physique s'étend de l'excitant à la dépense nerveuse *au moins dans une certaine mesure.*

Considérons (note VII) la première équation (7) qui s'applique à la contraction dynamique à charges variables

$$y = 250 + 110x - 20,6x^2 + 3,33x^3.$$

Prenons 4 valeurs consécutives, $x=0$, $x=1$, $x=2$, $x=3$, qui sont comprises dans les limites de l'expérimentation. On a :

pour
$$x=0 \quad \log y = 2{,}397 = u_0$$
$$x=1 \quad \log y = 2{,}534 = u_1$$
$$x=2 \quad \log y = 2{,}617 = u_2$$
$$x=3 \quad \log y = 2{,}684 = u_3.$$

Interpolons par la formule de Newton

$$f(x) = u_0 + \frac{x-x_0}{h}\, \Delta u_0 + \frac{x-x_0}{h}\left(\frac{x-x_0}{h}-1\right)\frac{\Delta^2 u_0}{1.2} + \ldots;$$

ici
$$x_0 = 0 \quad h = 1$$
$$\Delta\, u_0 = u_1 - u_0 = 0{,}137$$
$$\Delta\, u_1 = u_2 - u_1 = 0{,}083$$
$$\Delta\, u_2 = u_3 - u_2 = 0{,}067$$
$$\Delta^2\, u_0 = \Delta\, u_1 - \Delta\, u_0 = -\,0{,}054$$
$$\Delta^2\, u_1 = \Delta\, u_2 - \Delta\, u_1 = -\,0{,}016$$
$$\Delta^3\, u_0 = \Delta^2\, u_1 - \Delta^2\, u_0 = 0{,}038.$$

Il est inutile d'aller plus loin si l'on veut interpoler par un polynome du 3e degré : il vient

$$\log y = 2{,}397 + 0{,}137\, x - 0{,}027\, x(x-2) + 0{,}0126\, x(x-2)(x-4).$$

On a ainsi, en comparant cette formule avec les nombres calculés d'après les y de notre première interpolation :

pour
$$x = 4 \quad \log y = 2{,}740 \text{ au lieu de } 2{,}758$$
$$x = 5 \quad \log y = 2{,}866 \text{ au lieu de } 2{,}845$$
$$x = 10 \quad \log y = 7{,}655 \text{ au lieu de } 3{,}418.$$

Ainsi on ne pourra pas dépasser $x = 6$ ou 7 par cette formule.

Considérons la première formule (9) (note VII), qui s'applique à la contraction dynamique positive à charge constante et à hauteurs variables.

Soit à interpoler par un polynome du 3e degré

$$\log y = \alpha + \beta x + \gamma x^2 + \delta x^3$$

le logarithme de la fonction

$$y = 249 + 109\,x - 21\,x^2 + 2{,}25\,x^3.$$

Pour

$x = 0$	$y = 249$	$\log y = 2{,}3962 = u_0$
$x = 10$	$y = 1.489$	$\log y = 3{,}1728 = u_1$
$x = 20$	$y = 12.039$	$\log y = 4{,}0805 = u_2$
$x = 30$	$y = 45.369$	$\log y = 4{,}6567 = u_3.$

Appliquons la formule de Newton

$$y = u_0 + \frac{x - x_0}{h}\,\Delta u_0 + \frac{x - x_0}{h}\left(\frac{x - x_0}{h} - 1\right)\frac{\Delta^2 u_0}{1.2} +$$

$$+ \frac{x - x_0}{h}\left(\frac{x - x_0}{h} - 1\right)\left(\frac{x - x_0}{h} - 2\right)\frac{\Delta^3 u_0}{1.2.3.}\cdots$$

Ici

$$x_0 = 0 \qquad h = 10$$

$$\Delta u_0 = u_1 - u_0 = 0{,}7766 \qquad \Delta^2 u_0 = \Delta u_1 - \Delta u_0 = 0{,}1311$$

$$\Delta u_1 = u_2 - u_1 = 0{,}9077 \qquad \Delta^2 u_1 = \Delta u_2 - \Delta u_1 = -\,0{,}3315$$

$$\Delta u_2 = u_2 - u_3 = 0{,}5762$$

$$\Delta^3 u_0 = \Delta^2 u_1 - \Delta^2 u_0 = -\,0{,}4626$$

La fonction interpolatrice devient

$$y = 2{,}3962 + 0{,}07766\,x + 0{,}00065\,x\,(x - 10) - 0{,}00007\,x\,(x - 10)\,(x - 20);$$

d'où le tableau suivant :

x	y calculé d'après (1)	y calculé d'après (2)
0	2,3962	2,3962
5	2,75	2.74
10	3,17	3,17
15	3,61	3,68
20	4,079	4,080
30	4,67	4,65

Pour avoir une approximation dépassant $x = 30$, il faudrait ajouter un terme complémentaire en $\Delta^4 u_0$ qui, sans influence pour les faibles valeurs de x, en prendrait une grande pour les valeurs de x dépassant 30.

En somme, on peut considérer la dépense nerveuse comme proportionnelle dans une assez grande étendue à l'excitant.

On pourrait interpoler les logarithmes de la dépense énergétique U en fonction des travaux musculaires par un polynome, sauf à introduire un terme complémentaire du 4e degré; on substituerait à la dépense spécifique la considération intéressante de la dépense spécifique relative $\dfrac{dy}{y\,dx}$.

Toutefois la fonction W ou $S = F(U)$, diffère des fonctions W ou $S = \varphi(t)$, W ou $S = f(i)$ par une caractéristique évidente: t et i grandissent d'une manière continue; U passe par un maximum, conséquence de l'auto-régulation.

III

LES RELATIONS DE LA SENSATION
ET DE L'ÉNERGIE MUSCULAIRE.

20. La motricité et les rapports d'excitants. — Lorsque
l'on excite le muscle électriquement, il y a non seulement
fusion plus ou moins parfaite des secousses suivant le nombre
des chocs d'induction dans l'unité de temps, il y a encore
accroissement de l'intensité de la contraction et par conséquent du travail musculaire, sensiblement proportionnel au
nombre des vibrations. On a pour le rapport des deux travaux $\mathfrak{T}$, $\mathfrak{T}'$

$$\frac{\mathfrak{T}}{\mathfrak{T}'} = \frac{\mu + KN}{\mu + KN'},$$

N, N' étant les nombres de vibrations, μ, le tonus musculaire. Des expériences inédites ([1]) nous autorisent à affirmer
que les rapports des nombres de vibrations musculaires
influeront sur la sensibilité de la même manière que des
rapports de vibrations quelconques transmises par les nerfs
spéciaux et qu'ils seront eux aussi, en vertu des variations de
dimension des cellules psychiques (§ 13), réduits à des quintes ramenées à l'octave, les nombres de quintes, suivant leur
caractère rythmique ou non, influant sur la reconstitution des
réserves, sur la dépense, sur la sensibilité et la motricité.

([1]) Voir la note VII.

En étudiant, dans une publication de J. DELBŒUF [1], les débuts de séries de nombres de kilogrammes obtenus successivement au dynanomètre par des efforts maxima, on entrevoit, avant l'influence de la fatigue, une loi d'entraînement musculaire. Portons sur une première ligne la série des nombres de kilogrammes ; sur une deuxième, les quotients successifs de ces nombres par le premier nombre obtenu, quotients réduits à la première octave, c'est-à-dire multipliés ou divisés par 2 autant de fois qu'il est nécessaire pour que le nombre soit < 2 et > 1. Portons sur une troisième et sur une quatrième lignes celles des douze premières puissances entières positives et négatives de $\frac{3}{2}$, également réduites à la première octave, qui sont les plus approchées de ces quotients ; nous remarquons ceci : chaque fois que l'exposant de ces puissances, consigné sur la quatrième ligne, est de la forme 2^n, ou $2^n + 1$ (premier), ou 2^n multiplié par un ou plusieurs nombres de la forme $2^n + 1$ (premier), l'effort maximum suivant est, à quatre exceptions près, plus grand que l'effort maximum précédent.

50	50	49	51	53	56	59	55	56
»	1	1,96	1,02	1,06	1,12	1,18	1,10	1,12
»	0	1,973	1 013	1,067	1,125	1,185	1,107	1,125
»	0	-12	$+12$	$+7$	$+2$	-3	-10	$+2$

57	60	54	51	53	54	52	50
1,14	1,20	1,08	1,02	1.06	1,08	1,04	1
1,125	1,201	1,067	1,013	1,067	1,067	1,053	0
$+2$	$+9$	$+7$	$+12$	$+7$	$+7$	-5	0

Il était tout indiqué de chercher à vérifier, par une méthode rigoureuse, cette relation.

J'ai fait construire à cette fin des haltères que j'ai appelés

[1] *Éléments de psycho-physique générale et spéciale.* Paris, 1883, p. 93.

dynamogènes, pesant 5 kgs (*fig.* 36), et auxquels un dispositif simple permet d'ajouter successivement les vingt-quatre poids supplémentaires suivants :

kg.	kg.	kg.	kg.	kg.	kg.	kg.	kg.
0,070	0,265	0,365	0,535	0,625	0,925	1,005	1,240
1,330	1,660	1,755	2,015	2,115	2,360	2,500	2,900
3,005	3,320	3,435	3,885	4,010	4,360	4,490	4,865

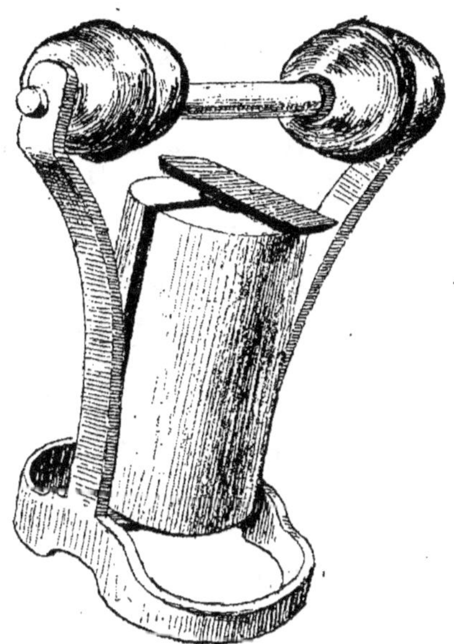

Fig. 36. — Haltère dynamogène.

On a ainsi, pour les sommes de chacun de ces poids et du poids de l'haltère, des nombres dont les rapports avec le poids de l'haltère correspondent aux douzes premières puissances entières positives et négatives de 3/2 réduites dans la première octave, dans l'ordre suivant des exposants :

+ 12	— 5	+ 7*	— 10	+ 2	— 3	+ 9	— 8
+ 4	— 1	+ 11*	— 6	+ 6	— 11*	+ 1	— 4
+ 8	— 9*	+ 3	— 2	+ 10	— 7*	+ 5	— 12

Dans ce tableau, les six poids de rapports non rythmiques ont été marqués par un astérisque. Si l'on ajoute entre eux les poids de rapports rythmiques immédiatement inférieurs à chaque poids de rapport non rythmique et que l'on appelle T_0 ce total ; si l'on ajoute entre eux les poids de rapports non rythmiques et que l'on appelle T_1 ce total ; si l'on ajoute entre eux les poids de rapports rythmiques immédiatement supérieurs aux poids de rapports non rythmiques et que l'on appelle T_2 ce total : on trouve sensiblement

$$\frac{T_0}{T_1} = \frac{T_1}{T_2} = 0{,}97 \,.$$

Soient E_0, E'_0 les efforts maxima de pression des muscles fléchisseurs de la main droite enregistrés au dynamomètre de Régnier avant et après la succession de poids de rapports rythmiques T_0 ; la fraction $\pm f_0 = \dfrac{E_0 - E'_0}{E_0}$ est un indicateur de fatigue ou, si elle est négative, un indicateur d'entraînement. De même, la fraction $\pm f_1 = \dfrac{E_1 - E'_1}{E_1}$ mesure la fatigue ou l'entraînement produit par la succession T_1 de poids de rapports non rythmiques ; la fraction $\pm f_2 = \dfrac{E_2 - E'_2}{E_2}$ mesure la fatigue ou l'entraînement produit par la succession T_2 de poids de rapports rythmiques. Si les successions de poids de rapports rythmiques n'avaient aucune influence, on aurait, en adoptant l'hypothèse la plus simple de toutes, la proportionnalité,

$$\frac{\pm f_0}{\pm f_1} = \frac{\pm f_1}{\pm f_2} = 0{,}97 \,.$$

Si, au contraire, les successions de poids de rapports rythmiques ont pour effet de diminuer la fatigue ou d'augmenter l'entraînement relativement aux successions de poids de rapports non rythmiques ; 1° ou bien f_0 et f_2 seront tous deux négatifs ou nuls, ou f_2 sera seul négatif ou nul, f_1 étant positif, ou encore f_0 et f_2 seront tous deux négatifs, ou f_2 sera seul négatif, f_1 étant nul ; 2° ou bien, suivant les cas d'une perte de force ou d'entraînement après chaque succession, on aura :

$$\frac{f_0}{f_1} < 0{,}97, \qquad \frac{f_1}{f_2} > 0{,}97,$$

$$\frac{-f_0}{-f_1} > 0{,}97, \qquad \frac{-f_1}{-f_2} < 0{,}97.$$

Ces relations se vérifieront chez les sujets normaux ; au contraire, chez les sujets fatigués, donc incapables d'atteindre leur maximum normal, en vertu des renversements, 1° : ou bien f_1 sera négatif, f_0 et f_2 étant positifs ou nuls, ou f_2 étant seul positif ou nul, ou encore f_1 sera nul, f_0 et f_2 étant positifs ou f_2 étant seul positif ; 2° ou bien encore on aura :

$$\frac{f_0}{f_1} > 0{,}97, \qquad \frac{f_1}{f_2} < 0{,}97,$$

$$\frac{-f_0}{-f_1} < 0{,}97, \qquad \frac{-f_1}{-f_2} > 0{,}97.$$

L'expérience a démontré clairement l'importance des rapports rythmiques. Je citerai seulement quelques nombres choisis sur deux cents expériences environ, dans lesquelles les sujets se sont attachés à exécuter T_0, T_1, T_2, en des temps égaux frappés par un métronome, la manipulation de chaque poids durant environ trois secondes. Je n'ai rencontré de renversements que sur le quart environ des sujets, et, neuf fois sur dix, ces sujets accusaient une sensation de fatigue. Je n'ai rencontré que dans deux cas une proportionnalité entre les f et les T. Dans le tableau ci-dessous, les premières lignes des nombres f_0, f_1, f_2, s'appliquent aux sujets normaux, les quatre dernières de la seconde colonne des f aux sujets fatigués :

f_0	f_1	f_2	f_0	f_1	f_2
— 0,12	0	— 0,008	+ 0,0739	+ 0,139	— 0,0113
— 0,08	0	— 0,1	»	+ 0,110	0
— 0,030	+ 0,06	— 0,05	+ 0,022	+ 0,13	— 0,075
— 0,0158	0	— 0,0285	+ 0,055	— 0,13	+ 0,045
— 0,148	+ 0,03	— 0,1	+ 0,0874	+ 0,14	+ 0,088
— 0,08	+ 0,05	0	+ 0,0204	+ 0,059	+ 0,038
0	0	— 0,14			
— 0,0326	+ 0,09	+ 0,07	— 0,029	— 0,043	+ 0,029
— 0,111	+ 0,0909	— 0,249	— 0,0138	— 0,0909	— 0,0867
0	+ 0,0555	— 0,0192	+ 0,0167	— 0,0357	+ 0,0508
»	+ 0,0377	— 0,0408	+ 0,0257	+ 0,0076	+ 0,142

En résumé, avant l'apparition de la fatigue et jusqu'à une certaine limite dépendant de l'état de chaque sujet, limite que l'exercice a pour effet de reculer, des travaux exécutés avec une succession de poids gradués suivant des rapports rythmiques déterminent par rapport aux mêmes travaux exécutés avec toute autre succession de poids dans le même temps une moindre fatigue et parfois un entraînement notable [1].

La motricité est augmentée par les sensations de caractère rythmique : la sensibilité est diminuée dans ces conditions; nous expliquerons ce résultat (§ 23).

21. Dynamogénie et inhibition. — Ce qui caractérise une fonction physiologique, c'est l'énergie mécanique à laquelle elle est équivalente dans l'unité de temps : une fonction, c'est une puissance $\dfrac{d\mathrm{W}}{dt}$.

On appelle *dynamogènes* les excitations qui accroissent une fonction ; *inhibitoires*, les excitations qui ont l'effet

[1] *Comptes rendus*, 22 juin 1891.

inverse. Ce sont les frères WEBER qui, les premiers, ont constaté par l'expérimentation et publié (*Annali universali di medicina*, vol. CXVI, p. 227, novembre 1845) un fait d'inhibition. Irritant sur une grenouille, à l'aide d'une forte machine galvanique, la moelle allongée ou les bouts des nerfs vagues coupés à leur origine, ils virent le cœur tout à coup privé de mouvement. Depuis cette époque, un grand nombre de découvertes, dues en partie à BROWN-SÉQUARD, sont venues se ranger dans ces deux catégories qui représentent évidemment les deux conceptions les plus générales de la mécanique physiologique. Nous n'avons pas d'autre question à nous poser que celle-ci : prévoir le sens et la quantité dont un ou plusieurs excitants successifs ou simultanés feront varier une fonction physiologique, mesurable, sinon actuellement mesurée, par sa puissance mécanique, en elle-même et dans ses rapports avec les autres fonctions.

Cette étude présente de très grandes difficultés pour des raisons multiples.

La première raison, c'est que l'irritation est la résultante de deux actions antagonistes. L'accroissement de puissance déterminé par une excitation peut provenir d'un accroissement du terme positif (actions motrices), d'une diminution du terme soustractif (actions trophiques), enfin d'une inégale diminution ou d'un inégal accroissement des deux termes. La même remarque s'applique à l'inhibition. Il est vraisemblable que, le plus souvent, l'excitation dynamogénie par accroissement du terme positif et inhibe par accroissement du terme soustractif. Un cœur inhibé donne, après l'excitation inhibitrice, un nombre de battements bien supérieur à celui du cœur dont les nerfs vagues n'ont pas été excités.

La seconde raison qui complique cette étude est le renversement, soit qu'il soit dû à la grandeur de l'excitation, soit qu'il soit déterminé par la variation de l'énergie intérieure du sujet ou de l'organe étudié. Mentionnons encore quelques résultats à côté de ceux que nous avons rappelés (§ 14). Dans la première catégorie rentrent, par exemple, les faits suivants: un courant très intense contracte moins le muscle qu'un courant de certaine intensité plus faible; une excitation forte, au lieu de raccourcir, allonge le muscle. Dans la deuxième catégorie, il faut cataloguer, sans doute, des faits comme les réactions rigoureusement inverses de l'encéphale et de la moelle épinière, le premier étant inhibé, la seconde dynamogéniée par une piqûre du bulbe, ou encore les réactions des nerfs et des muscles d'un des côtés du corps inverses par rapport à celles des nerfs et des muscles du côté opposé sous divers excitants, ou encore le fait qu'une hystérique s'endort par une excitation faible et se réveille par la même excitation, sur le même point, etc.

On doit donc s'attendre à des résultats assez contradictoires *en apparence* dans l'étude expérimentale des relations de la sensibilité et de la motricité; ces contradictions apparentes tiennent à la nature de ces fonctions.

22. Proportionnalité du courant électro-nerveux centrifuge à l'énergie excitatrice extérieure. — Nous avons vu (§ 8) que les fonctions

$$S = \varphi(i), \qquad S = f(t)$$

sont de même forme l'une que l'autre. $W = f(t)$ est de même forme que $S = f(t)$, d'après l'expérience; comme I, l'énergie du courant électro-nerveux centrifuge, est proportionnel à t, $W = \varphi(I)$ est de même forme que $S = \varphi(i)$: I est donc proportionnel normalement à l'énergie excitatrice extérieure et $W = \varphi(i)$ est de même forme que $S = \varphi(i)$. C'est ce que prouvent d'ailleurs, en particulier, les données, encore imprécises, que l'on possède sur le changement de signe de la variation des réflexes pupillaires quand l'intensité lumineuse augmente.

23. Relations de la sensibilité et de la motricité. — Si les paramètres des S et des W en fonction de i étaient identiques, il y aurait toujours proportionnalité entre les S et les W ; la sensibilité et la motricité seraient augmentées ou diminuées en même temps pour les mêmes excitations ou les mêmes variations de l'excitation. Mais ce n'est pas le cas. $S = \varphi (i)$ atteint rarement dans la pratique son maximum. Le maximum atteint en fonction du temps lors des phénomènes de contraste, est très petit d'ailleurs en valeur absolue à cause de l'insensibilité inséparable des excitations multiples et prolongées. Au contraire $W = \varphi (i)$, comme $S = \varphi (t)$, atteint couramment le maximum, dans des réflexes intenses, pour des sensations moyennes. Il est donc certain que les S ont leur maximum notablement décalé par rapport aux efforts musculaires intenses pour un même i ou pour l'I qui lui est normalement proportionnel ; nous ne pouvons calculer ce maximum avec rigueur, les expériences étant trop dangereuses pour être poussées jusque-là ; mais le décalage du maximum des S par rapport au maximum des W, pour un même i, ressort bien des mémorables expériences, par lesquelles WALLER a précisé les relations entre la grandeur des excitations par courants d'induction et les intensités des variations négatives du nerf et du muscle excités, ces variations négatives étant mesurées par des déviations galvanométriques maxima. Nous pouvons déduire des expériences et des calculs exécutés jusqu'ici l'allure (*fig.* 37) des fonctions $S = \varphi (i)$, $W = \varphi (i)$ et de leurs deux premières dérivées, les seules utilisables avec les quantités $\dfrac{dW}{\dfrac{di}{i}}$, $\dfrac{dS}{\dfrac{di}{i}}$.

Pour la clarté et la généralité de la figuration, on a agrandi dans les courbes $S = \varphi (i)$ l'échelle des i compris entre le 0 de l'excitation et le 0 de la conscience de certaines sensations (point d'inflexion de la courbe $S = \varphi (i)$).

Le tableau suivant résume en neuf phases marquées par des points remarquables de l'une quelconque de ces courbes l'évolution de ces fonctions.

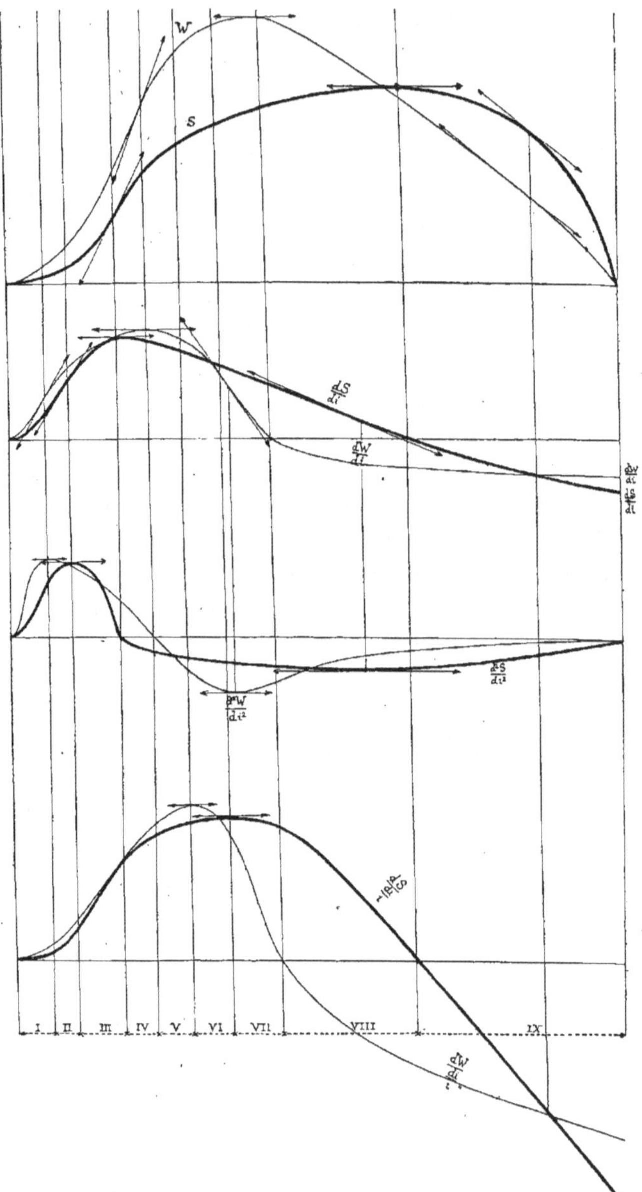

Fig. 37. — Allure des fonctions $S = \varphi\,(i)$, $W = \varphi\,(i)$ et de leurs dérivées.

Phases	w	s	$\dfrac{dW}{di}$	$\dfrac{dS}{di}$	$\dfrac{d^2W}{di^2}$	$\dfrac{d^2S}{di^2}$	$\dfrac{\frac{dW}{di}}{i}$	$\dfrac{\frac{dS}{di}}{i}$
I	croît	croît	croît jusqu'à son point d'inflexion	croît	croît jusqu'à son maximum	croît	croît	croît
II	croît	croît	croît	croît jusqu'à son point d'inflexion	décroît	croît jusqu'à son maximum	croît	croît
III	croît	croît jusqu'à l'inflexion	croît	croît. atteint le maximum	décroît	décroît jusqu'à 0	croît	croît
IV	croît jusqu'à l'inflexion	croît	croît jusqu'à son maximum	décroît	décroît jusqu'à 0	négatif décroît	croît	croît
V	croît	croît	décroît	décroît	négatif et décroît	négatif continue à décroître	croît jusqu'à son maximum	croît
VI	croît	croît	décroît	décroît	négatif continue à décroître	négatif continue à décroître	décroît	croît jusqu'à son maximum
VII	croît jusqu'à son maximum	croît	décroît jusqu'a 0	décroît	négatif en passant par son maximum	négatif continue à décroître	décroît jusqu'à 0	décroit
VIII	décroît	croît jusqu'à son maximum	négatif décroît	décroît jusqu'à 0	négatif et croît	négatif en passant par son maximum	négatif et décroît	décroît jusqu'à 0
IX	décroît jusqu'à 0	décroît jusqu'à 0	négatif, décroît en tendant vers α	négatif, décroît en tendant vers β	négatif, croît jusqu'à 0	négatif, croît jusqu'à 0	négatif, décroît en tendant vers une limite	négatif, décroît en tendant vers une limite

J'ai recherché avec un pupillomètre nouveau, imaginé en vue de mesurer la réaction propre de l'iris (voir la note IX), la loi qui relie la contraction pupillaire à l'éclairement de la rétine : prenant pour source l'éclairement d'un beau jour vu à travers l'œil de-bœuf de la chambre noire, nous mesurions nos pupilles à des distances de la fenêtre variant de 1 m. à 4 m. 60.

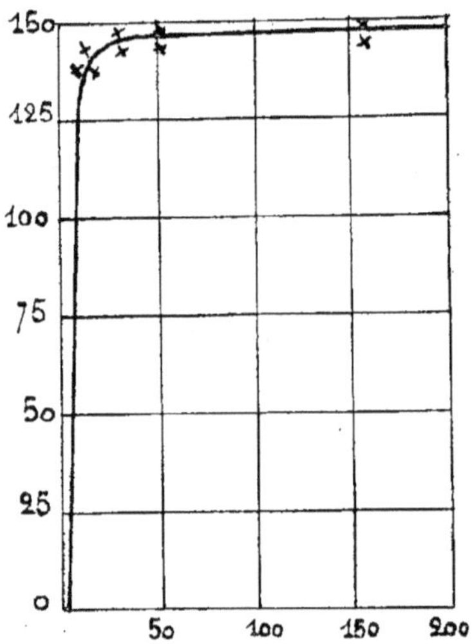

Fig. 38. — Relation entre la contraction pupillaire et l'éclairement de la rétine.

Les observations, très concordantes entre elles (*fig.* 38), sont remarquablement représentées par l'équation

$$\log(1+y) = 2,12 \sqrt[200]{\log(1+i)},$$

dans laquelle y désigne la contraction pupillaire; c'est-à-dire la différence $a^2 - x^2$ (a étant le diamètre maximum de la pupille $= 13^{mm}$, x, le diamètre de la pupille lors de chaque expérience) et i représente l'intensité de la lumière tombant sur l'appareil; à 1 mètre, $i = 100$.

y	$log\,(y+1)$	i	$log\,(i+1)$	$[log\,(1+i)]^{\frac{1}{100}}$	$\dfrac{iog\,(y+1)}{[log\,(1+i)]^{\frac{1}{2}\,v}}$
139	2,146	10	1,0413	1,012	2,12
143	2,158	20	1,3223	1,015	2,12
147	2,170	100	2,004	1,023	2,12

On voit qu'à partir d'un éclairage moyen la contraction de la pupille croît très peu quand l'éclairage augmente.

La figure 38 reproduit la courbe des contractions pupillaires, c'est-à-dire d'un travail musculaire en fonction de l'intensité lumineuse : ce sont les phases V et VI de l'évolution de W $= \varphi\,(i)$ (fig. 37, 1).

On a constaté, mais non mesuré, des dilatations pupillaires, c'est-à-dire des décroissances de l'énergie musculaire, lors des grandes excitations : c'est la phase VIII de l'évolution de W $= \varphi\,(i)$.

On voit déjà par cet exemple que les relations des sensibilités absolues, première et seconde, avec les motricités absolues première et seconde, des sensibilités et des motricités inversement relatives, dépendent de la grandeur des W et des S et de leur décalage.

Dans une revue très complète sur l'étude de la fatigue mentale dans les écoles avec l'esthésiomètre de WEBER, ABELSON [1] diagnostique de l'anesthésie en même temps que de la fatigue : c'est la phase VIII de l'évolution de S $= \varphi\,(i)$;
$\dfrac{dS}{di}$ et $\dfrac{dW}{di}$ diminuent pour les grandes valeurs de S.

Dans la phase IV, la sensibilité absolue décroît et la motricité absolue grandit (fig. 37, 2) : c'est le fait constaté de l'entraînement par les haltères dynamogènes dans le cas des variations rythmiques de l'excitation chez les sujets normaux, c'est-à-dire, capables d'atteindre leur maximum de W (§ 20).

[1] *Internationales Archiv für Schulhygiene,* Leipzig, 1908, V band, 4 Heft, pp. 347 et suiv.

Le Dr Féré a enregistré des accroissements de puissance à l'ergographe après audition de consonances (¹), c'est-à-dire d'intervalles que nous avons constatés anesthésiants chez les sujets normaux ; la motricité augmente et la sensibilité diminue : c'est encore la phase IV.

Je cite (note I) des expériences sur l'évanouissement de sensations faibles lorsque l'on exécute des puissances notables : la sensibilité diminue et la motricité augmente : c'est toujours la phase IV.

A cette phase se rattachent les variations de l'éclat apparent avec la distance.

Pour l'œil considéré comme un appareil dioptrique, avec une pupille fixe et dans une atmosphère transparente, l'éclat doit rester constant quand la distance augmente, car si l'intensité lumineuse varie en raison inverse du carré de la distance, la surface de l'image varie dans le même rapport. Cependant j'ai constaté que l'éclat diminue quand la distance augmente, même dans des atmosphères que l'on peut considérer comme sensiblement transparentes. Le sens de cette relation exclut l'hypothèse d'une influence de la pupille, car, ainsi que je l'ai précisé (*Comptes rendus*, 30 juillet 1894), la pupille se dilate quand l'image rétinienne diminue ; il devrait donc y avoir, si la pupille avait une influence prépondérante, une augmentation d'éclat apparent quand la distance augmente. Il n'y a pas lieu d'invoquer davantage une influence de la grandeur de l'image rétinienne, car le phénomène persiste quand on diminue dans des rapports considérables la surface lumineuse la plus rapprochée et qu'on augmente de même la surface lumineuse la plus éloignée. Je n'ai pas eu à considérer la sensibilité moindre de la fovea, les images rétiniennes étant, en général, dans ces expériences, supérieures à 0^{mm}4. Quand nous accommodons pour des distances de plus en plus grandes, notre cristallin diminue de courbure ; d'après les idées de Von Helmholtz, ce chan-

---

(¹) *Travail et plaisir*, Paris, Alcan, 1904, p. 129.

gement serait dû à une tension croissante de la zonule. Dans cette hypothèse d'un effort musculaire croissant quand la distance de la surface lumineuse augmente, on comprend, en généralisant les résultats que je viens de rappeler, la diminution de l'éclat apparent; c'est la phase IV. Malheureusement les idées de Von HELMHOLTZ présentent des difficultés assez graves et c'est sans doute dans ces réflexes généraux d'origine centrale, qui accompagnent toute perception, qu'il faut chercher l'explication de cette décroissance de l'état apparent avec la distance. En tout cas, si l'on regarde à travers l'ouverture d'un obturateur trop rapide pour permettre la mise en jeu de l'accommodation et la formation d'un jugement sur la distance respective des sources, deux éclats, apparemment identiques, mais, en réalité, différents, le phénomène de l'identité apparente des éclats devient incertain (¹).

ARAGO a observé le premier qu'en imprimant une vitesse au corps qui fait ombre sur un plan éclairé, on peut distinguer, entre l'éclairement de l'ombre et l'éclairement du plan, des différences relatives inférieures aux différences relatives perceptibles, le corps étant fixe, soit des $\dfrac{di}{i} < \dfrac{1}{64}$. Il n'est pas nécessaire de mouvoir l'ombre ; il suffit de déplacer les yeux. De même, la différence relative du poids passe de 1/13 à 1/19 entre 200 et 2.000 grammes, quand le doigt exécute des pressions (MERKEL). On augmente la motricité absolue ; la sensibilité inversement relative $\dfrac{dS}{\dfrac{di}{i}}$ est augmentée : c'est toujours la phase IV (*fig.* 37, 4).

En l'absence de mesures précises et de calculs rigoureux, il est impossible de prévoir plus que le sens des phénomènes.

24. Les tropismes.

24. **Les tropismes.** — La notion de tropisme est une des plus importantes de la Biologie générale (chimiotropisme,

(¹) Voir la note X.

barotropisme, phototropisme, galvanotropisme cathodique ou anodique, héliotropisme, géotropisme, etc.) ; la notion de chimiotropisme se confond avec la notion d'attraction des éléments sexuels aussi bien chez les animaux que chez les végétaux. Malheureusement, nous ne possédons encore que peu de mesures précises de tropismes.

La seule expérience un peu complète que je connaisse, due à WIESNER (¹), concerne la flexion de la *vicia sativa* sous l'influence de la lumière.

La courbe (*fig.* 39) représente en fonction des intensités les angles de flexion du tableau suivant qu'il a été possible de marquer à l'échelle de la figure.

Intensités	Temps de flexion minima	Angles de flexion
100	3 h.	30°
25	2,15	40°
4	1,55	44°
1	1,30	55°
0,44	1,10	90°
0,25	1,50	60°
0,16	2,10	50°
0,11	2,40	45°

La courbe complète aurait bien l'allure de la fonction $\dfrac{\frac{dW}{di}}{i}$

(*fig.* 37, 4) et de la fonction $\dfrac{dW}{di}$ (*fig.* 37, 2). De fait, le tropisme change de sens quand l'excitant i atteint une certaine valeur, variable suivant l'espèce et même l'individu. Réciproquement un tropisme, négatif pour une grande dose, devient positif pour les doses faibles, comme celles des toxines, auxquelles s'adaptent les leucocytes de l'animal vacciné. Les

(¹) VAN TIEGHEM, *Botanique*, I, p. 127.

fonctions $\dfrac{\dfrac{dW}{di}}{i}$, $\dfrac{dW}{di}$ changent bien de signe pour certaines

valeurs de l'excitant, lesquelles correspondent aux valeurs maxima de W. et de S.

Quelle est celle de ces fonctions qui convient aux tropismes ?

Le renversement des tropismes prouve péremptoirement que l'on ne saurait songer sérieusement à appliquer aux

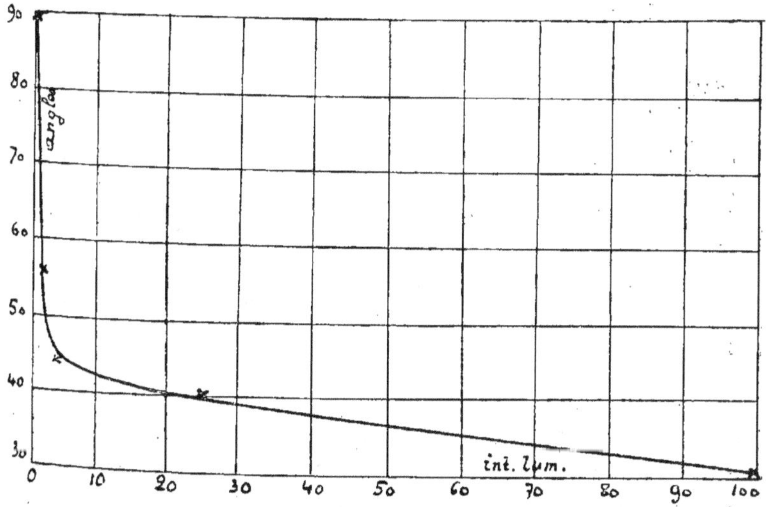

Fig. 39. — Angles de flexion de la *vitia sativa* en fonction de l'intensité lumineuse.

tropismes les lois de la composition des vecteurs ; les résultantes sont toujours de même signe que les composantes, en mécanique. Un tropisme n'est qu'une manifestation grossière de mécanismes compliqués, variés, et dont la subtilité nous échappe. Par exemple, dans l'héliotropisme des végétaux, la flexion est déterminée par l'accroissement longitudinal plus lent des tissus sur la face la plus éclairée et leur allongement plus rapide sur la face la moins éclairée ([1]).

([1]) Sachs, *Botanique*, p. 887.

Mais l'expérience prouve que la puissance $\dfrac{dW}{dt}$ qui définit le tropisme comme toute fonction physiologique (§ 21), est dans une grande mesure proportionnelle à l'excitant i. C'est bien ce que l'on retrouve si l'on observe que $\dfrac{dW}{dt}$ ou son analogue $\dfrac{dW}{di}$ peuvent être, dans de larges limites, considérés comme constants, et si l'on considère le tropisme comme proportionnel à la motricité inversement relative $\dfrac{\frac{dW}{di}}{i}$ ou $i\dfrac{dW}{di}$. Si à un excitant i correspond un di très petit, cette quantité sera très grande et réciproquement. Les courbes $\dfrac{\frac{dW}{di}}{i}$ (N° 4 de la *fig.* 37) représentent donc *l'allure* des tropismes en fonction de l'excitant : nouvelle preuve de l'extrême importance de ces quantités et des quantités analogues $\dfrac{\frac{dS}{di}}{i}$ (§§ 3, 9 et 13), qui, positives, caractérisent le plaisir et la peine, négatives, la douleur ; or il n'est pas douteux que le tropisme ne soit associé, positif, à du plaisir, négatif, à de la douleur.

Les tropismes jouent en psycho-biologie humaine un rôle assez méconnu. Cependant il est difficile de voir dans la fixation des objets par la *fovea* autre chose qu'un tropisme, dont les corollaires immédiats sont : 1° la traction réflexe sur la *zonule* qui tend à aplatir les parties périphériques du cristallin et à donner à la partie centrale une courbure plus grande en la forçant de se mouler sur le noyau, lors de l'accommodation (TSCHERNING) ; 2° la contraction accommodatrice de la pupille, lors de la vision des objets rapprochés et la dilatation lors de la vision des objets éloignés, lesquelles sont considérées généralement comme des effets mécaniques des changements de courbure du cristallin lors de l'accommodation, la courbure diminuant lorsque l'objet s'éloigne.

Ce tropisme de la *fovea* joue un rôle prépondérant dans la production de curieuses apparences chromatiques que j'ai pu expliquer. On me permettra de rappeler (voir la note XI) cette explication, qui a été acceptée par l'auteur de la découverte ou du moins de la vulgarisation de ces phénomènes (¹), et qui a échappé à la compilation allemande la plus récente (d'ailleurs très incomplète en ce qui concerne les travaux français) sur la physiologie des sensations (²).

On retrouve l'indice d'un tropisme dans notre association d'idées entre la direction de bas en haut et les sons aigus, la direction de haut en bas et les sons graves. Les Grecs ont connu l'association contraire. Au deuxième siècle après J.-C. Ptolémée écrit : « Ceux qui ont introduit la doctrine des huit tons employaient improprement le mot *hypo* pour désigner ce qui est plus grave et *hyper* pour ce qui est plus aigu ».

τῷ μέν ὑπό καταχρησάμενοι πρὸς τὴν ἐπὶ τὸ βαρύτερον ἔνδειξιν· τῷ δὲ ὑπέρ πρὸς τὴν ἐπι τὸ ὀξυτερον (II, 10).

Il est remarquable que, si l'on compte positivement la direction de bas en haut, négativement la direction contraire, l'association des sons graves avec la direction de bas en haut, des sons aigus avec la direction de haut en bas, concorde

(*fig.* 37, 4, phase IX) avec le signe négatif des tropismes $\dfrac{\dfrac{dW}{di}}{i}$

pour les sons aigus. Notre association d'idées implique au contraire l'attribution d'un sens positif à la direction de haut en bas et l'attribution d'un sens négatif à la direction contraire, en somme implique un géotropisme qui se serait substitué à un héliotropisme.

(¹) Voir Sanford, *Cours de psychologie expérimentale*, Paris, Schleicher 1900, p. 418. Très superficiel au point de vue psycho-physique et scientifique, ce livre renferme une très intéressante et très complète collection d'illusions d'optique.

(²) Nagel, *Physiologie der Sinne*, Braunschweig, 1905, p. 246. L'auteur estime actuellement impossible la recherche d'une explication.

Si l'on fait entendre à des sujets des sons de hauteur croissante, en les priant de reproduire en même temps des diamètres différents d'une circonférence, on constate que le
diamètre horizontal est reproduit toujours plus court et que
les obliques inclinées à droite ou à gauche tendent à être
reproduites horizontales, à mesure que les sons croissent de
hauteur (expériences inédites).

Le tropisme pour les couleurs est établi : a) par la symbo-
lique des couleurs dans l'espace chez différents peuples :
Indous, Chinois, Javanais, etc. (H. DE CHARENCEY) ; b) par la
différence des temps de réaction avec la droite ou avec la
gauche suivant la couleur (BUCCOLA) ; c) par des statistiques
sur les directions de tracés inconscients de rayons à partir
d'un point sur des papiers diversement colorés ; d) par les
illusions d'optique déterminées avec des carrés différemment
colorés et rigoureusement égaux (les carrés jaune et bleu
paraissant moins hauts que les carrés rouge et vert) ; e) par
les erreurs d'appréciation de longueurs de traits tracés dans
une direction sous l'influence de verres colorés, ou mieux
encore sur des papiers éclairés de lumières pures réfléchies
par un réseau de ROWLAND. Il existe donc un cercle chromatique, une déformation circulaire du spectre, qui n'est pas
arbitraire, mais imposée par des tropismes sur place, *fonction de l'énergie interne.*

Les couleurs spectrales extrêmes, qui provoquent des sensations nettement distinctes de teinte par rapport aux couleurs plus réfrangibles ou moins réfrangibles qu'elles-mêmes,
sont distantes d'un intervalle sensiblement égal à la quinte :
les couleurs extrêmes étudiées par Von FREY dans ses expériences sur les complémentaires[1] sont : $\lambda_0 = 656$ (rouge de la
raie C) et $\lambda_n = 440$, bleu violâtre, voisin de G ($\lambda = 430$) : on a
$$\frac{\lambda_0}{\lambda_n} = 1{,}49.$$

Le tropisme ou l'angle de deux rayons représentatifs des

[1] HELMHOLTZ, *Optique physiologique,* 2ᵉ édition allemande, p. 317.

couleurs est constant quand $\dfrac{\frac{dW}{di}}{i}$ ou $\dfrac{\frac{dS}{di}}{i}$ (quantités sensible-ment proportionnelles dans la phase VII, *fig.* 37, 4) sont constants.

On a

$$\frac{\frac{dS}{d\lambda}}{\lambda} = K\,;$$

c'est la loi de FECHNER. Le tropisme est proportionnel à dS et à S. Nous verrons pour des raisons théoriques (SECONDE PARTIE, § 32) que le rapport 3/2 est figuré sur la circonférence complète, que nous pouvons désigner par 1 : pour l'instant, nous devons considérer cette déformation comme un fait dérivé des expériences de VON FREY. D'autre part, nous pouvons décomposer ce rapport en un grand nombre de rapports $\left(\dfrac{3}{2}\right)^{m}$ ramenés à la même octave. Choisissons le rapport $1{,}052 = \left(\dfrac{3}{2}\right)^{-5}\left(\dfrac{1}{2}\right)^{n}$ avec $n = -3$; on pourrait en adopter un autre : rien ne serait changé au résultat. On a

$$1{,}5 = 1{,}052^{8} = \left(\frac{d\lambda}{\lambda}\right)^{8}.$$

L'exposant est proportionnel à un certain nombre de S ; il est aussi proportionnel à un arc puisque la circonférence entière figure le rapport 1,5 ; le nombre des S correspondant à l'exposant 1 de $\dfrac{d\lambda}{\lambda}$ et que je puis appeler dS est donc figuré sur 1/8 de circonférence. Le $\dfrac{d\lambda}{\lambda}$ correspondant est 1,052. J'ai bien $dS = K\,\dfrac{d\lambda}{\lambda}$, condition exigée par la constance du tro-pisme. A partir du rouge C et de gauche à droite, chacun des points distants de 45° figure donc par rapport au précédent un nombre de vibrations marqué par 1,052. Entre le bleu violâtre et le rouge est représenté le pourpre qui ne se trouve pas dans le spectre et qui est obtenu par un mélange de teintes en deçà de C et au delà de G. La couleur est ainsi dégradée sur chaque arc de sa propre teinte à la plus voisine repérée avec le spectre et, en partant du centre, sur chaque rayon, du blanc jusqu'au degré de saturation de la couleur spectrale.

Je n'ai point poursuivi au spectroscope la vérification systématique des effets d'anesthésie ou d'hyperesthésie relatives, produits par les valeurs rythmiques ou non des intervalles chromatiques exprimés en quintes ; le dispositif à adopter est de réalisation délicate ; mais la question mériterait pourtant d'être étudiée. J'ai opéré sur des pigments, c'est-à-dire sur des corps émettant en majorité un certain λ avec absorption plus ou moins grande de lumière, et j'ai construit un cercle chromatique pigmentaire ; j'ai porté sur le rayon des degrés de saturation de pigments croissants depuis le blanc jusqu'au degré qui reproduit autant que possible la couleur spectrale : ce point est situé à la moitié du rayon, et, à partir de ce point jusqu'à l'extrémité, j'ai porté des quantités croissantes de noir. Chaque rayon représente un lavis chromatique, c'est-à-dire la loi psycho-physique spéciale à un λ déterminé.

Dans ces conditions, sont anesthésiantes les juxtapositions de teintes (longueurs d'onde) et de tons (degrés de saturation d'une même teinte) distantes sur le cercle chromatique d'une section de la circonférence exprimée par un nombre de formes 2^n, $2^n + 1$ (premier) ; $2^n \times (2^n + 1)$ (premier) et les juxtapositions avec le blanc de tons dont les distances sur le rayon du cercle sont exprimées par des nombres de ces formes.

On peut préciser ces réactions en mesurant, par exemple, des retards d'apparition des couleurs complémentaires quand les juxtapositions sont rythmiques, etc., et en mesurant les sensibilités par des tests convenables.

Dans les réactions psycho-physiques aux pigments, le tropisme est prépondérant sur les rapports des λ évalués en quintes ; il n'y a pas lieu de s'en étonner quand l'on songe à la prépondérance des pigments sur les lumières dans la Nature et au rôle utilitaire des pigments (¹).

25. Analogies nouvelles du son et de la couleur. — En dehors des lois générales établies jusqu'ici, il y a entre le son et la couleur des analogies profondes *dans la sensation*, analogies contestées *a priori* par des physiciens éminents (lord KELVIN) et des professeurs érudits (BOUASSE) au nom de la physique, ce qui est un non sens évident.

Considérons, par exemple, notre figure 7 qui reproduit les expériences psycho-physiques de KÖNIG et BRODHUN sur la couleur ; les inverses des tangentes à l'origine $\dfrac{dS}{di}$ représentent les énergies de la sensation d'intensité près du minimum perceptible : ces valeurs croissent quand le nombre des vibrations croît, suivant une loi qu'il serait intéressant de préciser.

CHARPENTIER a énoncé une relation de ce sens pour les sensations de hauteur de sons d'égale intensité mécanique : on peut résumer ses résultats par la formule

$$\frac{S}{i} = KN^3,$$

N représentant des nombres de vibrations et S étant approché du minimum perceptible d'intensité. En remplaçant *i* par

(¹) Il importe de rappeler toutefois que les couleurs pigmentaires de la vie sont en général compliquées de colorations de milieux troubles, c'est-à-dire de couleurs de diffraction (iris bleu des yeux) : les décolorations des poils sont produites par des bulles d'air remplaçant les portions détruites par les phagocytes (METCHNIKOFF) : dans la peau, la lumière est diffractée par les granules pigmentaires et la lumière transmise est proportionnelle à la quatrième puissance de la longueur d'onde (MANDOUL) ; ce qui est la loi de transmission des milieux troubles, ces milieux réfléchissant surtout les petites longueurs d'onde (bleu du ciel vu par réflexion) et transmettant surtout les grandes (rouge du ciel traversé par le soleil couchant) ; l'organisation de la vie réalise ainsi le meilleur rendement dans l'absorption de l'énergie extérieure. Voir notre « Méthode générale de production de colorations nouvelles » (*Revue de matières colorantes*, tome XI, 1907).

le carré de l'amplitude, et en observant que l'on a le même S pour des notes différentes, on peut écrire

$$S = KN^3A^2 = KN'^3A'^2;$$

d'où

$$\frac{A}{A'} = \left(\frac{N'}{N}\right)^{\frac{3}{2}} = \left(\frac{\lambda}{\lambda'}\right)^{\frac{3}{2}},$$

c'est-à-dire que les amplitudes de deux notes différentes produisant le même degré de sensation croissent comme la puissance $\frac{3}{2}$ des longueurs d'onde. A égalité de sensation *faible*, il faut dépenser plus d'énergie pour produire des notes graves. Mais si l'on ne regarde pas à la dépense d'énergie, il y a intérêt à adopter dans un signal sonore les notes graves, conformément aux résultats d'un calcul de Duff [1], qui trouve pour l'intensité sonore J à de faibles distances r

$$J = \frac{c}{r^2}\left(1 + \frac{v^2}{4\pi^2 n^2 r^2}\right),$$

n étant le nombre des vibrations et v la vitesse du son. Pour une distance donnée, l'intensité sonore diminue quand le carré du nombre des vibrations grandit.

D'autre part, Mayer [2] trouve en secondes pour la durée de persistance D de la sensation sonore

$$D = \left(\frac{0,3}{N + 30} + 0,0018\right),$$

N désignant le nombre de vibrations. En acoustique comme en optique physiologique, la durée de la persistance diminue quand le nombre des vibrations augmente.

26. Le trophisme soumis à la forme mathématique de la fonction $S = f(t) = \varphi(i)$. — On peut montrer que la forme de ces courbes est celle de l'évolution en poids d'espèces cel-

[1] Chwolson, *Physique*, I, p. 908.
[2] Chwolson, *Physique*, I, p. 1065.

lulaires uniques dans un milieu où s'accumulent les produits de désassimilation, en admettant que l'assimilation diminue avec le temps.

Le Dr DESCHAMPS a soumis ce problème à l'analyse en admettant la constance de l'assimilation [1]; il part de l'hypothèse suivante : le phénomène nutritif s'arrête quand le rapport du poids de la substance de désassimilation produite au poids de la substance nutritive atteint une certaine valeur, fixe dans les conditions où l'on opère et variable avec ces conditions. Par analogie avec la *solubilité*, le rapport-limite qui caractérise l'arrêt de la nutrition reçoit le nom de *coefficient d'auto-intoxication*.

Soit ds, l'accroissement de substance cellulaire pendant le temps dt. On admet que ds est proportionnel à la substance cellulaire s déjà formée et à la quantité m de matériaux nutritifs. Si n désigne la quantité de substances de désassimilation, le rapport $\dfrac{n}{m}$ influe sur la valeur de ds et, comme la nutrition s'arrête lorsque $\dfrac{n}{m}$ égale le coefficient d'auto-intoxication N, on suppose ds proportionnel à $N - \dfrac{n}{m}$, d'où

$$ds = Ksm \left(N - \frac{n}{m} \right) dt;$$

il est naturel d'admettre que m et n suivent la même loi, puisque ce sont des phénomènes concomitants de même nature; d'où le système

$$ds = Ks\,(mN - n)\,dt$$
$$dm = -\,K's\,(mN - n)\,dt$$
$$dn = K''s\,(mN - n)\,dt,$$

K étant un coefficient d'absorption, K', un coefficient de destruction, K'', un coefficient de désassimilation.

[1] « Étude analytique du phénomène de l'auto-intoxication » (*Bulletin de la Société des Gens de Science.* 1901).

Pour avoir une relation entre s et t il faut éliminer m et n entre les 3 équations données. A cet effet, on prend la dérivée logarithmique de la première

$$\frac{\frac{d}{dt}\left(\frac{ds}{dt}\right)}{\frac{ds}{dt}} = \frac{\frac{ds}{dt}}{s} + \frac{N\frac{dm}{dt} - \frac{dn}{dt}}{Nm - n} \, .$$

En remplaçant $\frac{dm}{dt}$ et $\frac{dn}{dt}$ par leurs valeurs

$$\frac{dm}{dt} = - K's \, (Nm - n),$$

$$\frac{dn}{dt} = K''s \, (Nm - n),$$

il vient :

$$\frac{\frac{d^2s}{dt^2}}{\frac{ds}{dt}} = \frac{\frac{ds}{dt}}{s} - s \, (K'N + K'') \; ;$$

d'où

$$(1) \qquad s\frac{d^2s}{dt^2} - \left(\frac{ds}{dt}\right)^2 + s^2 (K'N + K'')\frac{ds}{dt} = 0.$$

On peut obtenir ainsi aisément l'intégrale générale de l'équation différentielle (1).

Divisons, en effet, par s^2, il vient :

$$\frac{s\frac{d^2s}{dt^2} - \left(\frac{ds}{dt}\right)^2}{s^2} + (K'N + K'')\frac{ds}{dt} = 0.$$

On reconnaît facilement que c'est la différentielle exacte de

$$\frac{\frac{ds}{dt}}{s} + (K'N + K'') \, s.$$

On a, en intégrant (1)

$$\frac{\frac{ds}{dt}}{s} + (K'N + K'') \, s = C.$$

En posant $A = (K'N + K')$ pour abréger l'écriture, il vient :

$$\frac{ds}{s\,(C - As)} = dt\,.$$

Pour intégrer, on décompose en éléments simples la fraction $\dfrac{1}{s\,(C - As)}$:

$$\frac{1}{s\,(C - As)} = \frac{\alpha}{s} + \frac{\beta}{C - As}\,;$$

en chassant le dénominateur, il vient la relation identique

$$1 = \alpha\,(C - As) + \beta s\,;$$

donc

$$\alpha C = 1\,;\quad \text{d'où } \alpha = \frac{1}{C}$$

$$\beta = A\alpha = \frac{A}{C}$$

$$\frac{1}{s\,(C - As)} = \frac{1}{C} \cdot \frac{1}{s} + \frac{A}{C} \cdot \frac{1}{C - As}\,.$$

L'équation à intégrer devient donc

$$\frac{ds}{C}\left(\frac{1}{s} + \frac{A}{C - As}\right) = dt\,;$$

d'où

$$\frac{1}{C} \log s - \frac{1}{C} \log\,(C - As) = \frac{1}{C} \log D + t\,;$$

D étant une nouvelle constante.

Il suffit de spécifier les constantes. Pour C on a :

$$C = \left(\frac{\dfrac{ds}{dt}}{s}\right)_{t=0} + (K'N + K'')\,s_0\,.$$

En prenant la valeur de $\dfrac{1}{s}\dfrac{ds}{dt}$ pour $t = 0$ on a :

$$\left(\frac{1}{s}\frac{ds}{dt}\right)_{t=0} = KN\,m_0\,.$$

Si l'on suppose les substances de désassimilation primitivement nulles, $n_0 = 0$; alors

$$C = KN\, m_0 + (K'N + K'')\, s_0,$$

m_0 représentant la provision alimentaire à l'origine ; s_0, la substance cellulaire à l'origine.

Quant à D, on trouve, pour $t = 0$,

$$D = \frac{s_0}{C - As_0} = \frac{s_0}{KN\, m_0} ;$$

par suite

$$\log \frac{s}{D\,(C - As)} = Ct.$$

ou

$$\frac{s}{D\,(C - As)} = e^{Ct} ;$$

il vient en résolvant par rapport à s

$$s = \frac{CDe^{Ct}}{1 + DAe^{Ct}}$$

ou, remplaçant D par sa valeur,

$$s = \frac{Cs_0 e^{Ct}}{KNm_0 + (K'N + K'')\, s_0\, e^{Ct}} .$$

Il est facile maintenant d'avoir la courbe de variation de s en fonction du temps ; pour $t = -\infty$ la courbe est asymptote à l'axe des t ; pour $t = \infty$, la courbe a une asymptote

$$s_1 = \frac{C}{(K'N + K'')} .$$

L'accroissement limite de substance cellulaire sera donc

$$s_1 - s_0 = \frac{KNm_0}{K'N + K''} .$$

On constate également la présence d'un point d'inflexion pour $s = \frac{s_1}{2}$, évident par symétrie (*fig.* 40).

Le calcul a été fait en supposant la masse alimentaire m décroissante, c'est-à-dire *auto-intoxication avec inanition*.

On peut faire plusieurs autres hypothèses :

1) Auto-intoxitation sans inanition : alors $m = m_0 = $ Constante; cela revient à faire $K' = 0$. Équation et courbe de même forme.

2) Les produits de désassimilation sont éliminés au fur et à mesure : alors $K'' = 0$.

3) Pas d'inanition, pas d'intoxication : alors $K' = K'' = 0$;

$$s \frac{d^2s}{dt^2} - \left(\frac{ds}{dt}\right)^2 = 0$$

donne $s = s_0\, e^{Ct}$. C'est la loi d'évolution cellulaire dans un milieu dont la composition est maintenue constante.

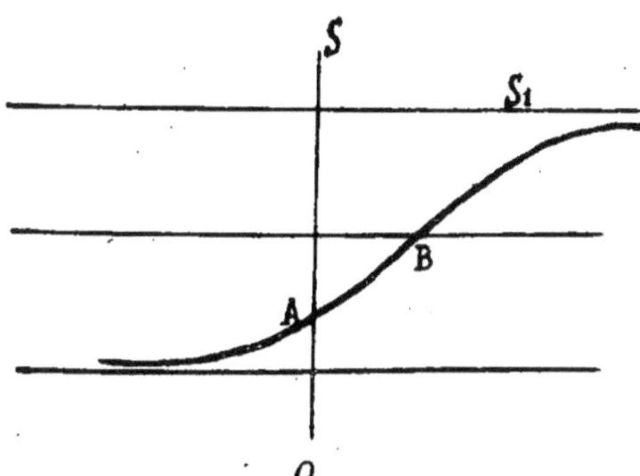

Fig. 40. — Évolution du trophisme dans l'hypothèse d'une assimilation constante.

On a supposé N constant : il est évident que, dans la réalité, il n'en est pas ainsi : les résultats obtenus devront donc être modifiés, au moins lorsqu'il s'agit d'étudier la cellule dans de grands intervalles de temps. La quantité $s_1 - s_0$ de matériaux assimilés donnée par

$$s_1 - s_0 = \frac{KNm_0}{K'N + K''}$$

les coefficients K, K', K'', N étant supposés, *a priori*, constants, décroît en réalité avec le temps. On pourrait demander à l'expérience l'expression de la loi de N en fonction du temps, en cherchant l'augmentation $s_1 - s_0$ de levure pour un même poids de sucre, un même poids de levure initial, avec des levures de plus en plus âgées. On trouve d'ailleurs dans le mémoire de M. Des-champs (page 15) des valeurs sensiblement différentes de $s_1 - s_0$;

1) pour 100 gr. sucre et 4 gr.,626 de levure initiale, $s_1 - s_0 = 0,924$

2) pour 100 gr. sucre et 2 gr.,313 de levure initiale, $s_1 - s_0 = 1,258$

3) pour 100 gr. sucre et 2 gr.,626 de levure initiale, $s_1 - s_0 = 1,303.$

Ces divergences s'expliquent sans doute par l'âge des levures. Si l'on adopte pour la fonction N

$$N = e - h^2(t - t_0)^2 \, ,$$

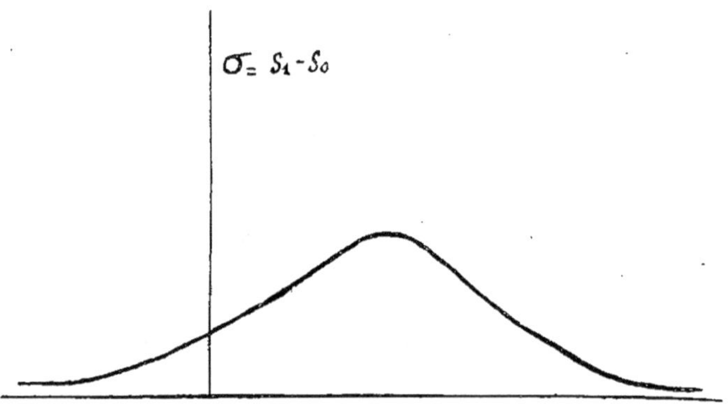

Fig. 41. — Le trophisme dans l'hypothèse d'une assimilation décroissante avec le temps.

la différence $s_1 - s_0$, que je désignerai par σ, prend la forme

$$\sigma = \frac{Ke - h^2 \; t - t_0)^2 \; m_0}{K'e - h^2 \; (t - t_0 \; {}^2 + K''} \; ;$$

d'où

$$\sigma = \frac{Km_0}{K' + K'' e h^2 \; (t - t_0)^2} \, ,$$

qui passe par un maximum pour $t = t_0$.

La courbe représentative serait alors la figure 41, c'est-à-dire conforme à l'allure de $S = \varphi \, (t)$.

On retrouve la forme de la courbe de la levure dans les croissances de la *fritillaria imperialis* (¹), *du penicillium glaucum, du maïs, de la souris blanche et du poulet* ; chez le cobaye, la courbe a sa concavité tournée d'abord vers l'axe des temps (²). Chez l'homme, la courbe présente un premier point d'inflexion à la naissance (*fig.* 42, 43), la concavité après ce

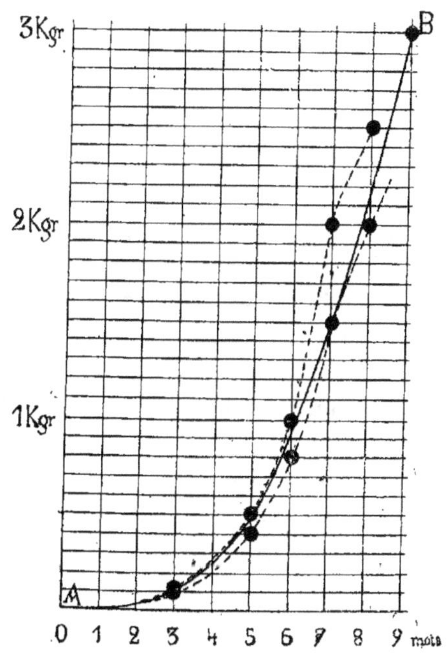

Fig. 42. — Courbe de croissance du fœtus.

point étant tournée vers les temps, un second vers deux ans (*fig.* 43), un troisième vers treize ans (*fig.* 44) (³) ; tout se

(¹) VAN TIEGHEM, *Botanique*, I, p. 233, d'après SACHS. L'auteur ne donne que la courbe dérivée, celle des accroissements successifs d'un entrenœud de la tige.

(²) STEFANOWSKA. (Comptes rendus, 4 mai 1903, 1er février 1904, 27 mars et 24 juillet 1905).

(³) CH. HENRY et L. BASTIEN, « Sur la croissance de l'homme et sur la croissance des êtres vivants en général ». (*Comptes rendus*, 14 nov. 1904; *Association française pour l'avancement des sciences*, 1904.)

passe comme si notre croissance comprenait une première phase d'établissement de nos organes terminée à deux ans, âge correspondant à l'établissement de la conscience et de l'effort musculaire dans les courbes $S = \varphi\,(t)$, $W = f\,(t)$,

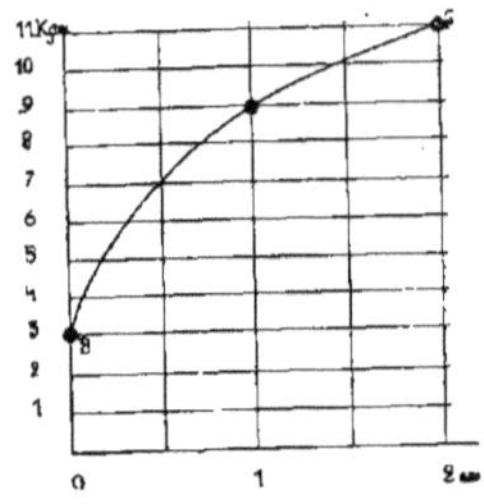

Fig. 43. — Courbe de croissance de 0 à 2 ans.

c'est-à-dire au point d'inflexion à l'origine de ces courbes, et une deuxième phase d'établissement de nos tissus terminée à 25 ans ; l'irritabilité trophique serait double, surtout embryologique d'abord, surtout chimique ultérieurement ; dans les

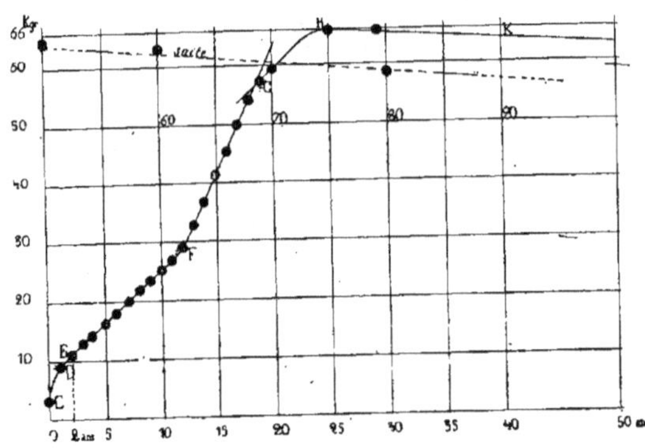

Fig. 44. — Courbe de croissance de 2 ans à 19 ans et de 19 ans à la mort.

deux cas, elle se comporte comme l'irritabilité motrice et l'irritabilité sensitive.

Il est naturel de supposer que les dépenses du muscle et du nerf qui travaillent sont proportionnelles à leurs trophismes à l'instant considéré, que l'on considère le trophisme comme un accroissement de réserves des cellules ou un accroissement du nombre de cellules ; d'où la possibilité de fonder sur les considérations précédentes une théorie de l'évolution de W et de S en fonction du temps ou de l'excitant, étant donné que W et S croissent et décroissent en même temps que la dépense ; dans l'état actuel de nos connaissances de chimie physiologique, cette théorie ne peut pas même être ébauchée : mais il est remarquable que la physico-chimie mathématique actuelle permette d'entrevoir une théorie générale de nos courbes psycho-physique et myo-physique.

27. Dualité fonctionnelle des éléments irritables. — Quoiqu'il soit assez malaisé de distinguer *objectivement* un phénomène physique d'un phénomène chimique, on peut prévoir, étant donnés les propagations d'ondes et les rythmes neuro-musculaires, que les considérations physiques auront une large part dans une théorie complète de l'irritabilité. On rencontrera dans cette théorie des difficultés du même ordre que celles qui nous embarrassent dans celle de l'action photographique : distinguer ce qui est dû à la transformation chimique de ce qui est dû aux changements physiques.

On peut aborder le point de vue physique en considérant l'irritation, qu'il s'agisse de l'irritation de la vie ou de celle de la plaque photographique, comme une résonance, c'est-à-dire, comme un cas particulier de cette propriété extrêmement générale, d'après laquelle les corps absorbent les vibrations qu'ils émettent et ne vibrent qu'aux ondes qui correspondent à peu près à leur nombre de vibrations propres. Il y a des résonnateurs complexes : ce sont les corps sensibles et capables de répondre à un grand nombre de notes : par exemple les matières impures et complexes, comme les caisses des vieux Stradivarius ; leur nombre de vibrations propres est très bas ; il y a, au contraire, des appareils sensibles à une seule note, comme les résonnateurs de Helmholtz. A côté de ces résonnateurs simples de sensibilité infinie et unique, il existe des résonnateurs simples, de sensibilité multiple et moyenne qui vibrent le plus fort à une certaine note moyenne, et, de moins en moins fort, à mesure qu'ils sont excités par des notes différant en plus ou en moins de cette note moyenne : ce sont les résonnateurs électriques, dans lesquels l'amortissement varie avec la nature du métal. On peut porter en ordonnées des nombres de particules vibrantes, en abscisses des écarts par rapport à la propriété moyenne, c'est-à-dire à la note à laquelle répond le plus grand nombre de ces éléments, la note *principale* du résonnateur. On peut donc caractériser, dans une théorie générale, un résonnateur simple par une courbe de répartition statistique d'éléments en fonction des écarts par rapport à une propriété moyenne, c'est-à-dire par une courbe de probabilités. La plaque photographique, les corps phosphorescents [1], les matières colorantes [2], la cellule, sont des résonnateurs complexes, à la manière des vieux Stradivarius et, comme eux, sont des fonctions du temps. On est conduit ainsi à se poser ce problème : Étant donnée la forme des courbes de l'irritation biologique en fonction de l'excitant, en combien de résonnateurs simples se décompose le résonnateur complexe auquel est assimilable l'élément du muscle, du nerf, de la glande, etc., en un mot la cellule spécialisée ?

Un problème analogue se pose fréquemment en statistique mathématique [3]. On peut écrire la formule des probabilités qui relie les répartitions des nombres d'individus y aux écarts x par rapport à la moyenne

$$y_x = \mathrm{A} + \mathrm{B}^{x^2}.$$

[1] Ceux-ci, en outre, abaissent la note excitatrice à la manière des tuyaux acoustiques en carton.

[2] Leur molécule renfermerait deux groupes énergétiquement différents (auxochrome et chromophore) et HELMHOLTZ, pour expliquer l'absorption, a été conduit à imaginer un dualisme. (J. SCHMIDLIN, *Comptes rendus*, 21 nov. 1904.)

[3] Cf. *Mesure des capacités intellectuelle et énergétique*. Bruxelles, 1906 épuisé).

Ces courbes (courbes binomiales de QUETELET) sont symétriques par rapport à l'ordonnée maxima.

J'appelle pseudo-binomiaux les ensembles qui n'obéissent pas à la loi de probabilités ; ces ensembles peuvent se présenter sous deux formes :

1° Ils peuvent résulter de la superposition de courbes binomiales :

$$y = Ae^{-\alpha(\zeta-x)^2} + Be^{-\beta(\eta-x)^2} + Ce^{-\gamma(\zeta-x)^2} + \ldots\ldots$$

et affecter tantôt un seul maximum avec symétrie ou dissymétrie par rapport à l'ordonnée maxima, tantôt deux ou plusieurs maxima. Dans ces cas, on peut les décomposer en courbes binomiales et séparer ainsi les éléments d'espèces différentes qui ont été confondus dans les statistiques ;

2° Les ensembles pseudo-binomiaux peuvent être irréductibles ; au lieu d'obéir à la loi $y = A \times B^{x^2}$, ils obéissent à des lois $y = A \times B^{[\varphi x.]^2}$, φ étant quelconque.

Les mathématiques ne permettent pas de distinguer ces deux cas : c'est à la critique biologique ou sociologique de le faire. C'est ainsi qu'une courbe à deux maxima, donnée par BATESON, pour la répartition des longueurs des pinces de perce-oreilles, doit se décomposer en deux courbes binomiales, que nous avons calculées ; de même, une courbe de Gustave LE BON sur des circonférences de têtes de bourgeois parisiens, dans lesquelles s'était mélangé un certain nombre de têtes de savants, doit se décomposer en deux courbes binomiales, également calculées, affectées l'une aux bourgeois, l'autre aux savants. Au contraire, les courbes de WAXWEILER sur la répartition des salaires dans la population industrielle de la Belgique, c'est-à-dire dans une population homogène, rentrent dans la seconde catégorie des ensembles pseudo-binomiaux : les salaires portés en x sont des mesures arbitraires, des *cotes*, fonction complexe des quantités z qui, substituées aux x empiriques, rétabliraient la binomialité dans ces ensembles et feraient l'office de bonnes mesures.

Le problème à résoudre est donc le suivant : étant donnée la fonction

$$y = \mathrm{K}\,[\log\,(a + 2 - ae^{-\mu x} - e^{-\mu x})]e^{-\beta x}$$

qui relie l'irritation y à l'excitant x, peut-on la développer en une série de fonctions

$$\Sigma\,\mathrm{A}_i e^{-a_i(a_i - x)^2}\,?$$

En s'appuyant sur un important théorème de SCHMIDT [1], on peut démontrer qu'au point de vue analytique ce développement n'est pas possible : mais on peut montrer que l'on peut interpoler la fonction y par une somme de deux fonctions

$$y = \mathrm{A}e^{-a(\alpha - x)^2} + \mathrm{B}e^{-b(\beta - x)^2}$$

et déterminer les constantes A, a, α, B, b, β, en fonction des paramètres de y. Cette discussion ne saurait trouver place ici et un calcul développé sur la secousse musculaire, le seul qu'il soit possible de faire actuellement, n'aurait aucun intérêt général pour la biologie, étant donné le caractère empirique de l'équation à décomposer. Nous devons retenir que le résonnateur complexe auquel on peut assimiler la cellule se décompose en deux résonnateurs simples et nous devons admettre en conséquence une dualité fonctionnelle dans la cellule spécialisée.

Pour la cellule musculaire, cette dualité parait démontrée aussi bien par la physiologie que par la clinique (BOTTAZZI, JOTEYKO) [2] ; l'un des éléments est le protoplasme non différencié que l'on appelle *sarcoplasme*, l'autre est le *myoplasme* ou fibrille musculaire avec ses disques épais et minces, dont nous rappelons le rôle (note III) : le premier, affecté au tonus, sensible aux excitations à longues périodes et au courant continu, de réaction lente et infatigable, est très ré-

---

[1] Voir la note XII.

[2] J. JOTEYKO, *La fonction musculaire*, p. 96 et suiv. Cf. *Revue psychologique*, 1er mars 1910, art. de J. JOTEYKO.

pandu dans le cœur, dans les muscles rouges striés, dans les muscles lisses, les parois des vaisseaux ; le second, affecté principalement à la contraction musculaire, sensible aux excitants à courtes périodes, aux courants d'induction, de réaction rapide et courte, est très répandu dans les muscles blancs et est suppléé, lors de l'allongement de la secousse dans la fatigue, par le sarcoplasme. C'est donc la première courbe, OMX, premier résonnateur simple de notre figure schématique (*fig.* 45) qui se rapporterait au sarcoplasme, la deuxième O'M'X', se rapportant au myoplasme ; la somme

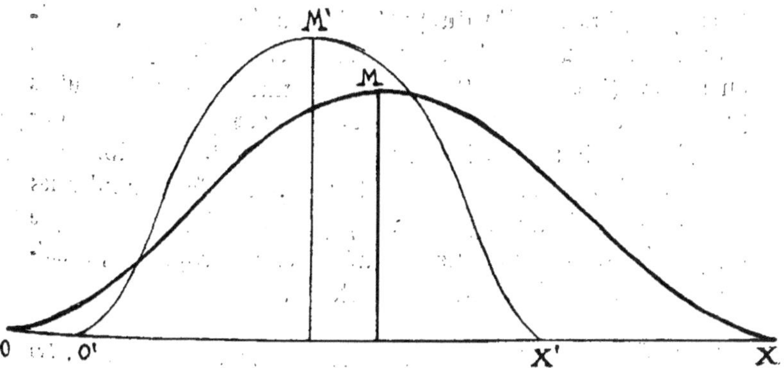

Fig. 45 — Décomposition de la fonction $W = f(t)$ $S = f(t)$ en deux ensembles binomiaux.

des ordonnées de ces courbes reproduit bien l'allure des ordonnées du graphique de la secousse musculaire (*fig.* 31).

Il va de soi que les réactions chimiques intenses et la thermogenèse, dont le myoplasme est le théâtre, ont pour effet rapide de modifier sa contractilité, inégalement suivant la distance des fibrilles aux plaques motrices et de perturber inégalement la précision de sa résonance à l'excitation nerveuse. De même que les sphères pulsantes de BJERKNES s'attirent au sein de leur liquide quand elles se contractent et se dilatent en même temps, pour se repousser quand leurs phases ne sont pas de même signe, on peut prévoir entre les disques actifs, qui ont eu leur contractilité inégalement altérée, des décalages dans les phases, donc des répulsions et par consé-quent un allongement fibrillaire quand les phases ne sont pas de même signe ; on peut prévoir les incoordinations motrices qui se traduisent par le tremblement dans la fatigue et les intoxications.

Il est incontestable qu'il y a également dans la cellule ner-veuse un *névroplasme* et un *sarcoplasme* ; on y distingue « deux substances, l'une fibrillaire et l'autre granulaire (chro-matique) qui se laisse colorer et qui est formée par des cor-puscules dits de Nissl ; elle présente, à ce qu'il paraît, la partie la plus mobile du protoplasma de la cellule, consti-tuant, selon toute évidence, par excellence l'énergie nerveuse en réserve(¹) ». Sur cette dualité comme sur tous les autres problèmes, nous sommes moins avancés pour le nerf que pour le muscle : mais il est probable que dans la fibrille se localisent les fonctions intermittentes, dans les granules les fonctions persistantes de la vie psychique. La chromatolyse est considérée comme une dégénérescence atrophique, consé-quence de l'inactivité fonctionnelle (²).

(¹) W. Bechterew. *Les fonctions nerveuses*, p. 38. Cf. Marinesco, *Les fonctions nerveuses*. La cellule, tome I.

(²) Léon Frédéricq, « Les conditions physico-chimiques du fonction-nement des centres nerveux ». (*Année psychologique*, 1907, p. 315)

LES POINTS DE VUE GÉNÉRAUX

---

28. Le problème des lois d'une représentation objective.
— Nous avons d'abord étudié la sensation subjectivement :
c'est la méthode psycho-physique ; nous avons montré que
les données subjectives concordent avec des données objectives, comme les réactions chimiques de la plaque photographique à l'excitant, et qu'en mesurant des numéros d'ordre de
sensation nous mesurons des énergies. On voit par là combien peu sont négligeables les données de l'introspection,
complétées par des mesures objectives. Nous avons précisé
les relations de la sensation et de l'énergie musculaire, qui
sont reliées à l'excitant par des relations de même forme,
simplement décalées, et nous avons distingué les tropismes
des purs réflexes, les premiers étant fonction de $i\dfrac{di}{i}$ et les
seconds de i seulement. D'autre part, nous avons montré
l'existence d'une relation de proportionnalité entre l'énergie
du courant électro-nerveux, qu'il soit centripète ou centrifuge, et l'énergie extérieure ; de sorte que, dans des limites, la
sensation aussi bien que le réflexe sont proportionnels à
l'excitant. De même, nous avons trouvé une relation de proportionnalité entre l'excitation d'une part et certaines sensa-

tions fondées sur l'acuité visuelle d'autre part (¹), relation bien différente des relations psycho-physiques complexes qui s'imposent aux autres sensations.

L'acuité visuelle est la fonction de l'œil qui nous fait apparaître comme distincts deux points très voisins ; elle grandit, quand diminue l'angle visuel, sous lequel les deux points apparaissent séparés ; elle est indépendante du pouvoir réfringent de l'appareil optique. Le pouvoir séparateur est limité par la grandeur des éléments rétiniens affectés ; deux étoiles vues sous un angle visuel de 30 secondes apparaissent comme une seule étoile, car les deux images affectent un même élément rétinien. Ces éléments, sans doute les cônes de la fovea, ont des dimensions de 2 à 3 μ. L'angle visuel peut descendre jusqu'à 50 secondes ; cette valeur correspond, sur l'œil réduit de LISTING, à une distance rétinienne de 3,6 μ, donc supérieure au diamètre du cône. Les dimensions des cônes sont sensiblement les mêmes chez tous les hommes ; c'est pourquoi nous sommes d'accord sur la coïncidence de deux traits, du trait qui définit l'objet à mesurer et du trait de l'appareil de mesure ; c'est pourquoi l'on s'est efforcé de substituer aux sensations brutes de lumière, de son, de température, etc., des sensations de coïncidence de deux traits ; les premières, dans la vie pratique, diffèrent d'un individu à l'autre et même d'un instant à l'autre chez le même individu ; les secondes, sur lesquelles sont fondés tous nos appareils de mesure, sont concordantes pour les divers observateurs ; elles constituent une partie importante de l'objectif et de la matière scientifique ; les sensations brutes constituent le subjectif. On peut définir l'objectif un système de sensations sur lesquelles, en vertu de leur constitution, tous les hommes sont d'accord. Ce qu'en psycho-physique nous avons appelé l'excitation n'est qu'une sensation, mais une sensation particulière, un repère que l'on peut faire constant. Toutes nos connais-

(¹) Il y a encore proportionnalité entre la sensation et les dénombrements d'excitants, pourvu que ces nombres ne dépassent pas une certaine limite dans l'unité de temps.

sances sont fondées sur la sensation. A ce point de vue, les objections que l'on a adressées aux psycho-physiciens sur l'hétérogénéité de l'excitation et de la sensation perdent toute signification concrète. Si l'on appelle représentation toute réaction à l'excitant, qu'elle soit sensitivo-motrice ou simplement sensitive ou uniquement motrice, on voit que certaines de nos représentations sont objectives et de plus proportionnelles à l'excitant : dans ce dernier cas, elles constituent des *mesures*.

En effet, pratiquement, toutes nos mesures physiques se réduisent à des mesures de longueurs, l ; ceci en raison de la précision des appréciations de la coïncidence de deux traits. La mesure d'une quantité quelconque est donc $f(l)$. Les écarts :

$$x_1 = X_1 - X, \qquad x_2 = X_2 - X, \qquad x_3 = X_3 - X,$$

X étant la moyenne et $X_1 X_2 \ldots X_n$ étant les quantités observées, sont toujours très petits dans une bonne série de mesures ; l étant très petit, on peut, dans le développement en série de $f(l)$, s'arrêter au premier terme et poser :

$$x = Kl$$

ou, les temps se mesurant par des vitesses constantes :

$$x = Kt.$$

Si x est une fonction complexe de l ou de t, les mesures sont imprécises : elles deviennent des *cotes*. Toute série de bonnes mesures représente donc des espaces, des temps ou des quantités proportionnelles à des espaces ou à des temps. La notion de mesure est inséparable de la notion de proportionnalité. Par exemple, si une mesure croissait comme le logarithme de la quantité à mesurer, elle deviendrait imperceptible pour des variations notables de cette quantité ; si elle croissait comme le carré de la quantité, des variations notables de la mesure correspondraient à des variations insensibles de la quantité ; les mesures dépendraient de la quantité à mesurer ; elles ne seraient plus soumises à des erreurs purement accidentelles et n'obéiraient plus dans leurs répartitions y à la loi de probabilités

$$y = A \times B^{x^2}.$$

En résumé, il y a dans notre organisation complexe des représentations objectives de tous points équivalentes aux mesures de notre science. De là ce problème : Restituer le mécanisme et les lois d'une représentation objective de l'être vivant dans une organisation adaptée ou, si l'on veut définir l'instinct par des *processus équivalents à des mesures objectives*, restituer les méthodes de l'instinct.

Nous pouvons reprendre ainsi nos problèmes à des points de vue tout différents, et espérer résoudre par des méthodes intuitives des questions difficilement accessibles et même inabordables actuellement par les méthodes de notre science.

Je renverrai, pour tous les développements nécessaires sur ces points de vue, à un mémoire récent [1]. Je rappellerai seulement les principes, la marche des raisonnements, les principaux résultats et les définitions nécessaires à la solution de nos problèmes, complétant quelques interpolations et précisant quelques détails utiles.

En outre du principe de l'équivalence de l'énergie et du fait de l'inertie, j'applique à l'individu biologique un principe de stabilité, d'après lequel cet être tend à la moindre variation de dépense énergétique : c'est le principe d'auto-régulation sur lequel nous avons insisté (§ 12) ; et j'admets, en raison de l'évolution, une complexité et une spécialisation de plus en plus grandes de la représentation, les représentations les moins évoluées ou les moins spécialisées étant celles des énergies propres de l'être vivant. C'est bien en gros à des spécialisations de ce genre que nous assistons en considérant le développement des organes des sens dans la série animale

[1] *Psycho-biologie et Énergétique*, Paris, Hermann, 1909.

(nous devons à la spécificité des sens la notion de qualité de l'énergie) ; et ce deuxième principe n'est qu'une généralisation des doctrines fécondes des localisations fonctionnelles, que les points de vue actuels étendent jusqu'aux neurones individuels. Je recherche quelles sont les représentations énergétiques imposées à un moteur astreint, comme l'être vivant, à renouveler automatiquement ses provisions d'énergie. Une analyse, qui ressort de la biologie et de la mécanique appliquée, en indique cinq essentielles : énergie utilisable (aliments) W_u, énergie potentielle (réserves) W_p, énergie fonctionnelle (travail physiologique) W_f, travail spécialement moteur affecté au déplacement, W_m, travail résistant, W_r, variable avec les poids transportés, les frottements, la résistance du milieu. On a, en désignant par W_d l'énergie disponible,

$$dW_d = W_p - W_f$$
$$dW_u = W_d - W_c$$
$$dW_c = W_m - W_r.$$

Exemples : le tonus musculaire (W_f) exige *normalement* la consommation d'une certaine quantité de glycogène (W_p) ; si les relations du tonus et du glycogène consommé changent, il y a une variation du glycogène disponible dW_d. L'effort musculaire (W_c) exige *normalement* la consommation d'un surcroît d'une certaine quantité de glycogène (W_d) ; si les relations du glycogène consommé et de l'effort accompli varient, le glycose emprunté au sang varie ; dW_u est positif ou négatif. Si le travail moteur du muscle est équilibré par le travail résistant, la variation de force vive dW_c est nulle.

Quant au mécanisme le plus simple de l'élément représentateur, il est indiqué par la biologie qui nous montre que la cellule et les organisations les plus diverses peuvent schématiquement se réduire à des centres munis d'appendices ou de prolongements. Cinq centres énergétiques, munis chacun d'un appendice indicateur, sont donc suffisants et nécessaires aux représentations les plus simples de l'être vivant, celles de ses énergies propres. J'appelle *psychone* l'ensemble de ces cinq éléments, *psychides*, des centres conjugués deux à deux, *monide*, le centre isolé, muni de son appendice, lequel décrit une courbe assimilable à une circonférence, par des réflexes proportionnels à l'excitant.

D'après le principe d'évolution, les lois des représentations objectives n'étant que le résultat de l'association des psychones et de la spécialisation des représentations des psychones élémentaires par des psychones conjugués, j'étudie les spécialisations successives de la représentation énergétique dans ces conditions bien déterminées. Je distingue dans la spécialisation l'ordre qui dépend de la nature et le degré qui dépend de la complexité des opérations. La totalisation à la fois successive et simultanée des variations d'énergies successivement représentées par le psychone élémentaire constitue les deux premiers degrés de la spécialisation du premier ordre, et l'on est conduit à ce théorème fondamental [1] : *Les représentations successives des psychones conjugués sont des sommes ou des différences, les représentations simultanées des produits ou des quotients des représentations des psychones élémentaires et réciproquement.* Il est possible ainsi de déterminer l'expression mathématique des deux types antagoniste et concordant des représentations et d'expliciter immédiatement la forme des fonctions simples suivant le type de relations qu'affectent les variables dans la représentation.

La spécialisation du troisième degré est l'analyse de la représentation de l'énergie en ses éléments : espace, temps, masse.

Les représentations de l'espace (l) diffèrent des représentations du temps t par une caractéristique essentielle; tandis que la représentation de l'espace, indépendante de tout déplacement, affecte la forme circulaire, les représentations d'un temps indéfini et continu exigent un déplacement rectiligne à cause de l'impossibilité pour une représentation finale, comme celle d'un avenir, de coïncider jamais avec la représentation initiale d'un passé.

En vertu du théorème fondamental (1), les monides et les psychides apparaissent respectivement sous la forme $l^2 t^{-1}$, $l^3 t^{-2}$. Ce sont les équations de dimension des constantes de la deuxième et de la troisième loi de KEPLER, constantes qui représentent des masses, que l'on peut dire dynamique et statique, si l'on se place au point de vue astronomique (P. JUPPONT). La représentation de la translation du psychide conduit à une nouvelle quantité $l^5 t^{-4}$ qui est l'énergie. Dans la théorie psycho-biologique, le monide et le psychide sont respectivement des indicateurs d'énergies successives et simultanées, dont les valeurs sont reliées par une constante qui a les dimensions d'une vitesse (cette vitesse étant susceptible d'interprétations différentes, suivant qu'il s'agit de masses matérielles ou de masses électriques) ; les représentations de l'espace et du temps sont respectivement des énergies à force constante et à puissance constante. On est conduit ainsi au système à deux dimensions temps et espace et aux concepts de la mécanique par une voie indépendante de toute loi physique. Et l'on peut estimer féconde l'élimination de la masse, puisque l'on obtient immédiatement les lois du type newtonien :

$$f = \frac{mm'}{r^2} = \frac{l^6}{l^4\, l^2} = \frac{l^4}{t^4} = \frac{l^5}{t\, l},$$

comme des équivalences énergétiques entre les représentations du produit des deux masses divisées par un carré de distance et la représentation de l'énergie par unité d'espace (force). Ce sont là de premières approximations.

Si au lieu d'un psychone élémentaire, on en considère un nombre indéterminé, on est en présence d'un degré déjà élevé de l'organisation ; il s'opère des spécialisations des psychones élémentaires pour les différents caractères et pour les différentes formes d'énergies et aussi pour les différentes catégories d'excitants dans l'espace et dans le temps. De l'application du principe de la moindre énergie et du principe de la spécialisation découle la substitution de représentations caractéristiques à l'infinité des représentations d'une classe déterminée : de là la notion capitale de *valeurs remarquables*.

Par définition, un psychone spécialisé ne peut représenter

que les quantités énergétiques compatibles avec sa constitution intime (morphologique et physico-chimique) ; par exemple, pour un corpuscule du tact la lumière la plus intense n'existe pas. J'appelle *remarquables* les seules valeurs qu'un psychone de spécialisation donnée peut représenter. Par exemple, suivant la disposition des chevilles de la roue d'échappement, une horloge pourrait n'indiquer que des unités de temps égales à des nombres premiers ou à des puissances de 2. De là, le problème de la spécialisation du n^{me} degré : Parmi l'infinité des éléments rectilignes et circulaires dans lesquels sont décomposables les représentations de l'espace et du temps, préciser les éléments remarquables de chacune de ces catégories. Par constitution, chaque psychone élémentaire renferme un nombre déterminé de monides (cinq). Si l'on considère un grand nombre de ces psychones, seront remarquables, *pour des conjugués de spécialisation convenable*, c'est-à-dire pour des psychones affectés aux représentations de successions et de simultanéités, les nombres de monides ou d'unités d'espace impliqués par les représentations de leurs réactions successives ou simultanées, d'après le théorème fondamental (1). On démontre que ces nombres que je désigne par r et que j'appelle rythmiques sont des formes 2^n, $2^p + 1$ (premier) ou $2^n \times (2^p + 1)$ (pr.) $\times (2^q + 1)$ (pr.) : ce sont les nombres remarquables de l'espace. Les nombres remarquables du temps, que je désigne par ρ, sont les nombres qui ne sont pas de ces formes : les nombres m constituent la suite des nombres. Toutes les quantités mécaniques n'étant que des combinaisons de l'espace et du temps, nous avons ainsi des nombres remarquables de l'évolution de toutes les quantités mécaniques exprimées par leurs équations de dimension, $\dfrac{\rho^m}{r^n}$, $\dfrac{r^p}{\rho_q}$, $r^s \rho^t$, ces relations étant le résultat de l'enregistrement du milieu par l'organisation adaptée.

Je donnerai ici un exemple et une formule d'interpolation pour chacun de ces trois types de quantités ; les quantités sont portées en y et la suite des nombres en x.

INTERPOLATION DES $\dfrac{\rho^4}{r^5}$ [inverse d'une énergie] *(fig. 46)*.

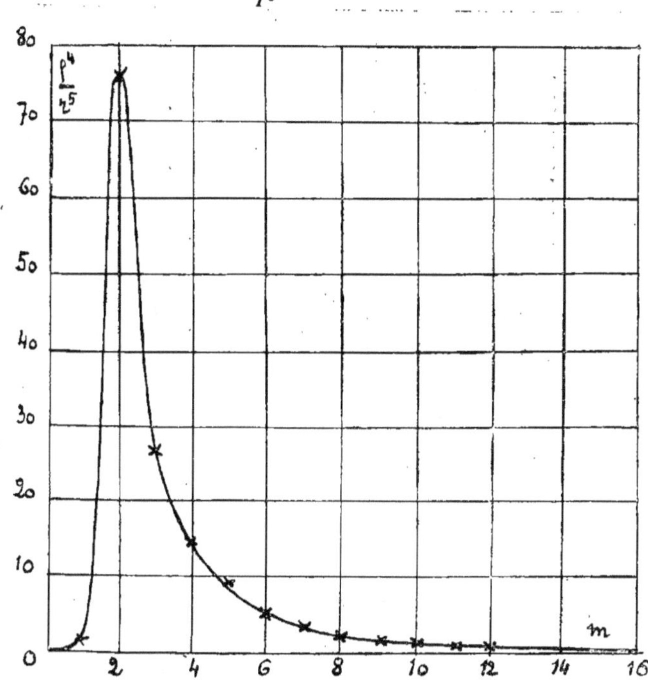

Fig. 46. — Évolution des $\dfrac{\rho^4}{r^5}$.

La formule suivante se prête bien à l'interpolation

$$(1) \qquad y = \frac{ax + b}{x^5} \sin \frac{\pi}{4x}.$$

On obtient pour a et b le système

$$a + b = 1,41 \text{ pour } x = 1$$
$$2a + b = 6484,21 \text{ pour } x = 2\,;$$

d'où

$$a = 6482,8 \qquad\qquad b = -\,6481,4$$

et

$$y = \frac{6482,8\,x - 6481,4}{x^5} \sin \frac{\pi}{4x}$$

x	Valeurs calculées	Valeurs de la table
1	1	1
2	77	77
3	14	27
10	0,4	0,3
20	0,002	0,004
30	0,00014	0,0001
40	0,00003	0,000003

INTERPOLATION DE $\dfrac{r^5}{\rho^4}$ [énergie] *(fig. 47)*.

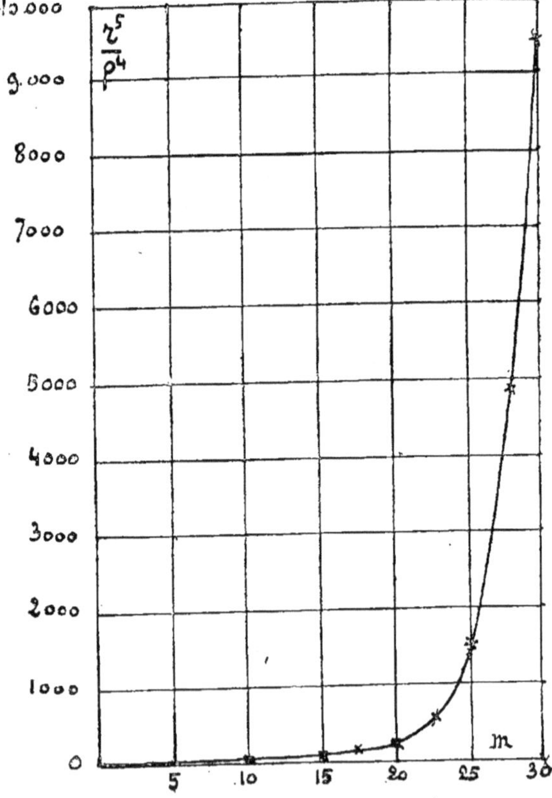

Fig. 47. — Evolution des $\dfrac{r^5}{\rho^4}$.

On peut adopter l'inverse de (1) avec les mêmes coefficients.

$$(2) \qquad y = \frac{x^5}{ax + b} \operatorname{cosec} \frac{\pi}{4x}.$$

INTERPOLATION DES $r\rho^2$ [dilatation par rapport à un carré de vitesse] (*fig.* 48).

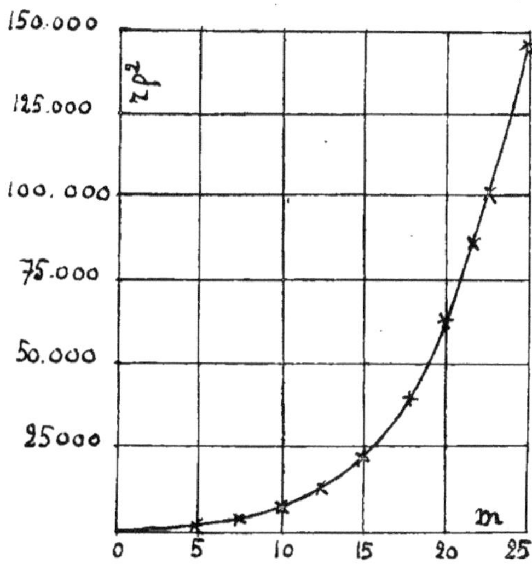

Fig. 48. — Évolution des $r\rho^2$.

$$(3) \qquad y - 1 = (x - 1)\, 10^{0,07\,(x-1)}$$

$$[174,8 + 0,008\,(x - 11)\,(x - 21)\,(x - 65)].$$

x	$r\rho^2$ calculés par la formule	$r\rho^2$ de la table
$x = 1$	$y = 1$	1
$x = 2$	$y = 98$	98
$x = 3$	$y = 230$	243
$x = 11$	$y = 8460$	8464
$x = 21$	$y = 82.140$	82.140
$x = 31$	$y = 360.000$	324.160
$x = 41$	$y = 1.470.000$	1.265.140
$x = 51$	$y = 4.093.000$	4.092.672

La spécialisation du deuxième ordre vise la qualité de l'énergie, celle du troisième ordre s'adresse à la construction des fonctions, du moins à l'établissement de leurs valeurs remarquables, qu'il s'agit ensuite d'interpoler. On voit que la méthode des représentations objectives est indépendante de toute théorie, l'objet de toute théorie étant de déterminer des fonctions. La méthode est ce qu'elle devait être, l'équivalent d'une expérience généralisée et bien faite. Du principe même de la spécialisation dérive ce deuxième théorème fondamental (dans le cas où les fonctions sont des fonctions exclusives des variables, autrement dit, ne sont pas des fonctions de fonctions) : **(2)** *Les valeurs remarquables des fonctions sont les associations des valeurs remarquables des variables dans le même sens ou en sens inverse, suivant le sens d'association impliqué par la logique ou par l'expérience.*

Nous avons les nombres remarquables r et ρ pour toutes les quantités proportionnelles à l'espace et au temps, $\sum \frac{1}{r}$ et $\sum \frac{1}{\rho}$ pour ces quantités, dans le cas des variations faibles et décroissantes en valeurs absolues et pour leurs transformations : ces nombres conviennent aussi respectivement à l'énergie potentielle et à l'énergie cinétique, aux énergies résistantes et aux énergies motrices, etc. Les différences

$$\sum_{o}^{\alpha} r - \sum_{o}^{\beta} \rho \text{ ou } \sum_{o}^{\alpha} \frac{1}{\rho} - \sum_{o}^{\beta} \frac{1}{r},$$ nombres remarquables d'énergies

antagonistes, ont donc une importance capitale dans la représentation d'un être dirigé par la tendance à la moindre dépense d'énergie, en raison du jeu d'énergies antagonistes ; les symboles α et β indiquent la loi de groupement que l'on doit faire subir, suivant les cas, aux numéros d'ordre des nombres remarquables. Si l'on appelle *densité* des nombres remarquables le quantum de ces nombres compris entre certaines limites, cela revient à exprimer le conditionnement plus complexe d'une variable par une moindre densité de ses nombres remarquables. Par exemple, un travail uniquement extérieur est représentable par tous les nombres remarquables ; un travail extérieur compliqué de mouvements intérieurs (cachés) ne l'est que partiellement.

29. Les fonctions psycho-physique et myo-physique. — De fait, nous retrouvons nos fonctions $S = \varphi\,(t)$, $W = f\,(t)$, en adoptant, pour les nombres remarquables des S, les $\sum \rho_{n+13} - \sum r_n$, c'est-à-dire en faisant subir aux $\Sigma \rho_n$ un décalage de 13 numéros d'ordre par rapport aux Σr_n ; pour les nombres remarquables des W, les $\sum \rho_{n+2} - \sum r_n$, *les deux termes de chacune de ces différences décroissant jusqu'à zéro* et en choisissant pour nombres remarquables du temps, conformément à la théorie, la suite des ρ. Le tableau suivant permet de vérifier les données numériques portées en ordonnées dans les trois courbes théoriques (*fig.* 49, 50 et 51).

ρ	r	Σρ	Σr	Σρ − Σr	$\sum \rho_{n+2} - \sum r_n$	$\sum \rho_{n+13} - \sum r_n$	$\sum \rho_{n+3} - \sum r_n$
7	2	7	2	5	25 (¹)	261	38
9	3	16	5	11	35	292	49
11	4	27	9	18	45	314	63
13	5	40	14	26	58	342	77
14	6	54	20	34	71	371	92
18	8	72	28	44	84	399	106
19	10	91	38	53	96	426	119
21	12	112	40	62	117	462	142
22	15	134	55	69	127	486	153
23	16	157	81	76	127	501	154
25	17	182	98	84	133	526	165
26	20	208	118	90	145	549	174
27	24	235	142	93	150	569	181
28	30	263	172	91	151	584	184

(¹) $25 = 27 - 22$; 27 étant la 3ᵉ valeur remarquable des $\Sigma \rho$ et 2, la 1ʳᵉ valeur remarquable des Σr.

$35 = 40 - 5$; 40 étant la 4ᵉ valeur des $\Sigma \rho$ et 5, la 2ᵉ valeur des Σr ; le décalage est bien de deux rangs.

ρ	r	$\Sigma\rho$	Σr	$\Sigma\rho - \Sigma r$	$\Sigma\rho_{\overline{n+2}}\,\Sigma r_n$	$\Sigma\rho_{\overline{n+13}}\,\Sigma r_n$	$\Sigma\rho_{\overline{n+3}}\,\Sigma r_n$
29	32	292	204	88	152	598	187
31	34	323	238	85	153	611	189
33	40	356	278	78	149	620	186
35	48	391	326	65	138	622	176
36	51	427	377	50	125	623	164
37	60	464	437	27	104	616	145
38	64	502	501	1	81	606	123
39	68	541	569	— 28	55	592	98
41	80	582	649	— 67	18	569	62
42	85	624	734	— 110	— 23	541	22
43	96	667	830	— 163	— 74	503	— 28
44	102	711	932	— 221	— 131	460	— 83
45	120	756	1052	— 296	— 203	401	— 154
46	128	802	1180	— 378	— 282	335	— 232
47	136	849	1316	— 467	— 368	262	— 316
49	160	898	1476	— 578	— 476	167	— 423
50	170	948	1646	— 698	— 593	63	— 539
52	192	1000	1816	— 816	— 709	— 40	— 654
53	204	1053	2142				
54	240	1107	2282				
55	255	1162	2537				
56	256	1218	2793				
57	257	1275	3060				
58	272	1333	3322				
59	320	1392	3642				
61	340	1453	3982				
62	384	1515	4366				
63	408	1578	4774				
65	480	1643	5254				
66	510	1709	5764				
67	512	1776	6276				

Si l'on cherche l'équation de la courbe d'établissement (*fig.* 49)

$$\left\{ \begin{aligned} y &= \sum\rho_{\overline{n+13}}\,\Sigma r_n \\ x &= \rho \end{aligned} \right\},$$

les y étant les nombres de la colonne 7 du tableau précédent pris jusqu'au maximum en remontant, on retombe bien sur une équation

$$y = Y(1 - e^{-\beta x})^2,$$

qui exprime la loi d'établissement des sensations moyennes (§ 6). En effet, on a :

$$y = 625 \, (1 - e^{-0,88x})^2 \, ;$$

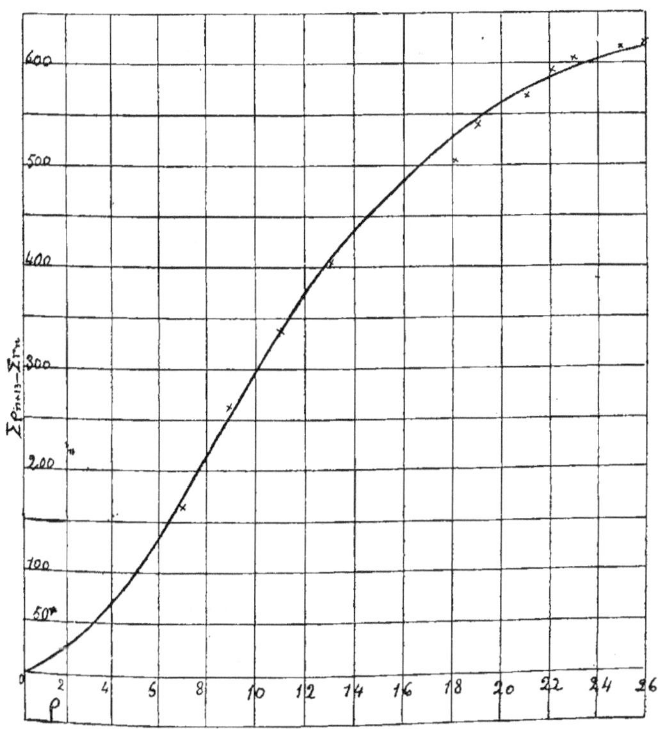

Fig. 49. — Courbe théorique d'établissement de $S = f(t)$.

comme il ressort du tableau suivant :

x	y calculés	y du tableau corrigés
18	541	535
20	562	560
22	576	580
24	593	600
26	606	623

Cette équation n'est pas vérifiée, comme il convient, pour les sensations faibles, caractérisées par une évolution de γ et de β vers des valeurs de plus en plus petites.

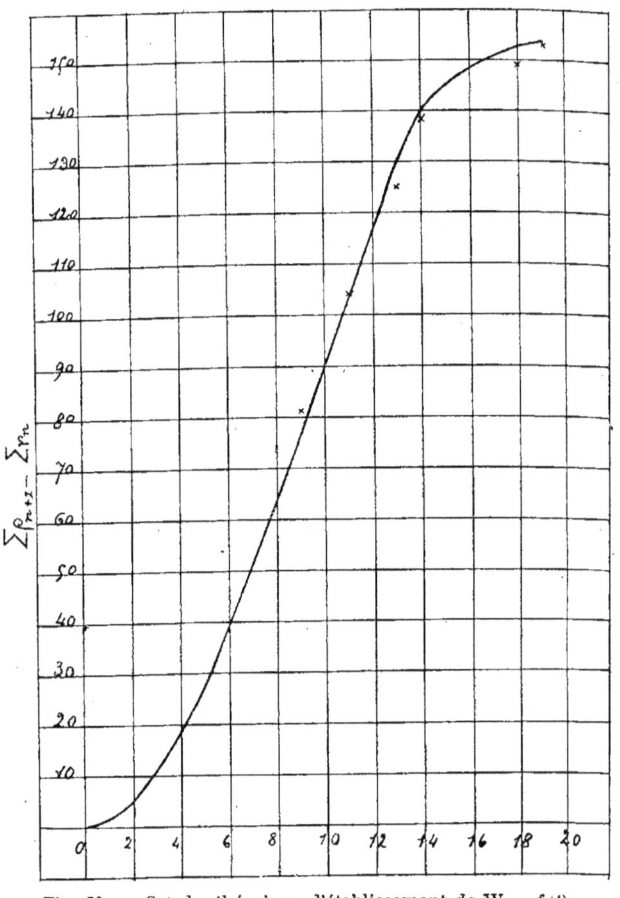

Fig. 50. — Courbe théorique d'établissement de $W = f(t)$.

Si l'on cherche l'équation de la courbe d'établissement (*fig.* 50)

$$\begin{cases} y = \sum \rho_{n+2} - \sum r_n \\ x = \rho \end{cases},$$

les y étant les nombres de la colonne 6 du tableau précédent pris jusqu'au maximum en remontant, on tombe sur une équation

$$y = Y\,(1 - e^{-\beta x})^8$$

avec

$$y = 160\,(1 - e^{-0,27x})^8\,;$$

en effet on a :

x	y calculés	y du tableau corrigés
4	8	18
8	61	63
10	96	90
13	132	130
15	147	145
19	153	153

Et c'est bien la loi d'établissement de l'effort musculaire, comme on l'a vu § 17.

Au début, les valeurs calculées sont plus petites que les valeurs observées, car $\gamma = 8$ est trop grand pour les faibles efforts, comme nous le savons d'ailleurs (§ 17).

On a, pour la valeur du temps correspondant à l'inflexion de la courbe $y = f(x)$,
dans le cas de S :

$$x = \frac{1}{0,088}\,\log 2 = 3,42\,;$$

dans le cas de W :

$$x = \frac{1}{0,27}\,\log 8 = 3,34.$$

Nous savons, par les expériences de Broca et Sulzer pour la sensation et par les graphiques de la secousse musculaire enregistrés en même temps que les vibrations d'un diapason, que ces temps sont de l'ordre des centièmes de seconde.

Après ces concordances, il est inutile de tracer et de calculer (ce qui serait extrêmement laborieux) les courbes complètes $S = \varphi\,(t)$, $W = f\,(t)$.

L'opération du décalage que nous avons fait subir aux $\Sigma\rho - \Sigma r$ revient à négliger au début de l'évolution des

$$\sum \rho_{n+\nu} - \sum r_n\,,$$ dans $\Sigma\rho$, un certain nombre de valeurs remarquables exprimé par le nombre ν et par conséquent à tenir compte du conditionnement de la variable $\Sigma\rho$ par des mouvements cachés. La sensation étant conditionnée par un travail intérieur plus complexe que la réaction musculaire, nous avons posé

$$\nu_s > \nu_w$$

et, dans l'ignorance des mécanismes, seule l'expérience nous a permis de préciser les ν.

En somme, il suffit d'écrire que la sensation et l'énergie musculaire sont des résidus d'énergies antagonistes décroissantes et d'associer, en vertu du deuxième théorème fondamental, les nombres remarquables de ces différences avec les nombres remarquables de temps pour retrouver les fonctions $S = \varphi\,(t)$, $W = f\,(t)$.

Les ρ sont aussi des nombres remarquables d'énergies motrices ; on retrouverait donc $S = \varphi\,(i)$, $W = F\,(i)$ par des fonctions :

$$\left\{ \begin{aligned} y &= \sum \rho_{n+\nu} - \sum r_n \\ x &= \rho_a \end{aligned} \right\}$$

toutes ces équations étant de même forme.

Nous avons déjà trouvé que pour la sensation lumineuse la conscience correspond à un point d'inflexion (§ 9).

La discussion de notre équation générale (§ 6) prouve que pour $x = 0$, la courbe présente un point d'inflexion. Comme à ce point correspond dans la courbe psycho-physique généralisée, la conscience, dans les courbes myo-physiques, le travail musculaire, nous pouvons conclure que la cons-

cience et le travail sont caractérisés par un point d'inflexion :
et nous serions autorisés par le caractère théorique de ce point
à extrapoler et à déduire des lois pour les sensations inconscientes à excitants internes et pour le tonus. Nous retien-
drons seulement ce résultat que la sensibilité inconsciente,
pour les sensations évoluant immédiatement avant l'origine
de la courbe $S = \varphi\,(i)$, décroît, comme la sensibilité consciente, après avoir grandi, quand l'excitant interne (compté
à partir d'une nouvelle origine) augmente.

Nous avons vu (§ 26) que, dans la croissance de l'homme,
le point d'inflexion de 2 ans correspond à l'origine des
courbes $S = \varphi\,(t)$, $W = f\,(t)$. On retrouve le point d'inflexion
de la naissance et l'allure de la courbe de la croissance fœtale
en portant les valeurs $\sum r_n - \sum \rho_{n+\nu}$ négatives [1] au-dessous
de l'axe des temps, comptés à partir d'une nouvelle origine.
On peut donc considérer la fonction :

$$(1) \qquad \left\{ \begin{aligned} y &= \pm\left(\sum \rho_{n+\nu} - \sum r_n\right) \\ x &= \rho \end{aligned} \right\}$$

comme représentant l'allure de l'évolution de l'irritation
biologique sous ses diverses formes.

Si l'on interprète les r comme des nombres remarquables
d'énergies potentielles, les ρ, comme des nombres remarquables d'énergies cinétiques, les différences $\Sigma\rho - \Sigma r$, comme
des nombres remarquables d'énergies disponibles changées
de signe [2], on voit que, dans les évolutions de la sensation
et de l'effort musculaire en fonction du temps et de l'excitant,
les énergies potentielles et les énergies cinétiques vont sans
cesse diminuant jusqu'à zéro, la perte de l'énergie disponible
ou le gain de l'énergie utilisée passant de 0 à un maximum
pour redevenir nuls. Il en est de même pour l'évolution du

[1] Voir le tableau de la page 172.
[2] *Psycho-biologie et Énergétique*, pp. 34 et suiv.

trophisme, avec cette différence que l'origine des $\Sigma\rho - \Sigma r$ doit être reculée de quelques numéros d'ordre dans les valeurs négatives, les temps devant être naturellement comptés à partir de cette nouvelle origine. Il est à peine utile d'observer que, dans le cas du trophisme, la mort de l'agrégat qui constitue l'individu précède l'établissement du zéro énergétique.

L'irritation vivante apparaît ainsi, sous sa forme la plus générale, comme une évolution énergétique entre des limites variables, caractérisée par un maximum et par des points d'inflexion, en nombre variable, de l'énergie utilisée.

Réciproquement, si l'on considère que la vitalité définie par les courbes de mortalité diminue avec l'âge, on peut écrire que les énergies potentielles et les énergies cinétiques vont sans cesse diminuant et que l'évolution de la vie est caractérisée par l'évolution, avec le temps, de l'énergie utilisée, résidu de ces deux formes antagonistes de l'énergie; on trouve immédiatement, dans toute leur généralité, par la fonction (1), les courbes empiriques de la sensation, de l'énergie musculaire et du trophisme, que, dans l'état actuel de la science, nous ne pouvons calculer qu'en des cas très particuliers.

30. La dépense musculaire. — Écrivons que la dépense du fait de l'énergie musculaire est également un résidu d'énergies antagonistes décroissantes (§ 12); nous obtenons pour la courbe de la dépense y en fonction du travail x, la dépense étant une forme d'énergie plus intérieure que le travail (§ 28) :

$$\left\{ \begin{aligned} y &= \Sigma\rho_{n+2+\nu} - \Sigma r_n \\ x &= \Sigma\rho_{n+2} - \Sigma r_n \end{aligned} \right\}.$$

Faisons $\nu = 1$, c'est-à-dire adoptons pour valeurs remarquables des y les nombres de la colonne 8 du tableau (§ 29) en remontant; les valeurs remarquables des x sont les nombres de la colonne 6.

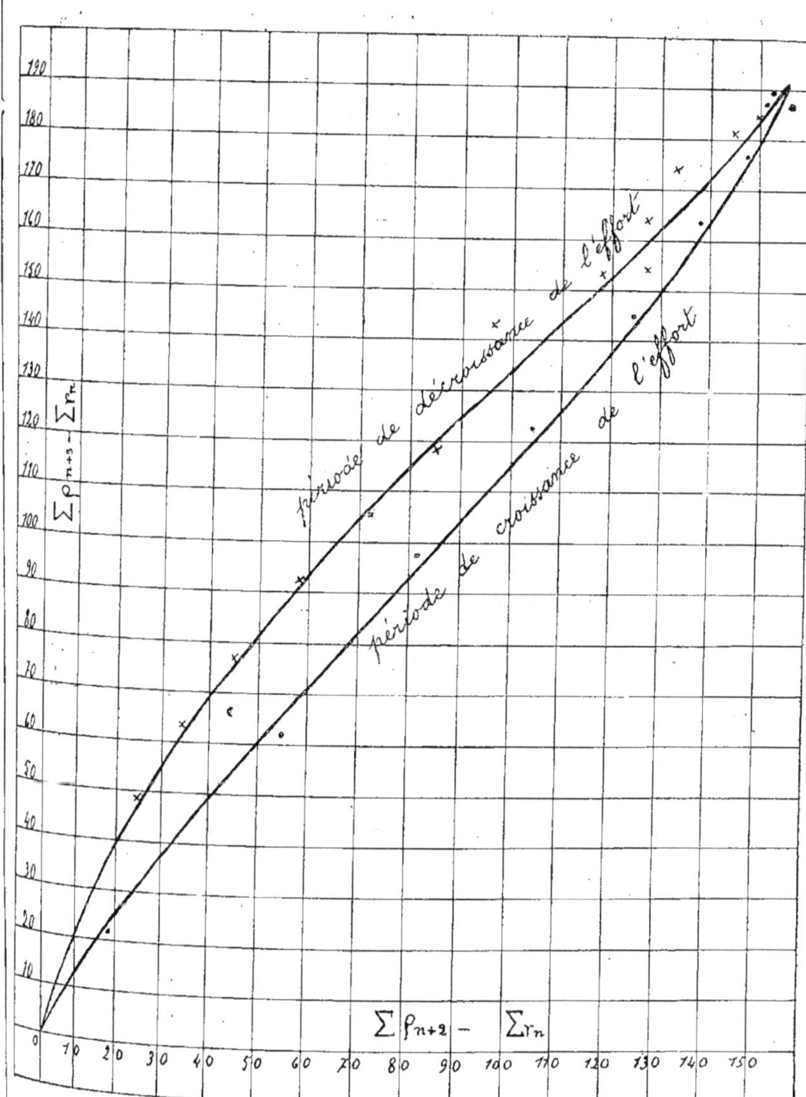

Fig. 51. — Courbes théoriques de la dépense U = φ (W).

Les $\Sigma\rho - \Sigma r$ croissent d'abord, décroissent ensuite ; de
là (fig. 51) une première courbe représentant la dépense en

fonction de l'effort dans la période d'établissement, soumise à l'équation :

$$y = 1{,}329x - 0{,}00231x^2 + 0{,}0000081x^3 \;;$$

en effet on a :

x	y calculés	y du tableau corrigés
10	13	13,5
20	25,7	26
30	38	38
40	50	50
»	»	»
100	118	116
150	174	177,5

2° une deuxième courbe représentant la dépense en fonction de l'effort dans la période de décroissance, soumise à l'équation

$$y = 2{,}38x - 0{,}0157\,x^2 + 0{,}0000\,54x^3,$$

comme le prouve le tableau suivant

x	y calculés	y du tableau corrigés
10	22,2	22
20	41,7	41
30	58,7	58
70	108,2	109
100	135	135
150	182,5	184

Ces équations sont de la même forme que celle que nous avons trouvée pour $Q = \varphi(W)$, d'après l'expérience (§ 18).

31. Des lois psycho-physiques spéciales, variables avec la nature de l'excitant, masquent une loi générale de la sensation. — Nous pouvons maintenant répondre : NON théoriquement et expérimentalement à la question souvent agitée : Y a-t-il une loi psycho-physique commune pour toutes les sensations ? Nous avons vu (§ 11) que la loi de FECHNER, vérifiée par l'expérience, seulement dans des limites relativement étroites d'ailleurs, pour la sensation lumineuse, la sensation auditive, les sensations de pressions, de températures, ne s'applique pas, par exemple, au sens du temps.

Écrivons que les nombres remarquables de l'excitant sont des valeurs remarquables de l'énergie et que, la sensation consciente, rapportée au minimum perceptible, étant un rapport d'énergies, les valeurs remarquables successives des S sont la suite des nombres ; nous avons pour les valeurs remarquables de la fonction psycho-physique

$$\left\{ \begin{aligned} y &= \frac{r^5}{\rho^4} \\ x &= m \end{aligned} \right\}.$$

Effectivement, on constate que des équations de la forme

$$(1) \qquad \log Ky - \alpha x - \beta x^2 + \gamma x^3,$$

où α, β, γ sont trois constantes positives, conviennent aussi bien à la fonction

$$\left\{ \begin{aligned} y &= \frac{r^5}{\rho^4} \\ x &= m \end{aligned} \right\},$$

à partir de $x = 10$, qu'aux courbes psycho-physiques que l'on déduit des expériences de KÖNIG et BRODHUN sur la lumière et qui s'écartent de la loi de FECHNER. C'est ce que prouve le tableau suivant :

$$\text{Courbe de } \frac{r^5}{\rho^4} \ (fig. 52).$$

INTERPOLATION PAR LA FORMULE :

$$\log 100\, y = 0{,}2566\, x - 0{,}002\, x^2 + 0{,}0000083\, x^3.$$

x	log 100 y	
	d'après la formule	d'après la table
10	2,374	2,51
20	4,397	4,31
30	6,123	5,97
40	7,59	7,44
50	8,86	8,73
60	9,99	9,87
70	11,01	11,15
80	11,98	11,97
90	12,95	13,18
100	13,96	14,04

Nous pouvons donc conclure que les lois du type fechnérien ne seront pas vérifiées rigoureusement chaque fois que l'excitant sera de l'énergie ou une quantité proportionnelle à de l'énergie. Mais la loi correctrice (1) n'est plus vérifiée elle-même pour de petites valeurs de x ; par exemple, on a pour $x = 3$, $\log 100\, y = 0{,}568$; la formule donne $0{,}7516$. Près de l'origine, la fonction théorique (*fig.* 47) a un maximum et un minimum, qui se traduisent dans les courbes de sentiment par un point d'inflexion. Pour des sensations impliquant de moindres dépenses d'énergie que la sensation lumineuse minima, la loi psycho-physique serait toute différente de (1).

Reprenons les expériences déjà citées d'ESTEL sur le sens du temps (§ 11).

Appliquons encore le deuxième théorème fondamental sur l'association des valeurs remarquables des variables. Nous avons pour la loi psycho-physique du temps, en portant en

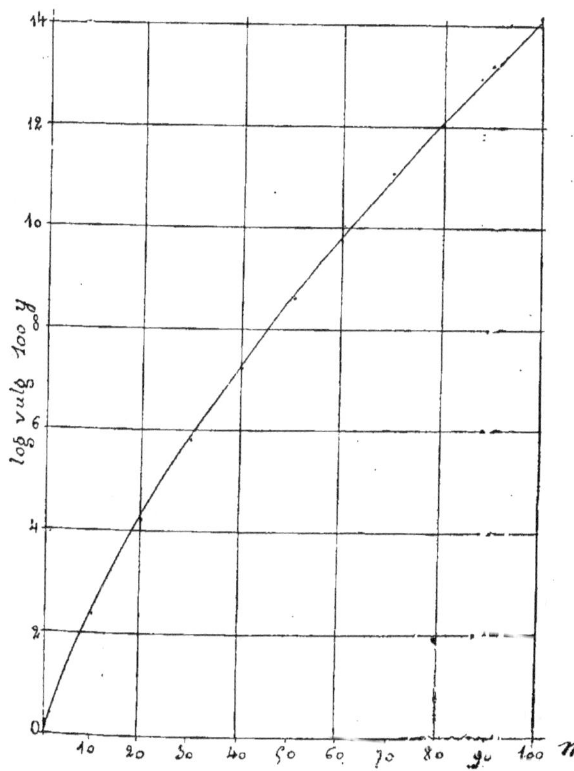

Fig. 52. — Courbe de $\log \dfrac{r^4}{\varrho^5}$ en fonction de m.

ordonnées les S, c'est-à-dire la suite des nombres m, et en abscisses les temps, c'est-à-dire les nombres remarquables ϱ,

$$\begin{cases} y = m \\ x = \varrho \end{cases}.$$

En toute rigueur, il faudrait interpoler par des fonctions très complexes, périodiques, cette courbe théorique, ainsi qu'un grand nombre d'autres ; nous ne le ferons point, désirant simplement dans ce cas-ci une première approximation et l'expérience n'étant, en général, pas assez précise pour permettre de relier les points mieux que par une courbe de sentiment. Nous interpolons cette courbe par l'équation :

$$(1) \qquad t = K (1 - e^{-\lambda S^n})$$

avec $K = 90$, $\lambda = 0{,}042369$, $n = 0{,}82$.

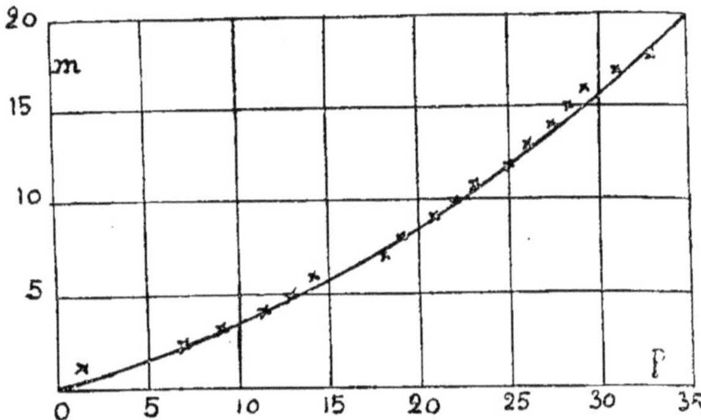

Fig. 53. — Courbe de $m = f(\rho)$, loi psycho-physique du temps.

La courbe calculée concorde d'une manière suffisante avec les points remarquables, comme on le voit sur la fig. 53.

Les fig. 19 et 20 représentent les courbes de sentiment tracées d'après les points obtenus par ESTEL : la première concerne les essais dits normaux, la deuxième les essais dits anormaux ; en abscisses, sont portées les secondes marquant les temps et en ordonnées les différences entre le temps apprécié et le temps réel, c'est-à-dire les erreurs commises sur ces temps, erreurs tendant vers $\dfrac{\Delta t}{\Delta S}$; elles sont négatives dans ces expériences. Si l'on différencie l'équation (1), on trouve

$$(2) \qquad \frac{dt}{dS} = \frac{dx}{dy} = K\lambda n\, e^{-\lambda y^n} y^{n-1} ;$$

il faut choisir $-\lambda > 0$ ou $\lambda < 0$, puisque les erreurs sont négatives.

ESSAIS DITS NORMAUX.

Prenons $n = 1$. On a :

$$\frac{dt}{dS} = -\,\mathrm{K}\lambda e^{\lambda y}\,;$$

pour $y = 3$,

$$\mathrm{K}\lambda e^{3\lambda} = 0{,}16\,;$$

pour $y = 6$,

$$\mathrm{K}\lambda e^{6\lambda} = 0{,}41.$$

On en tire :

$$\lambda = 0{,}306$$

$$\mathrm{K} = 0{,}15$$

$$\mathrm{K}\lambda = 0{,}0555$$

et

$$\frac{dt}{dS} = -\,0{,}0555\ e^{\,0{,}306 y}.$$

t	$\dfrac{dt}{dS}$ Calculés par la formule	$\dfrac{dt}{dS}$ Observés	$\dfrac{dt}{dS}$ Corrigés
1″50	0,06	0,0375	0,04
2″	0,09	0,055	0,05
3″	0,13	0,100	0,16
3″5	0,15	0,200 pour H ⎱ 0,175 pour T_r ⎰ 0,186 moyenne ⎱ 0,183 pour T ⎰	0,21
4″	0,21	0,200	0,25
5″	0,32	0,312 pour H ⎱ 0,362 pour T_r ⎰ 0,337 moyenne	0,35
6″	0,35	0,4	0,41
7″	0,47	0,45	0,5
8″	0,6	0,6	0,6

ESSAIS DITS ANORMAUX.

La fonction interpolatrice étant de la même forme

$$\frac{dt}{dS} = - \, K\lambda e^{\lambda y},$$

on a :

pour $y = 3$

$$K\lambda e^{3\lambda} = 0,04$$

pour $y = 6$

$$K\lambda e^{6\lambda} = 0,14 \, ;$$

d'où l'on tire :

$$\lambda = 0,33$$

$$K = 0,039$$

$$K\lambda = 0,015$$

et

$$\frac{dt}{dS} = - \, 0,015 \, e^{0,33y}.$$

t	$\dfrac{dt}{dS}$		
	Calculés par la formule	Observés	Corrigés
$1''80$	0,02	0,0121	0,015
$2''$	0,028	0,0025	0,02
$3''$	0,04	0,0500	0,04
$4''$	0,056	0,06	0,06
$6''$	0,11	0,1377	0,14
$8''$	0,22	0,258	0,255

Sans être parfaite, la concordance est suffisante entre la formule et l'observation. Il est remarquable que l'équation (1) est une équation précisément inverse de celles que l'on trouve, dans des conditions de sensibilité moyenne et dans des limites moins éloignées que celles de König et Brodhun, pour la sensation lumineuse et pour la sensation auditive :

$$S = K \, (1 - e^{\lambda i m}),$$

m étant plus grand que 1 pour le lavis et plus petit que 1 en acoustique et en optique, dans le cas de la vision d'objets lumineux sur fond noir ([1]). C'est une preuve nouvelle et indépendante de l'existence d'un point d'inflexion dans la courbe de la sensation consciente du temps en fonction de l'excitant ; pour ESTEL et au degré d'approximation que comporte notre interpolation, le sens du temps s'exerce dans la région *oa* (*fig.* 54) en deçà du point d'inflexion ; pour MEHNER, la loi de FECHNER s'applique, mais dans la région *ab*, aux grandes valeurs de *t*.

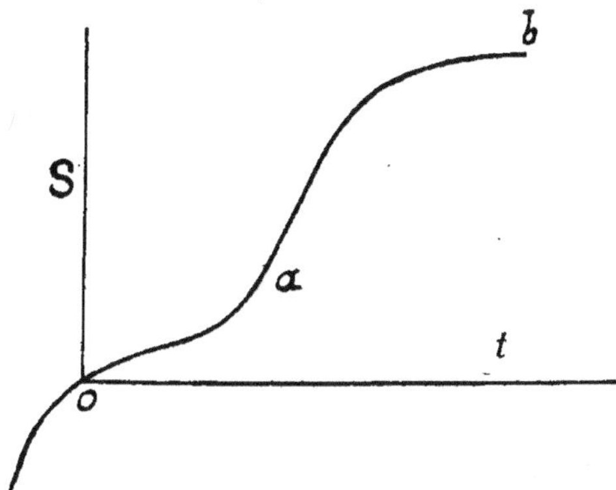

Fig. 54. — Pour les expériences d'ESTEL et de MEHNER.

M. Jules COURTIER a bien voulu, sur ma prière, à propos de recherches déjà anciennes, noter, entre 0 et 3 secondes, les erreurs moyennes, c'est-à-dire les moyennes des différences entre les temps successifs qui lui paraissaient de durée subjective égale et le temps moyen, les erreurs étant prises indé-

([1]) Considérant la dérivée (voir l'équation (2)), on voit que quand i est très petit, $e^{-\lambda i^m}$ tend vers 1 ; mais, suivant qu'on a $m > 1$ ou < 1, i^{m-1} est petit ou énorme ; dans ce dernier cas, les excitations faibles ont une influence considérable sur la sensibilité ; c'est le cas de l'acoustique et de l'optique, dans la vision des objets lumineux sur fond noir ; pour la sensibilité du lavis, l'influence des noirs est négligeable.

pendamment de leurs signes. M. L. Bastien a calculé pour ces erreurs

$$\frac{dt}{dS} = E\left(1 - a^{-\left(\frac{t}{T-t}\right)^{b}}\right),$$

E étant l'erreur limite, T le temps limite, a et b des constantes qu'il est facile d'interpréter ; malheureusement cette équation n'est pas intégrable (¹). Mais, en somme, peu importe à notre objet, car l'on peut démontrer que $\dfrac{\dfrac{dS}{dt}}{t}$ *passe par un maximum en fonction de* t. Comme t ne fait que grandir et ne peut qu'augmenter $t\dfrac{dS}{dt}$, il faut bien que $\dfrac{dS}{dt}$ passe lui aussi par un maximum ; il faut donc qu'il y ait dans la courbe psycho-physique du temps un point d'inflexion. Les expériences de M. Courtier confirment les expériences précédentes.

En résumé, il n'y a point de loi psycho-physique générale commune aux différentes sensations ; le sens du temps, dont la caractéristique est de ne s'exercer qu'entre des limites étroites de l'excitant (de 1 à 1.500 environ pour les dernières expériences), se comporte tout différemment que la sensation lumineuse ; mais on peut conclure de l'expérience et de la théorie que les différentes lois psycho-physiques ne sont que des évolutions particulières, considérées entre différentes limites, de la fonction $S = \varphi\,(i)$. La détermination de ces limites serait du plus haut intérêt ; on pourrait ainsi sérier les sensations suivant leurs énergies propres, comme on peut essayer de les sérier suivant la complexité croissante des appareils dans la série animale : tact, goût, odorat, ouïe, vue. La comparaison de ces énergies avec les valeurs énergétiques des diverses excitations, quand elles seront précisées, (son, lumière, odeurs, etc.) ne saurait manquer d'être féconde en résultats utiles à la biologie générale.

(¹) « Les constantes du sens du temps. » (*Institut psychologique*, 1901.)

32. Applications de la méthode des représentations objectives au calcul des illusions d'optique et des rapports des longueurs d'onde des couleurs complémentaires. — Les cordes des sections simples de circonférence imposées au psychone par sa constitution, celles que les rayons des monides au cours de déplacements peuvent déterminer sur la circonférence d'un autre monide, sont remarquables ; ces cordes mesurant l'écart de deux sens de déplacement, cette fonction de la représentation est désignée sous le nom de *contraste*.

Comme le rayon est la seule unité de mesure d'un monide isolé, le côté de l'hexagone, égal au rayon, est le plus petit élément de contraste introduit dans un monide par un autre monide au cours d'un déplacement. Comme les translations, par définition, sont successives uniquement, on peut dire, par analogie avec la définition du minimum perceptible, que le côté de l'hexagone, correspondant à 1/6 de circonférence, représente le minimum de contraste successif. Par répétition de cette translation, on obtient 1/3 de circonférence. Je dis que l'on peut considérer la corde sous-tendant ce 1/3 de circonférence ou le côté du triangle équilatéral comme le maximum de contraste successif ; en effet, les $3/6 = 1/2$ de la circonférence correspondent à une corde de contraste nul, puisque le contraste est défini indépendant de la direction dans laquelle la droite est parcourue ; d'autre part, pour la même raison, les 2/3 de circonférence représentent le même contraste que 1/6 ; donc le côté du triangle équilatéral, c'est-à-dire $R\sqrt{3}$, mesure le maximum de contraste successif imposé à la représentation du psychone conjugué.

En vertu de la constitution imposée au psychone par les principes [1] (*fig.* 55 et 56), dans le psychide et le monide sont réalisés simultanément, de fait, le 1/2 de circonférence de contraste nul et, en raison de l'intersection de 3 plans perpendiculaires dans le psychone, le 1/4 de circonférence. Quand ce

---

[1] Voir *Psycho-biologie et Énergétique*, pp. 8 et suiv.

1/4 de circonférence sépare les deux appendices partant de l'origine en sens contraire, il s'introduit pour le psychone conjugué à partir de l'origine une nouvelle valeur remarqua-

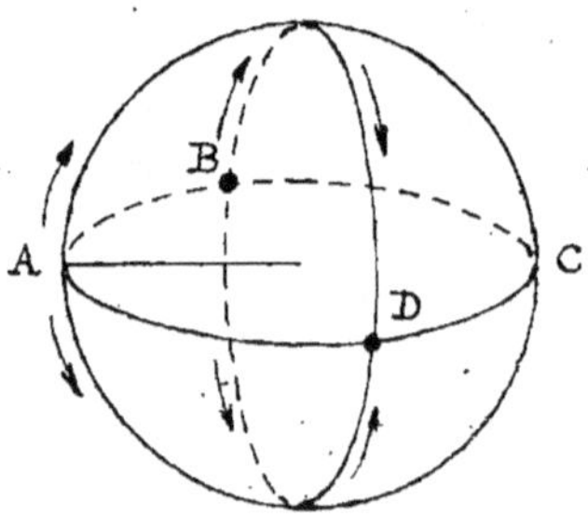

Fig. 55. — Le psychone (plans perpendiculaires des psychides).

ble, le 1/8. La corde sous-tendant ce 1/4 (le côté du carré) est $R\sqrt{2}$, la corde sous-tendant ce 1/8 (le côté de l'octogone) est

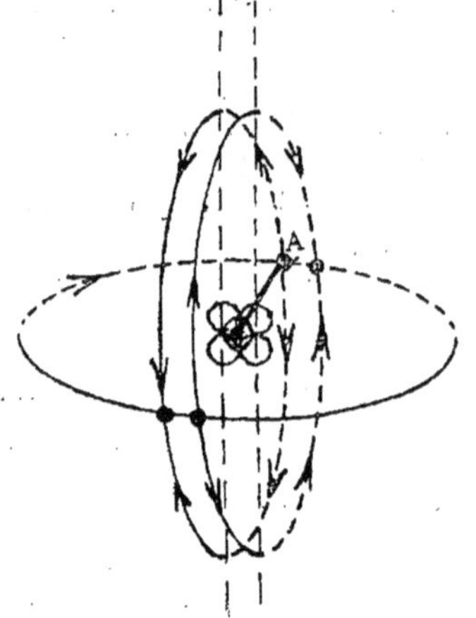

Fig. 56. — Le psychone (plans parallèles des psychides).

$R\sqrt{2-\sqrt{2}}$: ce sont le maximum et le minimum de contraste simultané impliqués par la constitution du psychone, puisqu'il n'y a pas d'autres éléments de contraste pour un conjugué d'un *degré donné* de spécialisation.

Des spécialisations de degrés supérieurs permettraient de définir de nouvelles cordes remarquables et d'abord le côté

$$\text{du dodécagone} = \frac{1}{2}\,\text{R}\,(\sqrt{6}-\sqrt{2}); \quad \left(\frac{1}{12} = \frac{1}{4} \times \frac{1}{3}\right).$$

En adoptant ce 1/12 pour unité d'arc, des psychides conjugués trouvent pour multiples remarquables de l'unité de longueur, 2, 3, 4, 6, 8, 9, 10 ; pour multiples remarquables de l'unité de surface, les carrés de ces nombres ; pour multiples remarquables de l'unité de volume, les cubes de ces nombres, etc.

Reprenons à ces nouveaux points de vue le problème de la loi psycho-physique des rapports d'excitants (§ 13).

Il est indiqué par le principe de la moindre énergie de choisir comme base ou comme unité de rapport le rapport le plus simple, c'est-à-dire exprimé par les plus petits nombres en valeurs absolues.

a) Ces valeurs les plus simples sont 2/1, 3/2.

b) On peut déduire ces nombres des rapports des valeurs du contraste simultané à la valeur du contraste nul

$$\left(\frac{1}{2} : \frac{1}{4} = 2 \,;\, \frac{3}{4} : \frac{1}{2} = \frac{3}{2}\right),$$

rapports spécialisés par des psychones conjugués.

c) Les durées d'oscillation, au moment où le monide subit une oscillation maxima positive, puis nulle, puis négative, durées essentiellement remarquables, sont 1/4, 1/2, 3/4. Les rapports de chacune de ces durées à la précédente sont encore 2 et 3/2.

d) Dans notre psychone élémentaire, il y a trois monides affectés à l'énergie interne et deux à l'énergie externe de locomotion, d'où le rapport 3/2 ; et il y a, au repos, deux monides affectés à l'énergie w_d et un monide affecté à w_u, d'où le rapport 2.

De ces différentes considérations, il résulte que pour les

rapports m de deux nombres de vibrations ou de deux amplitudes, la fonction psycho-physique prendra la forme

$$m = \left(\frac{3}{2}\right)^x > 1 < 2,$$

x étant un nombre entier positif ou négatif évaluant m en intervalles de quintes, c'est-à-dire en S, et les quotients étant multipliés ou divisés par 2, autant de fois qu'il est nécessaire pour que le résultat soit plus grand que 1 et plus petit que 2,

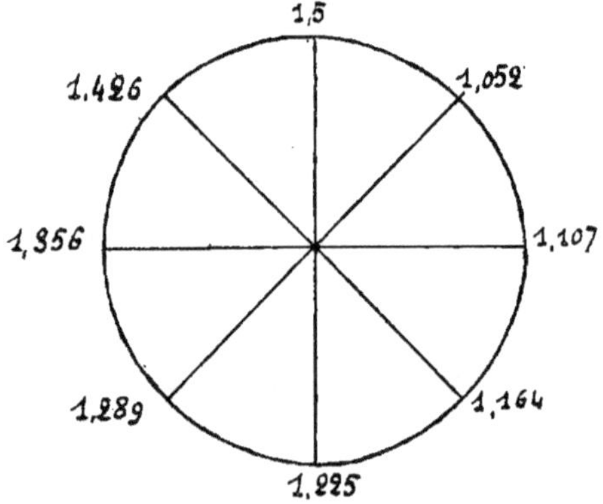

Fig. 57. — Figuration des rapports chromatiques.

c'est-à dire pour que les intervalles soient ramenés dans la même octave.

En raison de la forme circulaire de la représentation, cette unité de rapport est figurée sur la circonférence complète ; on peut décomposer la sensation correspondante en un nombre arbitraire de sensations, de même que la circonférence se décompose en un nombre arbitraire de sections. Adoptons pour ce nombre de sections un nombre remarquable de contraste, soit 8, on a :

$$1{,}5 = \left[\left(\frac{3}{2}\right)^{-5} > 1 < 2\right]^8 = 1{,}052^8 ;$$

d'où une première figuration de rapports de dépenses énergétiques, celle du cercle chromatique ; nous la désignerons par A. (*fig*. 57).

Les rapports égaux à 1 ou assimilables à l'unité sont évidemment, eux aussi, figurés sur une circonférence complète.

Lorsque la sensibilité augmente, des rapports $\left(\dfrac{3}{2}\right)^n > 1, < 2$ de plus en plus approchés de 1, avec des valeurs de plus en plus grandes de n, sont assimilés à l'unité. La plus petite valeur

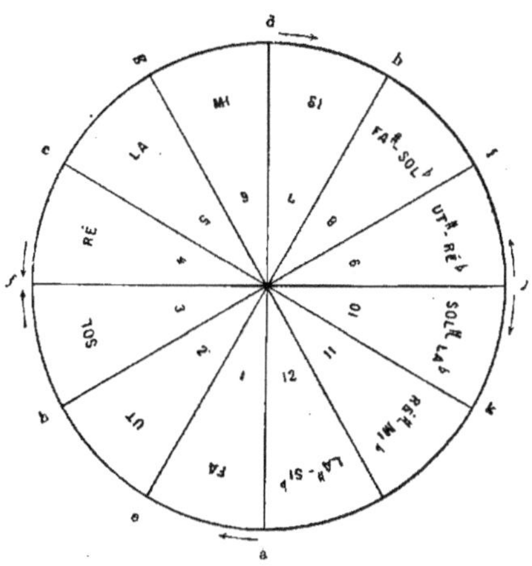

Fig. 58. — Figuration des rapports musicaux.

remarquable de n qui se présente d'après le contraste, est $n = 12$; on a $\left(\dfrac{3}{2}\right)^n > 1, < 2 = 1,013$; c'est le *comma pythagorique;* d'où une deuxième figuration de rapports, B, qui a dans la théorie de la musique une importance capitale ; dans la figure 59, les rapports $\left(\dfrac{3}{2}\right)^n$, n variant de 1 à 12, sont ordonnés à partir du point situé en haut sur le diamètre vertical ; dans la figure 58, les intervalles musicaux correspondants à partir de l'extrémité inférieure du même diamètre. Ces rapports ne peuvent être qu'une fonction discontinue complexe des arcs

13

SENSATION ET ÉNERGIE

représentatifs puisque leur produit tend vers l'unité et qu'aucun d'eux n'est voisin de 1.

Négligeant ici les problèmes musicaux (¹), nous allons appliquer les méthodes intuitives au problème suivant : Calculer les grandeurs sous lesquelles apparaît une droite suivant ses différentes situations principales : verticale, oblique inclinée à droite de 45 degrés; horizontale, oblique inclinée à gauche de 45° (ou de 135° à droite).

C'est un fait bien connu qu'un carré exact paraît bien plus haut que large; la figure 60 représente un faux carré, dont la

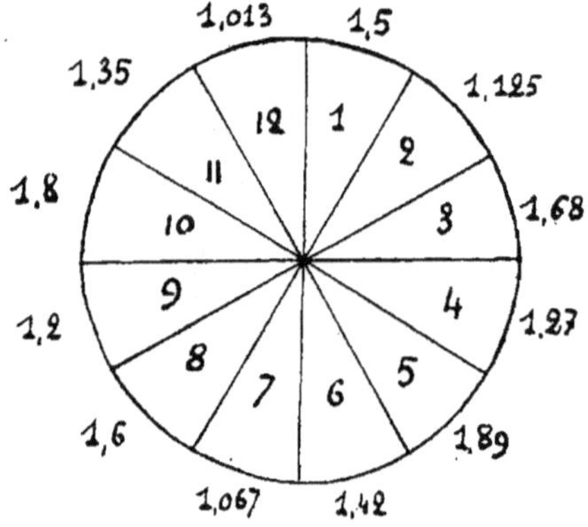

Fig. 59. — L'échelle des quintes.

(¹) Nous ferons seulement observer que la figure 58 est remarquablement conforme avec les tropismes affectés aux différentes notes par l'intuition des musiciens. En considérant les points distants de 1/6 de circonférence (minimum de contraste successif), dans les limites des 7/12, à partir du point *a*, on trouve pour le point *b* la *tonique*; le 2ᵉ, *c*, marque la *sus-tonique*; le 3ᵉ, *d*, la *médiante* qui effectivement coupe la circonférence en deux; le 4ᵉ, *e*, marque la *sous-dominante*; le 5ᵉ, *f*, marque la *dominante* qui est effectivement le point de contraste maximum simultané avec le point initial *a* et de contraste maximum successif avec le point final *h*; le 6ᵉ, *g*, marque la *sus-dominante*; le 7ᵉ, *h*, la note *sensible*, qui est bien sensible, puisqu'elle est complémentaire de la note initiale. Est-il utile d'ajouter que des théories étrangères à la psycho-physique sont incapables de ces justifications ? La gamme mineure découle immédiatement des deux points neutres *f, j*, introduits par le jeu des 2 appendices du psychide. On trouvera des développements de ces points de vue dans la *Théorie de la Musique* de M. Marcel Cosmovici (Paris, Delagrave).

hauteur est diminuée de 1/40 et qui apparaissait exactement carré à l'œil de HELMHOLTZ ; dans la figure 61, le parallélogramme incliné à gauche paraît plus grand que le parallélogramme incliné à droite.

De fait, la représentation de ces divers diamètres, c'est-à-dire (en vertu du principe) des 1/2 circonférences afférentes à

Fig. 60. — Le carré apparent (HELMHOLTZ).

ces droites par un psychide conjugué convenable, coûte des dépenses énergétiques décroissantes dans l'ordre suivant : vertical, oblique incliné à gauche de 45°, oblique incliné à droite, horizontal ; chez les droitiers, la gauche est moins adaptée que

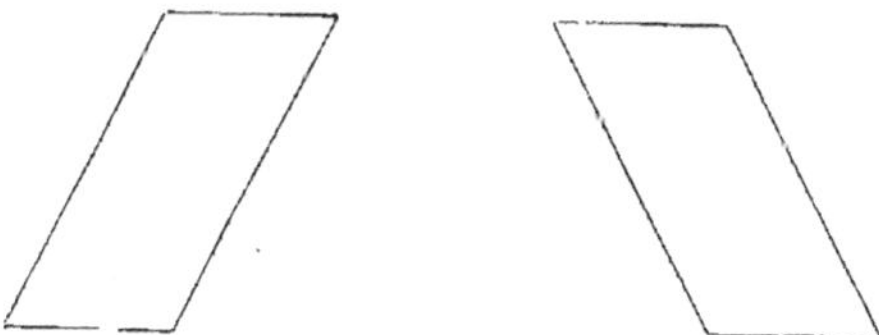

Fig. 61. — Les parallélogrammes inclinés.

la droite ; on sait d'ailleurs que la gaucherie et la droiterie sont des propriétés cellulaires. Ces différentes dépenses sont exprimées naturellement par leurs rapports à la dépense pendant le repos.

Dans le cadran A (*fig* 57), les points opposés d'un même diamètre ou les extrémités d'une 1/2 circonférence exacte figurent

le rapport $\left(\dfrac{3}{2}\right)^4 > 1, < 2 = 1{,}225$, nombre proportionnel au diamètre apprécié exactement. C'est un rapport de dépenses éner-
gétiques, exclu par définition des rapports cherchés, qui figurent sur des arcs plus grands ou plus petits que des demi-
circonférences les dépenses différentes de la représentation
dans les diverses situations du diamètre et par conséquent
font croître ou décroître ces diamètres proportionnellement à
ces arcs, la représentation exacte des 1/2 circonférences étant
imposée au jugement.

Le cadran B (*fig.* 59) représente tous les rapports remarquables de dépenses énergétiques dans un certain état de la
sensibilité défini par le comma pythagorique.

Les rapports cherchés sont supérieurs à 1,107, et inférieurs
à 1,356, rapports figurés respectivement par 1/4 et par 3/4 de
circonférence dans le cadran A, sections appréciées comme
différentes de la 1/2 circonférence, en vertu du contraste simultané et de la constitution du psychone *fixe*; ils sont, à *fortiori*,
inférieurs à 1,5, rapport figuré par le cercle complet. Le rapport 1,42 est exclu, puisqu'il est figuré sur le cadran A à gauche de l'origine par une section inférieure au 1/4 de la circonférence. Restent comme seuls rapports possibles : 1,35 ; 1,2 ;
1,12 ; 1,27. Par application du théorème de l'association des
variables, ces rapports conviennent à la verticale, à l'oblique
inclinée à droite, à l'horizontale, à l'oblique inclinée à gauche,
dont les variations relatives de dépense énergétique par rapport à la dépense au repos affectent ces sens ; dans ces cas,
la représentation correcte des arcs, c'est-à-dire des demi-cir-
conférences. est imposée au jugement. Réciproquement, dans
les cas où c'est la représentation correcte des longueurs qui
est imposée, par exemple, quand il s'agit des rayons du psychide lui-même ou des rayons d'un cercle complet, lequel
est toujours vu circulaire et non elliptique, ces rapports conviennent aux arcs délimités par les deux rayons de chacun
de ces diamètres.

Les illusions d'optique ne sont pas les mêmes dans la vision directe ou dans la vision indirecte avec ou sans mouvements des yeux et de la tête ; on peut s'en rendre compte en agrandissant au pantographe un dessin ; de là l'impossibilité de prévoir l'effet esthétique de la réduction ou de l'agrandissement d'une œuvre d'art, qu'il s'agisse de statuaire ou de l'exécution d'un plan d'architecture. On peut calculer, dans le cas des mouvements des yeux, les grandeurs apparentes de la verticale, de l'oblique inclinée à droite, de l'horizontale, de l'oblique inclinée à gauche par la même méthode que dans le cas de la vision directe. Le cadran B renferme des rapports plus grands que le cadran A : les seuls rapports possibles pour les grands diamètres sont des rapports plus grands que 1,5, puisque les droites considérées sont plus grandes que précédemment : en effet, en vertu de la déformation circulaire des droites, celles-ci sont proportionnelles à des arcs, et ceux-ci proportionnels à des logarithmes de rapports ; les rapports cherchés sont donc les rapports (*fig.* 59) 1,89 ; 1,68 ; 1,6 ; 1,8 ; les seuls qui restent. Le rapport proportionnel au rayon apprécié exactement, toujours égal à 1,225, étant étranger à cette représentation, les grandeurs apparentes varient plus que dans la vision directe, ce qui est conforme à l'expérience.

Ces nombres, étant des rapports de dépenses énergétiques, ne changent évidemment pas, que l'on considère les dépenses d'un seul appendice ou de deux appendices dans les différentes situations : ils s'appliquent donc aussi bien aux rayons qu'aux diamètres.

Nous pouvons résoudre maintenant les deux problèmes essentiels du contraste des formes dans le cas de la vision directe.

I. Déterminer les erreurs normales d'appréciation d'une droite ou d'un angle.

II. Déterminer les corrections nécessaires pour produire l'apparence d'une valeur donnée dans une droite ou dans un angle.

I. Soient r_0, r_1, deux rayons principaux (distants de 45°) et comptés de droite à gauche, à partir de l'horizontale, r un rayon compris entre eux et distant de r_1 de l'angle θ estimé en degrés ; on a :

$$(1) \qquad r = r_1 + (r_0 - r_1)\,\frac{\theta}{45}.$$

Soit ρ, le rayon vu exactement, on a également, en désignant par η l'angle compris entre ρ et r_1 :

$$\rho = r_1 + (r_0 - r_1)\,\frac{\eta}{45}.$$

Cette équation, résolue par rapport à η, nous permet de fixer les situations des rayons vus exactement dans la vision directe. Les rayons sont vus exactement à 82° 35 et à 166° 5 à partir de l'horizontale à droite.

Soit P, une droite dont la situation est connue ; sa valeur apparente R est donnée par la relation

$$R = P\,\frac{r}{\rho}.$$

Réciproquement, connaissant la valeur réelle de P, on a sa valeur apparente R par l'équation :

$$R = R_1 + (R_0 - R_1)\,\frac{45}{\eta}.$$

La fraction $\dfrac{r}{\rho}$ mérite un nom : c'est l'erreur d'appréciation d'un rayon quelconque : on tire de l'équation (1) sa valeur :

$$\frac{r}{\rho} = \frac{r_1}{\rho} + \frac{(r_0 - r_1)}{\rho.45}\,\theta,$$

que nous pouvons écrire :

$$\frac{r}{\rho} = K + K'\theta,$$

en désignant respectivement par K et K' les termes constants.

Le tableau suivant renferme les valeurs de K et de K' pour les quatre demi-quadrants comptés de droite à gauche à partir de l'horizontale.

K	K'
0,979	$-0,00145$
1,102	$-0,002718$
1,036	$+0,00145$
0,914	$+0,002718$

Les grandeurs apparentes des angles sont soumises aux mêmes lois que les grandeurs apparentes des arcs pour un centre muni d'un rayon fixe; elles sont proportionnelles aux grandeurs apparentes des côtés (la représentation des arcs étant supposée correcte), lorsque la représentation des côtés est imposée correcte au jugement; si a désigne l'angle apparent, α l'angle réel, r et r' les rayons apparents entre lesquels est compris cet angle, on a :

$$(2) \qquad a = \alpha\left(\frac{r + r'}{2\rho}\right).$$

Dans le cas où l'angle est dans un demi-quadrant, on a, en utilisant la relation (1) :

$$a = \frac{\alpha}{2}\left[\frac{2r_1}{\rho} + \frac{r_0 - r_1}{\rho}\frac{(\theta + \theta')}{45}\right].$$

Si l'on se sert des constantes K et K' calculées ci-dessus, cette expression est d'un calcul très rapide.

Réciproquement on a pour l'angle réel α, connaissant sa valeur apparente a :

$$\alpha = \frac{a2\rho}{r + r'} = \frac{a2P}{R + R'}.$$

II. — Appelons à α', ρ' les valeurs des rayons et des angles qui donneront à α et ρ, les valeurs réelles, l'apparence α et ρ; on a :

$$(3) \qquad \rho' = \frac{\rho^2}{r}; \qquad\qquad (4) \qquad \alpha' = \frac{\alpha^2}{a}.$$

Il résulte de (2) que dans le cas où un objet noir sur fond blanc est vu au zénith, $r + r'$, et par conséquent a, sont plus grands que quand le même objet est vu à l'horizon ; c'est bien ce que l'on constate sur les diamètres apparents de cercles noirs sur fond blanc. Réciproquement, quand un objet lumineux sur fond noir est vu au zénith, son diamètre apparent est plus petit qu'à l'horizon. C'est l'illusion bien connue de l'agrandissement apparent de la lune à l'horizon.

On sait que ce diamètre qui est, objectivement, d'environ 31′,5 à l'horizon, dépasse 32′ au zénith en raison du rapprochement de l'astre, c'est-à-dire augmente environ dans le rapport de 59 à 60. Les angles étant très petits, le diamètre apparent, suivant que l'astre est au zénith ou à l'horizon, varie donc sensiblement, d'après la formule (2), dans le rapport $\dfrac{1,35}{1,12} \times \dfrac{60}{59} = 1,22$; d'où, à l'horizon, un accroissement de diamètre apparent d'une fraction comprise entre 1/4 et 1/5 : résultat conforme à l'expérience moyenne et que viennent perturber divers phénomènes secondaires.

La même théorie s'appliquerait au soleil et au surbaissement zénithal apparent du ciel étoilé.

Si, considérant la vision indirecte compliquée de mouvements des yeux, on calcule, toujours par application de la formule (2), la valeur apparente a d'un angle de 45° *compté à partir du zénith*, on a, au zénith, d'après la théorie $r = 1,89$ et, pour la valeur moyenne des obliques inclinées de 45° à gauche et à droite, $r' = 1,74$; d'où :

$$a = 45° \times \frac{3,63}{2,45} = 66°,6.$$

Les instruments indiquent 67°, concordance remarquable, et, comme la représentation correcte de l'angle droit est imposée, un angle complémentaire de 23°! Si l'on se proposait de fixer au jugé l'arc de 45°, compris entre une ligne d'horizon et une oblique d'un plan zénithal, l'arc apparent serait de 61°,2, le complément étant de 28°,8.

Suivant le tropisme afférent à chaque couleur, les longueurs d'onde des couleurs complémentaires varieront : c'est une déduction immédiate de la réalité psycho-physique d'un cercle chromatique. HELMHOLTZ trouve pour le rouge, de $\lambda = 656\mu\mu$ [1] un λ complémentaire $= 492,1$; donc pour le rapport des longueurs d'onde, dans le cas du rouge de la raie C, 1,333 ; Von FREY trouve $\dfrac{656,2}{485,2} = 1,354$. La représentation correcte des rayons est imposée dans le cercle chromatique ; ce sont donc les angles qui varient : le rouge C est figuré à l'extrémité du rayon vertical ; le λ complémentaire sera donc figuré sur un rayon marquant le rapport 1,35. Il y a concordance rigoureuse. Pour le $\lambda = 626$, figuré sensiblement à 45° à droite de la verticale, Von FREY trouve un λ complémentaire $= 484$; le rapport est de 1,29 ; mais on déduirait des chiffres de HELMHOLTZ un nombre plus petit ; la théorie indique 1,2. Pour un jaune $\lambda = 573,9$, HELMHOLTZ trouve un λ complémentaire $= 482,1$; le rapport est 1,19. Von FREY trouve $\dfrac{572,8}{469,3} = 1,22$.

Le jaune $\lambda = 573$ est situé à 28°,8 au-dessous de l'horizontale ; l'arc théorique est 1,21. Les radiations comprises entre $\lambda = 566$ et $\lambda = 492$ environ n'ont pas de complémentaires.

Nous avons cherché à interpoler les résultats de Von FREY par une expression de la forme

$$y - 525 = \sqrt{\frac{a^2(x-525)^2 - b^4}{(x-525)^2 - a^2}}$$

ou encore

$$(y-525)^2(x-525)^2 - a^2(x-525)^2(y-525)^2 + b^4 = 0.$$

Faisant passer la courbe par les points

$$x = 577 \qquad y = 473$$
$$x = 656,2 \qquad y = 485,2,$$

<hr>

[1] Nous avons transformé en microns les longueurs d'onde évaluées par HELMHOLTZ en millionnièmes de pouce (0m.02707).

on obtient pour a^2 et b^4 les valeurs suivantes :

$$a^2 = 1490,31 \qquad b^4 = 747980.$$

La courbe a donc pour équation

$$y - 525 = 38,6 \sqrt{\frac{(x-525)^2 - 502}{(x-525)^2 - 1490}}.$$

Le calcul des valeurs des y nous donne les résultats suivants mis en regard des nombres de Von FREY :

x	y observés	y calculés
656,2μμ	485,2	485,2
626	484,6	485
612,3	483,6	484
599,5	481,8	482
587,6	478,9	470
586,7	478,7	479
577,7	473,9	473,7
572,8	469,3	468
570,7	464,8	462,2
569	460,4	457
568,1	452,1	451
566,3	440,4	434

Si l'on étudie la courbe

$$y - 525 = 38,6 \sqrt{\frac{(x-525)^2 - 502}{(x-525)^2 - 1490}},$$

on trouve la forme ci-contre (*fig.* 62), en prenant pour origine des axes le point

$$x = 525 \qquad y = 525$$

Les courbes [1] [3] et la courbe fermée n'ont pas de signification physiologique.

33. Évolution des illusions d'optique : les corrections des architectes du Parthénon. — Les grandeurs relatives des lignes de directions différentes sont appréciées, en général, plus correctement que ne l'indique la théorie.

D'après le calcul, nous regarderions comme carré un rectangle tel que $\dfrac{AD}{DC} = \dfrac{1,12}{1,35}$ (*fig.* 63) : d'où une erreur de $\dfrac{1}{4,9}$

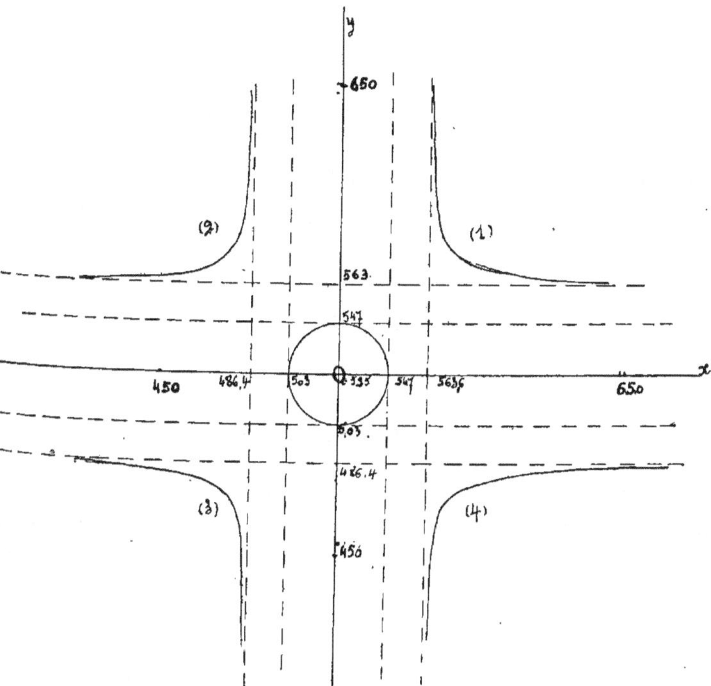

Fig. 62. — Relation entre les longueurs d'onde des couleurs complémentaires.

sur les longueurs, suivant qu'elles sont verticales ou horizontales. Cette erreur peut sembler grande, pourtant WUNDT admet : 1/5, valeur très voisine du nombre que nous calculons.

Il est certain qu'actuellement des observateurs, même médiocrement exercés, font des erreurs beaucoup moindres ; les coefficients

$$\eta = 1,12 \quad \xi = 1,2 \quad \theta = 1,35 \quad \omega = 1,27$$

dont sont affectés respectivement les quatre rayons du demi-cercle OAB (*fig.* 64), marqués de ces lettres, n'atteignent pas pour eux leurs valeurs théoriques.

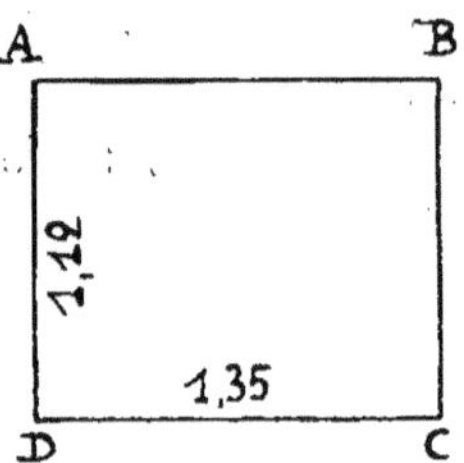

Fig. 63. — Un carré apparent, d'après la théorie.

Nous avons fait les expériences suivantes :

On trace un angle droit ayant un côté horizontal ; sur sa

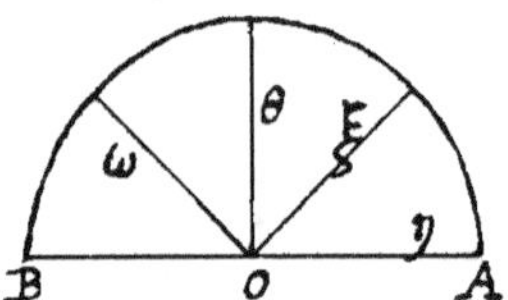

Fig. 64. — Les 4 rayons principaux considérés.

base on place un point *p* (*fig.* 65) et l'on demande au sujet de placer le point *q* sur le côté vertical de façon qu'à vue d'œil

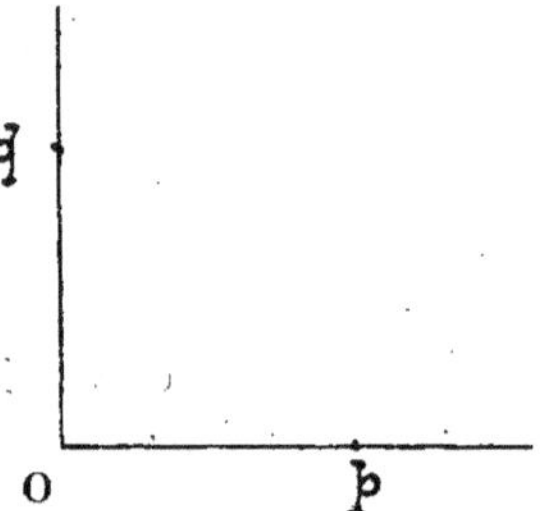

Fig. 65. — Les grandeurs apparentes relatives de l'horizontale et de la verticale.

on ait $Oq = Op$. Dans presque tous les cas, on fait $Oq < Op$. Nous avons trouvé que cette erreur est en moyenne de 3,42

p. 100 (pour des observateurs très attentifs). Si nous prenons pour η la valeur 1,12 on trouve pour θ

$$1,12\,(1,0342) = 1,158.$$

Notre droite n'étant pas symétrique à notre gauche, si nous plaçons un angle droit de façon que sa bissectrice soit verticale et si nous disposons deux points u et v (*fig.* 66) de façon que $Ou = Ov$, les longueurs Ou et Ov ne semblent pas égales. D'après la théorie, le rapport des longueurs apparentes est

$$\frac{\xi}{\omega} = \frac{1.2}{1,27}\,.$$

Nous avons réalisé l'expérience suivante : on place le point u et on demande à l'observateur de placer le point v de façon

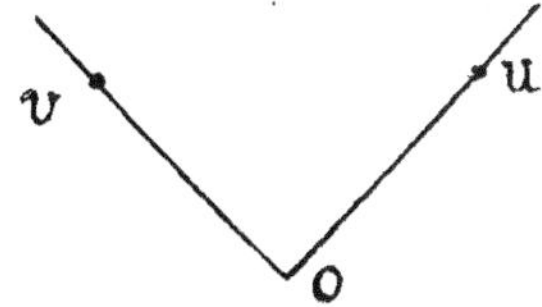

Fig. 66. — Les grandeurs apparentes relatives des obliques principales.

qu'à vue d'œil il estime que $Ov = Ou$. Au lieu du rapport ci-dessus nous avons trouvé :

$$\frac{Ov}{Ou} = \frac{1,29}{1,27}\,.$$

Il y a eu adaptation pour ces phénomènes, adaptation imposée par la pratique, et nous allons démontrer cette évolution, en calculant les illusions d'optique des architectes grecs d'après les corrections qu'ils ont fait subir à certaines lignes de leurs monuments.

Les colonnes extérieures du Parthénon, des Propylées, du Theseum et de l'Erechthéïon n'ont pas leurs axes perpendiculaires au sol ; les axes sont convergents vers le haut. Des mesures très exactes de ces inclinaisons (comme de toutes les parties des temples) se trouvent dans PENROSE, « *Principles of Athenian architecture* ».

Les plus remarquables déformations que les architectes ont fait subir aux lignes sont, avec l'inclinaison des colonnes, la courbure de l'architrave et des marches, le renflement médian des colonnes (*entasis*) ; de sorte que la figure 67 représente (avec un peu d'exagération) schématiquement la forme réelle de la façade d'un temple tel que le Parthénon.

Ces déformations étaient également adoptées sur les côtés.

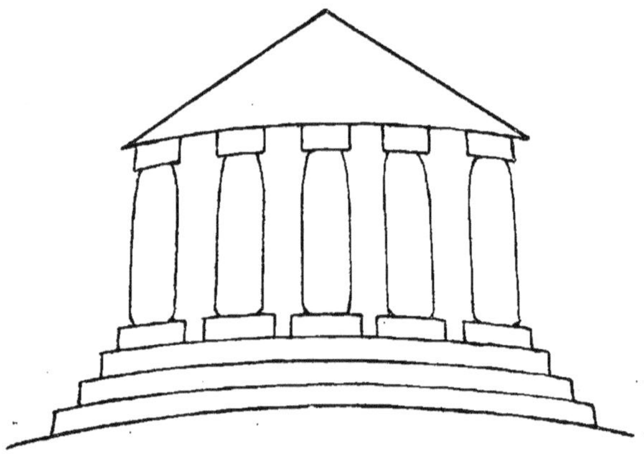

Fig. 67. — Façade corrigée d'un temple.

L'entablature et les marches étaient constituées par deux courbes parallèles situées dans des plans verticaux.

Comme le fait observer PENROSE, les illusions, auxquelles les Grecs s'efforçaient d'obvier, existent encore pour nous. Nombre d'observateurs, en effet, se plaçant en face du Panthéon, déclarent que les colonnes de cet édifice semblent former éventail ; naturellement les axes sont parfaitement verticaux ; les architectes modernes ne se soucient pas d'esthétique expérimentale.

Les illusions dont tenaient compte leurs aînés dérivent d'illusions classiques en physiologie des sensations ; les figures de ZÖLLNER (*fig.* 68 et *fig.* 69), et de la figure 70, qui est une combinaison des deux figures 69 : *Les grandes lignes*

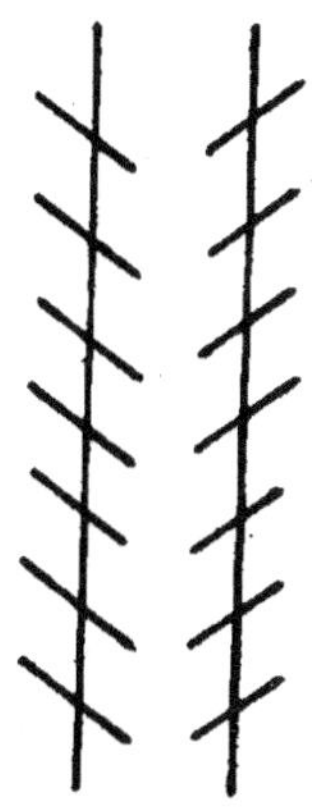

Fig. 68. — L'illusion de ZÖLLNER sur les verticales.

horizontales ou verticales paraissent faire avec les obliques qui les touchent ou qui les coupent des angles plus grands qu'ils

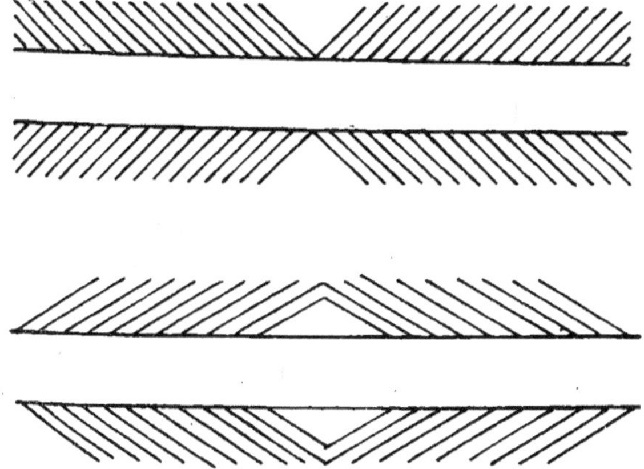

Fig. 69. — Les illusions de ZÖLLNER sur les horizontales.

ne le sont en réalité, quand ils sont aigus, et plus petits, quand ils sont obtus.

Dans la figure 68, suivant que les angles des obliques avec les verticales sont obtus ou aigus ; ils paraissent plus petits ou plus grands qu'ils ne sont ; en conséquence, les verticales tendent à converger vers le haut. L'illusion disparaît

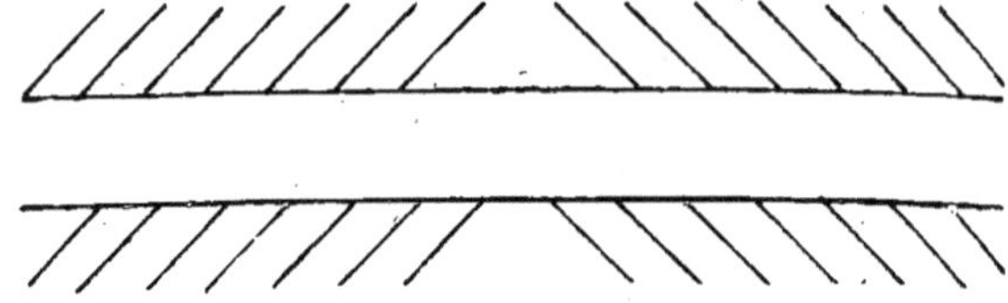

Fig. 70. — Illusion dérivée des précédentes.

quand l'on voit les obliques en perspective, les angles en avant étant considérés comme égaux aux angles en arrière.

Vus à partir des extrémités des horizontales, les angles des obliques avec celles-ci sont aigus, dans la première figure 69 ;

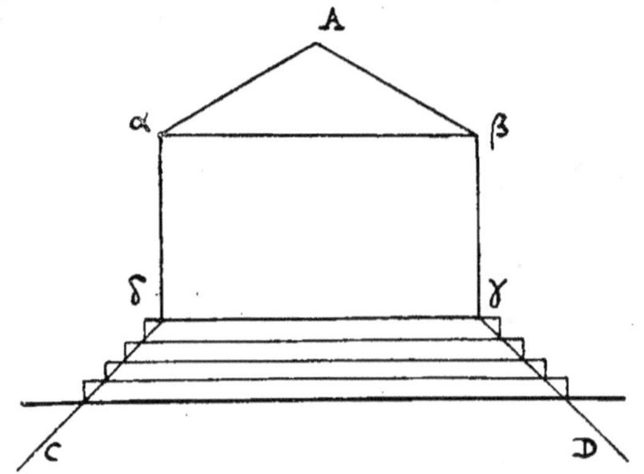

Fig. 71. — Application des illusions de Zöllner aux apparences de la façade d'un temple.

obtus, dans la deuxième figure : d'où, dans le premier cas, à partir du centre de la figure, convergence, dans le deuxième cas, divergence des parallèles horizontales.

Dans la figure 70, ces angles des obliques avec l'horizontale supérieure sont obtus, avec l'horizontale inférieure, aigus ;

d'où tendance légère des deux parallèles à une concavité dirigée vers le haut.

Considérons les lignes αβ, δγ (*fig.* 71) ; elles sont touchées, la première, par les obliques Aβ, Aα, la seconde par les obliques Cδ, Dγ. En vertu de l'illusion, βγ, αδ divergeront en éventail, car les angles Aβγ, Aαδ sont obtus ; αβ, δγ se creuseront avec des concavités dirigées vers le haut, car les angles Aβα, Aαβ sont aigus, Cδγ, Dγδ obtus. Pour sauver les apparences de l'horizontalité et de la verticalité, il faudra donc faire converger αδ, βγ, vers le haut et donner à αβ et δγ une convexité dirigée vers le haut ; c'est ce qu'ont fait les architectes du Parthénon.

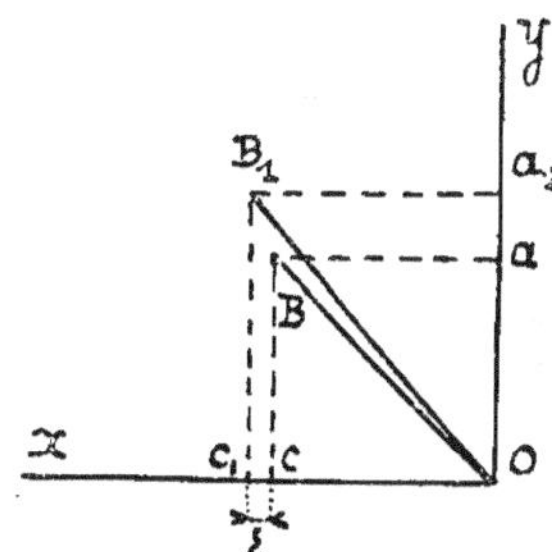

Fig. 72. — Calcul de la déformation du carré.

Déformations du carré. — L'étude de la déformation du carré va nous permettre d'étudier toutes les déformations, tous les points pouvant être supposés liés à leurs coordonnées rectangulaires et les rectangles pouvant en outre être décomposés en carrés élémentaires.

Par suite de l'illusion, OB (*fig.* 72) semble être placé en OB₁.

On a, pour l'angle xOB :

$$\text{tg } x\text{OB} = \frac{1,35}{1,12} = 1,205$$

$$\text{ang tg } 1,205 = 50° \, 19' \, 10''.$$

Mais le carré $cOaB$ ne se transforme pas en un rectangle $c_1 Oa_1 B_1$; en effet, quelle serait la longueur de la diagonale du rectangle ?

$$\sqrt{1{,}12^2 + 1{,}35^2} = 1{,}754.$$

Or, d'autre part, l'oblique doit être amplifiée dans le rapport de 1,12 à 1,27. Elle acquiert donc la longueur $(1{,}414 = \sqrt{2})$:

$$1{,}414 \times 1{,}27 = 1{,}8.$$

Elle est vue trop longue. Il en résulte que le carré est vu sous la forme indiquée ci-contre (*fig.* 73).

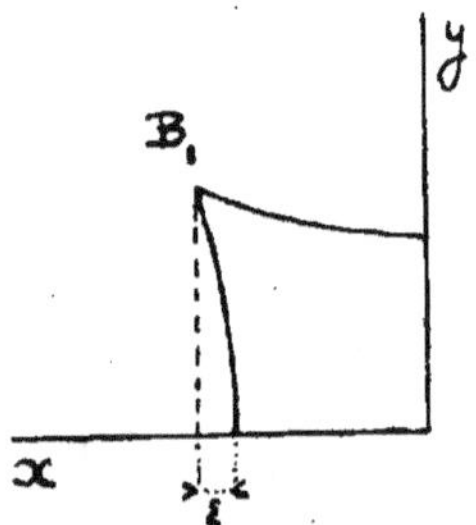

Fig. 73. — Déformation du carré.

Calculons la distance ε dont le point B_1 est déporté à gauche de B.

$$Oc_1 = OB_1 . \frac{\sqrt{2}}{2} = 1{,}8 \times 0{,}707 = 1{,}27.$$

$$\varepsilon = 1{,}27 - 1{,}12 = 0{,}15.$$

Appelons K le rapport $\dfrac{\varepsilon}{\text{ordonnée de } B_1}$, il vient

$$K = \frac{0{,}15}{1{,}35} = 0{,}111.$$

C'est à cette illusion que les architectes de Parthénon ont remédié dans la construction des colonnes. Craignant une apparence évasée au sommet, ils ont aminci la colonne à cet endroit; ils ont donc déporté vers l'intérieur les points d'une quantité égale à celle dont leur œil les aurait déportés vers l'extérieur (*fig.* 74).

Pour une colonne du Parthénon on a :

$$\varepsilon = 20^{cm},18 \qquad h = 9^m,36;$$

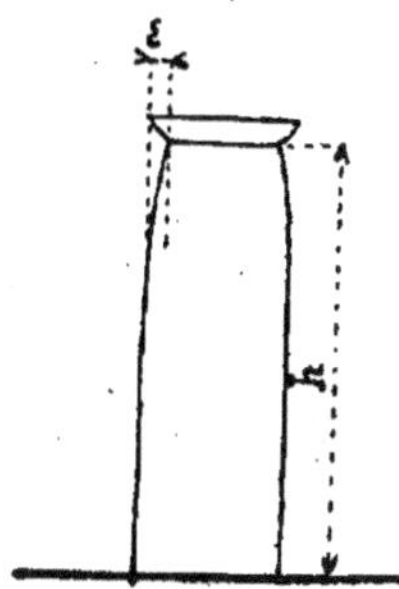

Fig. 74. — La déformation des colonnes.

le coefficient K était donc pour les Anciens :

$$\frac{0,2018}{9,36} = 0,0215 ;$$

il est déjà très nettement inférieur au coefficient théorique.

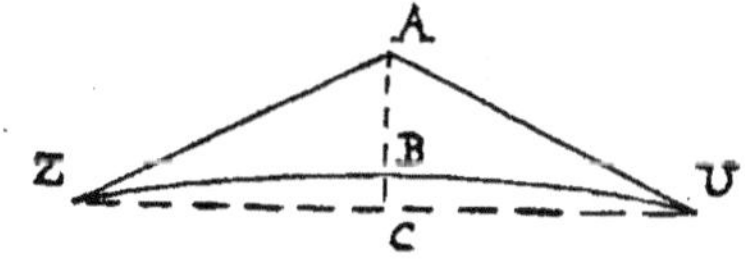

Fig. 75. — La déformation de l'architrave.

Calculons le rapport $\frac{\theta}{\eta}$. Nous allons nous servir de la courbure de l'architrave du Parthénon. Pour que la droite ZU (*fig.* 75) parût horizontale aux Anciens, il fallait que les hauteurs leur parussent augmentées, comme dans les figures de ZÖLLNER, suivant le rapport $\frac{AC}{AB}$. Or AB = 14, 4 pieds anglais et BC $= 0,25$ pied anglais. Le rapport cherché est donc

$$\frac{14,4 + 0,25}{14,4} = 1,10.$$

Théoriquement, ce rapport est $\dfrac{1,35}{1,12} = 1,205$. Ici encore nous constatons une évidente éducation de l'œil.

Enfin, déterminons ω. — On a (*fig.* 72) :

$$OB_1 = \sqrt{2}\,\omega$$

$$OC_1 = \sqrt{2}\,\omega \cos\left(\text{arc tg}\frac{\theta}{\eta}\right)$$

$$\varepsilon = \sqrt{2}\,\omega \cos\left(\text{arc tg}\frac{\theta}{\eta}\right) - \eta$$

$$B_1C_1 = \sqrt{2}\,\omega \sin\left(\text{arc tg}\frac{\theta}{\eta}\right)$$

$$K = \frac{\sqrt{2}\,\omega \cos\left(\text{arc tg}\dfrac{\theta}{\eta}\right) - \eta}{\sqrt{2}\,\omega \sin\left(\text{arc tg}\dfrac{\theta}{\eta}\right)}$$

$$\sqrt{2}\,K\,\omega \sin\left(\text{arc tg}\frac{\theta}{\eta}\right) = \sqrt{2}\,\omega \cos\left(\text{arc tg}\frac{\theta}{\eta}\right) - \eta$$

$$\omega\left\{\sqrt{2}\left[K\,\sin\left(\text{arc tg}\frac{\theta}{\eta}\right) - \cos\left(\text{arc tg}\frac{\theta}{\eta}\right)\right]\right\} = -\eta$$

avec

$$\frac{\theta}{\eta} = 1,10 ; K = 0,0215 ; \eta = 1,12.$$

On tire de cette équation

$$\omega = 1,21$$

au lieu de la valeur théorique 1,27. On voit que 1,21 est compris entre les valeurs théoriques de ξ et de ω ; or, on sait que les Anciens étaient plus symétriques que nous ; la symétrie des formes, si remarquable dans leurs figurations d'éphèbes, implique une symétrie énergétique entre la droite et la gauche; leur ξ devait être égal à leur ω; d'ailleurs leurs temples sont symétriques par rapport à un plan vertical.

L'éducation de l'œil des constructeurs de l'Erechteïon était encore plus parfaite. Le déport des lignes au sommet n'est que 0,177 pied anglais pour une hauteur de 21,55 pieds anglais, ce qui donne à K la valeur :

$$\frac{0,177}{21,55} = 0,0082.$$

Les colonnes corinthiennes du temple de Jupiter Olympien nous donnent

$$K = \frac{0,4228}{44,60} = 0,0095.$$

D'ailleurs, dans ce dernier temple, les colonnes sont verticales, ce qui indique que les constructeurs étaient moins sensibles à l'illusion de ZÖLLNER.

L'état de ce temple ne nous permet pas de connaître la courbure de l'architrave, de sorte que nous ne pouvons pas calculer ω. Mais nous savons que l'angle α que cette architrave faisait à l'extrémité avec l'horizontale était de

$$\frac{0,08}{18} \text{ ou } 0,00444 \text{ radiant,}$$

tandis que dans le Parthénon, cet angle mesuré avec la même unité valait

$$\frac{0,053}{6,93} \text{ ou } 0,00775 \text{ radiant.}$$

Les constructeurs du temple de Jupiter Olympien ont donc moins corrigé que les architectes du Parthénon ; leurs θ et ω étaient moindres.

34. La loi de probabilités. — Pour un mathématicien, il n'existe pas de démonstration satisfaisante de la loi de probabilités : les postulats qu'elle implique, notamment celui qui consiste à considérer, dans la théorie des erreurs, la valeur moyenne comme la plus probable ou, en statistique, le type moyen comme le plus fréquent, sont des faits indémontrables par la mathématique. Cela tient à ce que le principe de la loi de probabilités est au fond une loi psycho-physique. Une propriété commune à toutes les sensations est que la sensibilité inversement relative $\dfrac{dS}{di}$ passe par un maximum en fonction de

i. Ce maximum de sensibilité a lieu pour les excitants d'énergie moyenne, comme nous l'avons vu pour la lumière (§ 4). La moyenne d'un grand nombre d'excitants, d'énergies très différentes, est donc perçue avec plus de précision que ces excitants ; les observations de cette moyenne seront donc concordantes et, comme la concordance des observations est le seul critérium d'objectivité que nous puissions invoquer dans une science positive, nous avons été induits à considérer, même pour des excitants très peu différents, la moyenne comme la valeur la plus probable. Si nous appelons a le nombre de valeurs représentées égales à la moyenne et qui sont autant de manifestations énergétiques bien déterminées, l'intensité de la sensation de cet ensemble est, pour la lumière, dans une première approximation, $\log a$. De même, si nous appelons y_{x^2} le nombre des valeurs qui sont affectées de l'écart x^2 par rapport à la moyenne, la sensation de cet ensemble est $\log y_{x^2}$. Puisque la sensation de la précision, qui est $\log b$, diminue à mesure que l'écart x^2 grandit par rapport à la moyenne, c'est-à-dire par rapport à l'écart nul, et qu'elle augmente à mesure qu'il y a plus de différence entre l'intensité de la sensation de l'ensemble moyen et l'intensité de la sensation de l'ensemble affecté d'un écart x_2, nous pouvons écrire :

$$\log b = \frac{\log a - \log y}{x^2}$$

ou

$$\frac{a}{y} = b^{x^2}$$

ou encore

$$y = a \times b^{-x^2}$$

ce qui est une expression simplifiée de la loi de probabilités

$$y = N \frac{h}{\sqrt{\pi}} e^{-h^2 x^2},$$

dans laquelle N représente le nombre total des épreuves, h, le paramètre de précision, $\pi = 3,1416$, $e = 2,71828$. La loi de probabilités est une loi de sensibilité, et, si elle est inapplicable quelque part, ce n'est pas en psycho-physique. C'est la conclusion d'une étude récente d'URBAN, à la fois mathématique et expérimentale, que la moyenne arithmétique représente bien la valeur la plus probable des résultats de l'observation psycho-physique [1].

35. Application à la critique des tests psychologiques. — Un test est une grandeur arbitrairement choisie qui croît dans le sens ou en sens inverse de la fonction psychologique étudiée et que l'on suppose pouvoir mesurer cette fonction par une proportionnalité directe ou inverse ; c'est une cote que l'on suppose être une mesure.

Pour vérifier que l'on a affaire à une mesure et non à un test, on pourrait essayer de vérifier la binomialité sur les ensembles statistiques des écarts par rapport à la moyenne dans les différentes mesures ; si les ensembles sont toujours binomiaux, la mesure n'est pas fonction complexe de la quantité à mesurer ; il y a proportionnalité. Mais cette méthode est très laborieuse.

[1] « Die psychophysischen Massmethoden als Grundlagen empirischer Messungen » (*Archiv für die gesammte Psychologie*. Leipzig, Engelmann, 1909, XV Band, 3 et 4 Heft).

Les méthodes dont je viens d'esquisser brièvement la théorie et de développer quelques applications, permettront, vraisemblablement dans un grand nombre de problèmes psychologiques, de savoir si un test est une mesure. Je choisirai un exemple dans l'étude de l'habitude. Supposons (ce qui n'est pas le cas) que nous n'ayons sur cette fonction aucune donnée théorique [1]. Il est notoire que si l'on répète un certain nombre de fois le même acte, les temps d'association des éléments de cet acte vont diminuant, quand le nombre des répétitions augmente, jusqu'à une certaine limite, à partir de laquelle ces temps ne changent plus. La décroissance des temps d'association mesure-t-elle l'habitude? Le test « temps d'association » est-il une mesure, c'est-à-dire est-il inversement proportionnel à l'accroissement de la fonction habitude? Exécutons et calculons un grand nombre d'expériences sur les habitudes motrice, visuelle, auditive avec ce test. Si l'on appelle y les temps observés dans ces diverses évolutions et x le nombre des répétitions, toutes les expériences, qu'elles ressortent de la psychologie humaine ou de la psychologie animale, sont bien représentées par des équations de la forme

$$y = 1 - Y\,(1 - e^{-\beta x}).$$

Comme l'habitude d'une opération entraîne un accroissement de rendement dans l'unité de temps de cette opération, pour que des temps décroissants soient une mesure de l'habitude, il faut qu'ils soient proportionnels à une dépense qui décroît. Or, si l'on porte en ordonnées $\dfrac{1}{\rho}$, qui sont des nombres remarquables de fractions décroissantes de temps et aussi d'une énergie décroissante dans l'unité de temps, et en abscisses la suite des nombres, et si on interpole la courbe (*fig.* 76), on retombe sur une équation de la forme

$$y = 1 - Y\,(1 - e^{-\beta x})$$

[1] Voir notre étude *Mémoire et Habitude*, § 8.

avec

$$Y = 0,96 \; ; \; \beta = 2,16.$$

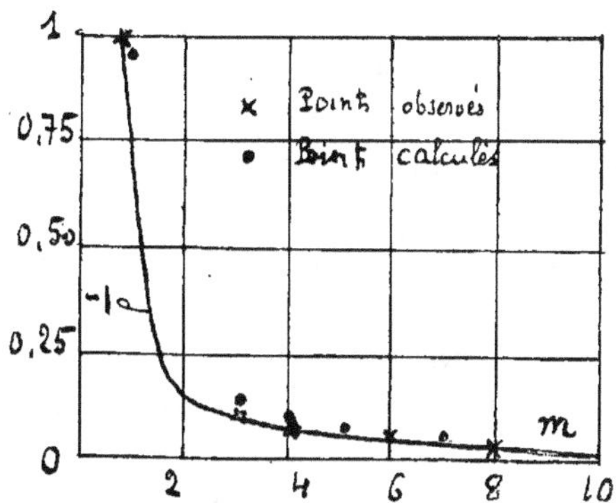

Fig. 76. — Représentation de la fonction $\dfrac{1}{\rho} = f(m)$.

Nous pouvons conclure que les temps sont bien proportionnels à une dépense d'énergie décroissante dans l'unité de temps (ce que l'on peut d'ailleurs expérimentalement vérifier) et l'on a bien avec ce test une mesure de l'habitude.

36. Applications à la physique générale. — Le seul moyen de démontrer la fécondité de ces méthodes intuitives était d'en poursuivre l'application à des problèmes classiques, à des problèmes actuels plus ou moins résolus et à des problèmes nouveaux.

J'ai appliqué (¹) au problème balistique l'interpolation des valeurs remarquables de la fonction impliquée par ce problème (différences entre des énergies à puissance constante et à force constante) : on retrouve la parabole du tir. J'ai considéré la formule complète du pendule ; les temps $\left(\sum \dfrac{1}{\rho}\right)$ calculés pour des amplitudes données $\left(\sum \dfrac{1}{r}\right)$ avec des lon-

(¹) Voir *Psycho-biologie et Énergétique*, pp. 87 et suiv.

gueurs variables r du pendule coïncident avec la formule déduite de la théorie des fonctions elliptiques. J'ai traité par la mécanique rationnelle le problème d'un jet d'eau soutenant un poids, en négligeant l'épanouissement de la veine; il s'agit de relations d'énergie à puissance constante, celle du jet d'eau, et d'énergie à force constante, celle du poids, en fonction du temps; les rendements fournis immédiatement par les nombres remarquables concordent avec ceux que l'on déduit d'une analyse compliquée. L'équation célèbre de Van der WAALS, qui exprime d'une manière approchée la compressibilité des gaz réels en fonction de la température et que l'on atteindrait d'ailleurs par les évolutions des nombres remarquables des pressions, se calcule immédiatement en écrivant qu'à partir du point critique les énergies motrices du fluide deviennent résistantes et réciproquement et en interpolant les nombres remarquables.

Le résultat le plus important de la découverte de la radio-activité est d'avoir imposé à l'attention des physiciens la considération de vitesses énormes et d'avoir provoqué des généralisations de la mécanique classique. Il est bien certain que les postulats de cette science, l'indépendance de la masse par rapport à la vitesse, la proportionnalité de la force à l'accélération et à la masse, etc., ne sont que de premières approximations. Notre deuxième théorème fondamental permet de calculer les valeurs remarquables des fonctions qui relient ces quantités aussi loin qu'on le veut; on peut interpoler ensuite. Les formules de la dynamique des électrons par lesquelles Max ABRAHAM calcule les variations de la masse transversale et de la masse longitudinale en fonction de la vitesse, formules vérifiées par les expériences de KAUFMANN pour la masse transversale, et l'interpolation des valeurs de la fonction des nombres remarquables des masses dynamiques $\left(\dfrac{r^2}{\rho}\right)$ et des vitesses croissant vers une limite $\left(A - \dfrac{r}{\rho}\right)$ concordent rigoureusement.

Il est un grand nombre de phénomènes dans lesquels les

électrons prennent des accélérations considérables ; tel doit être le cas des accélérations de l'ion positif, ce soleil dont les électrons négatifs sont les planètes et qui, avec ceux-ci, constitue la masse atomique (LORENZ). L'interpolation de la fonction qui relie la force à l'accélération, combinée avec une expression de la force qui mesure la stabilité des masses atomiques (d'autant plus instables qu'elles sont plus grandes) conduit à une relation entre les masses atomiques m et les accélérations j des ions positifs qui est vérifiée par l'expérience et permet de calculer des masses atomiques nouvelles ; de plus, les quantités $\dfrac{dj}{dm}$ définissent par leur constance les lignes, par leurs variations, les colonnes du célèbre tableau de MENDÉLÉEFF ([1]).

Ici peut se poser une question importante et actuelle, celle de l'interprétation mécanique des phénomènes physiques. De ce que nous ne pouvons nous représenter que des grandeurs mécaniques, en raison du caractère énergétique de la représentation, c'est-à-dire de l'élément irréductible de notre organisation mentale, il ne résulte pas que toutes les quantités physiques, par exemple, l'électricité et la chaleur, soient identifiables avec les grandeurs de la mécanique classique. Leurs lois impliquent pour notre science des grandeurs mécaniques de qualité particulière (éther) : c'est pourquoi on est conduit à rechercher dans la méthode des représentations objectives, des équivalents quantitatifs de la qualité. La température absolue (du volume) est équivalente à une pression particulière dans le thermomètre à gaz à volume constant ; ce n'est pas une pression ; c'est pourquoi je précise pour la température des nombres équivalents aux nombres remarquables des pressions ordinaires dans de certaines limites. Et de l'évolution de ces nombres remarquables résulte un grand nombre de conséquences vérifiées en thermodynamique. De

----

([1]) Voir notre mémoire « Sur la fonction qui relie aux masses atomiques les accélérations de leurs constituants » (*Association française pour l'avancement des Sciences*. Congrès de Lille, 1909).

même, la masse électrique n'est ni la masse matérielle, ni la masse magnétique ; chacune de ses masses doit être caractérisée par des nombres remarquables dans de certaines limites. Dans ces conditions, il n'y a plus lieu de parler d'identité entre les grandeurs mécaniques classiques d'une part, et les grandeurs thermiques ou électriques d'autre part ; *a fortiori*, ne peut-il être question d'identité entre les grandeurs mécaniques et les grandeurs psycho-biologiques ; on ne peut parler que d'équivalence énergétique dans la représentation au double point de vue successif et simultané, l'équivalence au point de vue successif étant une équivalence purement arithmétique, et l'équivalence au point de vue simultané étant définie par l'homogénéité des formules.

A ces points de vue, on peut considérer la méthode des représentations objectives comme un effort vers l'accomplissement d'un projet de Leibniz, projet évidemment irréalisable avant la naissance et le développement de la psychophysique.

« Cette même écriture, disait-il, serait une espèce d'algèbre générale et donnerait le moyen de raisonner en calculant, de sorte qu'au lieu de disputer on pourrait dire : comptons. Et il se trouverait que les erreurs de raisonnement ne seraient que des erreurs de calcul qu'on découvrirait par des épreuves, comme dans l'arithmétique.

« Les hommes trouveraient par là un juge des controverses véritablement infaillible..... En tous cas, il importe au moins de sçavoir que ce qu'on demande n'est pas trouvable par les moyens que nous avons ([1]). »

([1]) Leibniz. *Die philosophischen Schriften*, éd. Gerhardt, t. VII, p. 26.

RÉSUMÉ ET CONCLUSIONS

1. Nous avons interpolé les expériences de König et Brodhun sur la sensation lumineuse et sur les sensations colorées par deux types de formules qui corrigent la loi de Fechner. D'après ces formules, la sensibilité absolue $\dfrac{dS}{di}$ et la sensibilité inversement relative $\dfrac{dS}{\dfrac{di}{i}}$ passent chacune par un maximum en fonction de $\log i$: la première va sans cesse diminuant, la seconde passe par un maximum en fonction de i.

2. Comparant cette fonction avec la fonction photographique, nous avons constaté pour ces fonctions une identité d'allure entre de larges limites. Comme, pour la sensation aussi bien que pour la densité du gélatino-bromure d'argent réduit, il se produit une inversion, nous avons pu induire à l'identité de forme des deux fonctions mathématiques, les S et les densités étant ou n'étant pas, les unes et les autres, des *nombres*, suivant les unités de mesures auxquelles on les rapporte.

3. Nous avons proposé une équation empirique générale, embrassant aussi bien la période de décroissance que la période d'établissement pour la fonction photographique et pour la fonction psycho-physique généralisée, c'est-à-dire étendue à l'inconscient ; avec cette formule, la fonction $S = \varphi(i)$ présente un point d'inflexion dans la période d'établissement ; ce point représente le zéro de la conscience pour

les sensations lumineuses, lesquelles vérifient dans des limites la loi de FECHNER.

4. De cette identité de forme des fonctions photographique
et psycho-physique généralisée, résulte la proportionnalité
du courant électro-nerveux centripète (allant des récepteurs
aux centres) à l'énergie extérieure excitatrice ; nous avons
vérifié cette proportionnalité en interpolant les expériences
de WALLER sur les intensités de ce courant électro-nerveux
en fonction de l'intensité lumineuse ; l'identité de forme des
fonctions psycho-physique et photographique est donc vérifiée par une de ses conséquences.

5. Nous avons considéré la sensation par rapport au
temps, $S = f(t)$ et les dérivées $\dfrac{dS}{dt}$, $\dfrac{\frac{dS}{dt}}{t}$ c'est-à-dire les sensibilités absolue et inversement relative ; nous avons trouvé, véri-
fiée par l'expérience, une fonction de même forme que pour
la fonction généralisée $S = \varphi(i)$.

Étudiant particulièrement la période d'établissement, nous
avons constaté, pour les sensations moyennes, une proportionnalité avec l'énergie du courant électro-nerveux, vérifiée
d'autre part par ses conséquences pour des localisations
cérébrales.

Nous avons trouvé l'allure générale des lois de persistance
des impressions en considérant la fonction complémentaire
de celle de la sensibilité croissante, mesurée par les $\dfrac{dS}{dt}$ et
régressant d'une valeur négative à 0 et de 0 jusqu'à son
maximum.

Les dérivées négatives des S décroissants dans le temps
pour un i donné permettent de prévoir et de calculer les
images négatives et complémentaires.

6. Les réactions nerveuses et musculaires sont discontinues, périodiques et auto-régulatrices ; elles sont des différences de deux énergies antagonistes.

7. Résumant des recherchés antérieures sur l'anesthésie ou

l'hyperesthésie produites par des variations d'excitants, nous avons montré qu'il y a anesthésie ou hyperesthésie suivant que les sensations moyennes de rapports sont ou ne sont pas des nombres de formes dites *rythmiques*, c'est-à-dire des formes $2^n, 2^n + 1$ (premier); $2^q \times (2^r + 1)$ (premier) $\times (2^s + 1)$ (premier)... Ces résultats sont vrais aussi bien pour les réactions esthétiques que pour des sensations de caractère plutôt physiologique.

8. Il résulte de la forme de la fonction psycho-physique généralisée qu'il y a des renversements dans le sens et dans le signe de la sensibilité, quand la dose de l'excitant ou, ce qui revient au même, quand l'énergie interne dépasse certaines valeurs : nous avons insisté sur l'importance médicale de ce fait : et nous en avons tenu compte dans une définition précise du plaisir et de la peine.

9. Grâce à l'interprétation d'un paramètre dans les équations des courbes de fatigue et grâce à des expériences de Mosso, nous avons pu préciser pour le muscle la loi myophysique $W = \varphi(I)$, I étant l'excitation nerveuse. Cette relation est de même forme que la fonction psycho-physique.

10. Nous avons montré qu'il en est de même pour la fonction $W = F(t)$, c'est-à-dire pour l'évolution de l'effort musculaire en fonction du temps.

11. Nous avons pu préciser, d'après des recherches classiques, correctement interprétées, et des études nouvelles, la relation $W = f(U)$, U figurant la dépense énergétique : ce qu'il n'est pas permis de faire encore pour S. Nous avons distingué les motricités $\dfrac{dW}{dt}, \dfrac{dW}{di}, \dfrac{dW}{dU}$ analogues aux sensibilités précédemment définies et soumises aux mêmes lois que $\dfrac{dS}{dt}$ et que $\dfrac{dS}{di}$.

12. Résumant des résultats précédemment établis, nous avons pu esquisser l'étude des relations de la sensation et de l'énergie musculaire, ainsi que des différentes sensibilités et motricités : nous avons pu ainsi classer dans un certain

nombre de phases les résultats, assez contradictoires en apparence, de l'expérience et définir les *tropismes*.

13. Nous avons montré que l'allure des fonctions psycho-physique et myo-physique concorde avec l'évolution du tropisme dans un milieu limité où s'accumulent les produits de désassimilation, en admettant pour le pouvoir d'assimilation une décroissance en fonction du temps.

14. Étudiant ces courbes à un point de vue physique, au point de vue des réponses des cellules à l'excitation des ondes nerveuses, nous avons montré qu'elles peuvent se décomposer en deux courbes de résonance : la cellule musculaire peut être assimilée à l'ensemble de deux résonateurs imparfaits ; de fait, la dualité fonctionnelle du muscle est une acquisition récente de la physiologie et la dualité fonctionnelle de la cellule nerveuse est admise par plusieurs névrologistes.

15. Reprenant ces problèmes avec des méthodes intuitives fondées sur des principes psycho-physiques généralisés, nous avons calculé les courbes psycho-physique et myo-physique en fonction du temps, en posant que S et W sont des résidus d'énergies antagonistes décroissantes de qualités différentes ; on les retrouverait en fonction de l'excitant, en le considérant comme une énergie à puissance constante. Nous pouvons ainsi justifier la forme de la fonction $S = \varphi(i)$, extrapoler et voir que la conscience, pour la sensation, et le travail, pour le muscle, correspondent à un point d'inflexion à l'origine de courbes expérimentales, l'inconscience pour les excitants d'origine interne étant analogue au tonus. Déjà nous avions caractérisé la conscience par un point d'inflexion dans la courbe $S = \varphi(i)$ pour les intensités lumineuses. Nous avons montré qu'en considérant les $\Sigma\rho - \Sigma r$ négatifs par rapport à l'axe des x, comptés à partir d'une nouvelle origine, on retrouve l'allure de l'irritation biologique sous sa forme trophique.

16. Les équations de la dépense en fonction de l'effort ont

été retrouvées en posant simplement que l'on considère toujours des énergies antagonistes.

17. Si l'on envisage la sensation consciente, c'est-à-dire si on la rapporte à l'énergie du minimum perceptible, nous devons la considérer comme un nombre. Posant que S est un nombre et l'excitant une énergie, nous retrouvons, dans des limites, les lois particulières calculées pour les expériences de König et Brodhun, et nous retrouvons approximativement les résultats d'Estel sur le sens du temps, en considérant une équation théorique approchée. Le sens du temps est soumis à une loi psycho-physique toute différente de la sensation lumineuse : il n'y a pas de loi psycho-physique générale commune à toutes les sensations, mais on peut considérer les lois psycho-physiques particulières comme des évolutions entre des limites de la fonction $S = \varphi\,(i)$.

18. Nous avons calculé, en partant d'un principe exclusivement énergétique, les variations de grandeurs apparentes des droites suivant leurs directions et les rapports des λ des couleurs complémentaires : nous avons constaté, en comparant les valeurs empiriques et les valeurs théoriques des illusions dans la vision directe, l'indice d'une adaptation ; nous avons poursuivi l'évolution de cette adaptation dans l'architecture grecque. Au contraire, il y a un accord remarquable entre la théorie et l'observation pour les rapports des longueurs d'onde des couleurs complémentaires et pour les illusions de la vision indirecte. Il y aurait lieu d'appliquer le principe et les tropismes au calcul des nombreuses illusions d'optique connues et sur la genèse desquelles on a émis de multiples hypothèses, exclusivement qualitatives. Réciproquement, il serait possible de déduire de la grandeur des illusions d'optique d'un sujet, grandeur essentiellement évolutive, des données sur les rapports de ses dépenses énergétiques à l'instant considéré.

19. Nous avons montré que le choix de la moyenne arithmétique comme la valeur la plus probable est un principe psycho-physique généralisé ; enfin, on a donné un exemple

d'application des méthodes intuitives à la critique des *tests* psychologiques et rappelé quelques applications à la physique générale.

20. Le nombre des résultats acquis est minime par rapport aux desiderata que nous avons eu fréquemment l'occasion de signaler au cours de cette étude rapide.

NOTES

NOTE I

LA PROPORTIONNALITÉ DE LA SENSATION A L'ÉNERGIE DU COURANT
ÉLECTRO-NERVEUX ET LES LOCALISATIONS CÉRÉBRALES.

Des efforts intenses et un peu prolongés font évanouir des sensations faibles et des différences faibles de sensations. Cette proposition, vraie probablement de tous les faits psychiques, il est facile de l'établir pour la sensation lumineuse et pour la sensation auditive. L'expérience donne, dans ces cas, des résultats suffisamment concordants pour un même sujet, et le rapport des nombres de sensations auditives aux nombres de sensations visuelles évanouies pour un même effort chez des sujets différents est sensiblement une constante.

Pour l'étude des évanouissements de sensations lumineuses, nous prenons une sorte d'écran BUNSEN, carton blanc opaque percé au centre d'une ouverture circulaire obturée par un papier translucide; nous éclairons l'écran par devant et par derrière avec deux sources disposées de manière à produire, entre la tache éclairée par transparence et le fond éclairé par réflexion, des différences croissantes de numéros d'ordre de sensations ; nous repérons les distances correspondantes. Cela fait, nous ramenons l'écran à la distance qui permet une différence d'un numéro d'ordre entre la tache et le fond ; le patient se met à presser progressivement un dynamomètre ordinaire avec les muscles fléchisseurs de la main jusqu'à épuisement total ; un aide lui présente, à chaque évanouissement de sensation, la différence de numéro d'ordre immédiatement supérieur et le patient voit successivement s'évanouir, à des temps qui sont immédiatement pointés, lors de pressions qui sont immédiatement enregistrées et transformées par le calcul en travaux, des différences de un à sept numéros d'ordre de sensations.

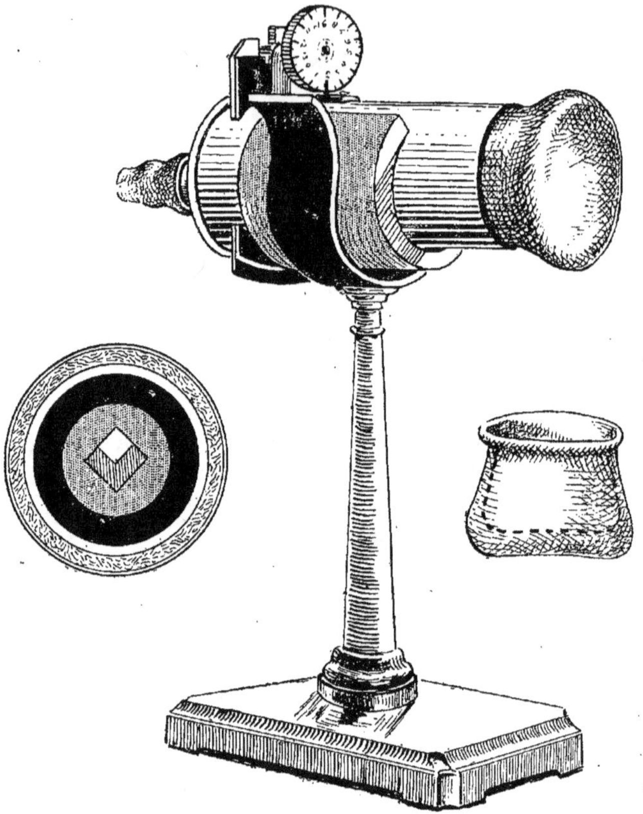

Fig. 77. — L'audiomètre.

Pour l'exploration des évanouissements de sensations auditives, nous déterminons au préalable les ouvertures du diaphragme qu'il faut opposer à une source sonore bien constante, comme une montre, dans notre audiomètre (¹) (*fig.* 77), afin d'obtenir le mini-

(¹) Cf. *Comptes rendus*, 1ᵉʳ juin 1896.

mum perceptible et les degrés successifs de la sensation ; à chaque évanouissement d'un numéro d'ordre de sensation sous l'influence d'un effort donné, on présente au patient l'ouverture du diaphragme déterminant le numéro d'ordre immédiatement supérieur : pour tout le reste, on opère comme dans le cas de la sensation lumineuse.

Il y a entre ces deux méthodes cette différence que, dans le premier cas, le sujet voit s'évanouir des différences plus ou moins grandes de sensations, tandis que, dans le second, il voit s'évanouir des degrés absolus de la sensation ; mais cette différence de procédé n'enlève rien vraisemblablement à la parfaite comparabilité des deux méthodes. En effet, pour la sensation lumineuse, on peut formuler cette loi : le nombre de numéros d'ordre de sensations qui s'évanouit est indépendant de l'intensité absolue ; par exemple, que le fond soit éclairé par dix bougies-mètre ou par une bougie-mètre, le nombre de sensations que l'on peut faire évanouir ne dépasse pas sept, et il est le même pour l'acoustique que pour l'optique. On constate aussi pour la sensation lumineuse que ce nombre est indépendant de l'énergie absolue dépensée ; par exemple, que l'on exécute des travaux avec les muscles fléchisseurs de la main ou des travaux quatre fois plus considérables avec les muscles des reins, ce nombre est toujours sept.

Le moteur vivant présente trois phases : une phase de croissance, une phase de constance, une phase de décroissance de l'effort. J'appelle τ la durée au bout de laquelle on atteint, au dynamomètre, le maximum d'effort avec les muscles fléchisseurs de la main ; τ' la durée au bout de laquelle est terminée la période de constance ; τ'' la durée au bout de laquelle le sujet est épuisé. τ varie normalement de $0''{,}1$ à $2''$, suivant les sujets ; cette durée peut être volontairement prolongée ; mais, toujours $\dfrac{\tau'}{\tau}$ oscille entre 1 et 8 ; dans nos expériences τ'' varie entre $1'$ et $4'$.

Suivant les sujets et les dispositions différentes d'un même sujet, les évanouissements sensoriels se répartissent inégalement dans les trois phases. Mais dans tous les cas, le travail extérieur indiqué par le dynamomètre n'est qu'une fraction de l'énergie dépensée ; il y a à mesurer, en outre, le travail intérieur, difficile à atteindre complètement, mais dont le gros terme est évidemment représenté par l'équivalent mécanique de la chaleur multiplié par la différence entre la quantité de chaleur dégagée pendant l'exécution du travail et la quantité de chaleur dégagée pendant le repos. Le problème est de connaître les travaux extérieur et intérieur dépensés aux instants de nos évanouissements successifs de sensations.

Comme il est impossible de mesurer les quantités d'acide carbonique expirées ou les quantités de chaleur produites qui correspondent aux différents évanouissements, j'ai dû rechercher un moyen de calculer le travail intérieur [1]. Par une conception évidemment simplificatrice, mais qui paraît suffisamment justifiée par ses conséquences dynamométriques, j'ai assimilé le cycle formé par le centre moteur cortical du cerveau, la moelle, le nerf moteur, les muscles fléchisseurs de la main, le nerf sensitif, la moelle et le cerveau à une pile idéale, résultante d'une infinité de piles, dont l'énergie est fournie par les combinaisons chimiques interstitielles des tissus et j'applique à cette pile les lois de l'énergie des piles.

Dans la période de croissance, de durée très courte τ, l'énergie dépensée aux divers moments t est sensiblement proportionnelle au temps, le travail intérieur est nul ou négligeable. En appelant E la force électro-motrice, i l'intensité, $\mathcal{C}_e$ le travail extérieur produit, on a :

$$(1) \qquad\qquad \mathrm{E}it = \mathcal{C}_e,$$

équation d'où l'on tire Ei l'énergie de notre pile motrice, $\mathcal{C}_e$ étant le travail maximum indiqué par notre dynamomètre de puissance ou déduit de la pression indiquée par un dynamomètre ordinaire.

Dans la deuxième phase, de durée τ', le travail intérieur $\mathcal{C}_i$ apparaît. De l'équation générale E$it = \mathcal{C}_e + \mathcal{C}_i$ et de l'équation (1) on déduit :

$$(2) \qquad\qquad \mathcal{C}_i = \mathrm{E}i\,(\tau' - \tau);$$

d'où en divisant membre à membre (1) et (2).

$$(3) \qquad\qquad \frac{\mathcal{C}_e}{\mathcal{C}_i} = \frac{\tau}{\tau' - \tau}.$$

Nous avons vu que le rapport $\dfrac{\tau'}{\tau}$ oscille dans nos expériences avec les muscles fléchisseurs de la main entre 1 et 8. D'après ce

[1] Le problème pourrait être repris en appliquant les formules du § 18.

que l'on sait sur la grande uniformité des lois des divers systèmes de muscles, on peut induire que ce rapport convient également aux muscles fléchisseurs de la jambe; en effet, si l'on se reporte aux tableaux dans lesquels HIRN a consigné les résultats de ses expériences sur ces muscles, on trouve, pour le rapport du travail extérieur au travail intérieur, le nombre $\frac{1}{2,5}$. Le travail intérieur est ce que M. CHAUVEAU appelle la dépense énergétique; on trouve pour le rapport moyen du travail extérieur au travail intérieur dans ses expériences $\frac{1}{6}$ [1]. Or, on retrouve ces rapports $\frac{1}{2,5}$ et $\frac{1}{6}$, si, dans notre formule (3), on pose $\tau' = 3,5$; $\tau = 1$; $\tau' = 7$, $\tau = 1$, c'est-à-dire si l'on choisit des valeurs moyennes de celles que nous avons indiquées plus haut d'après le dynamomètre pour τ' par rapport à τ. Les équations (1) et (2) sont donc justifiées.

Au cours de ces expériences, lorsque les évanouissements se produisent dans la phase de décroissance du moteur, le patient sent nettement que l'énergie nécessaire croît bien plus vite que le nombre des numéros d'ordre de sensations qui s'évanouissent; c'est aussi la conclusion à laquelle conduit le calcul du travail extérieur et du travail intérieur dans la phase de décroissance de l'effort en supposant que, dans cette troisième phase, l'énergie de notre pile décroît proportionnellement au temps. On trouve, en effet, en appelant A la valeur de l'énergie de la pile à la fin de la période de constance, t le temps écoulé à partir de l'origine de l'expérience :

$$(4) \qquad \mathcal{C}_e + \mathcal{C}_i = \frac{A}{(\tau'' - \tau')}\left(\tau'' t - \frac{t^2}{2} - \frac{\tau'^2}{2}\right).$$

Si on porte en ordonnées les travaux dépensés lors des évanouissements par divers sujets, travaux calculés par les formules (1) (2) et (4), si on porte en abscisses les nombres des numéros d'ordre de sensations évanouies, si on relie par des courbes les points ainsi obtenus et si on trace des courbes moyennes, on constate que la courbe des sensations lumineuses est sensiblement moins inclinée sur l'axe des abscisses que la courbe des sensations auditives; mais chacune de ces courbes est représentée convena-

[1] *Comptes rendus*, 20 janvier 1896.

blement par une équation d'une forme bien connue par son importance en psycho-physique ([1]) :

$$S = K\,(1 - e^{-\lambda i^{m}}),$$

dans laquelle $K = 8$, pour l'optique comme pour l'acoustique,
$m = 1,6$, $\lambda = 0,000026$ pour l'optique ; $m = 1,33$, $\lambda = 0,00071$ pour
l'acoustique.

Généralisons maintenant l'assimilation que nous venons de faire
d'un système musculaire et de son centre psychomoteur au circuit d'une pile fictive unique et assimilons les centres et les conducteurs optique et acoustique à des circuits de piles ramifiées au

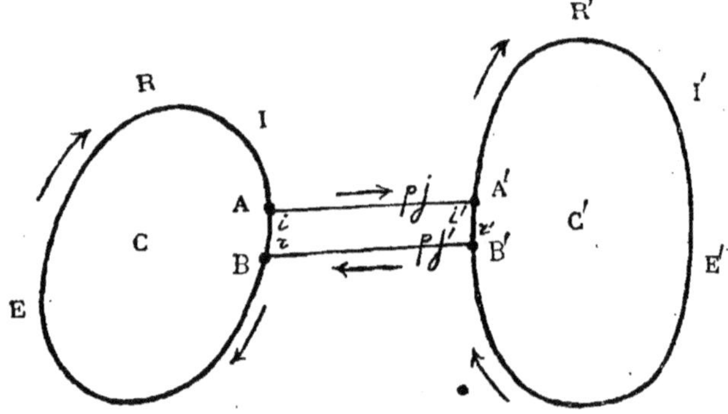

Fig. 78. — Ramifications électriques du circuit optique et du circuit moteur.

circuit de la pile psychomotrice par des fils d'aller et de retour
dont les longueurs sont précisément égales aux distances respectives du centre auditif et du centre visuel au centre psychomoteur, nous pouvons nous poser ce problème : déduire le
rapport de ces distances du rapport des pertes de sensations pour
un même travail.

Considérons seulement deux circuits, le circuit optique C et le
circuit moteur C' (*fig.* 78). Désignons par E, I, R, les forces élec-
tro-motrices, les intensités et les résistances du circuit C, par
E', I', R', les mêmes quantités pour le circuit C' ; considérons dans

<hr>

([1]) Voir les *Comptes rendus de l'Académie des Sciences*, 27 avril; 18 mai,
1er juin et 15 juin 1896.

le premier circuit deux points très rapprochés A et B et dans le deuxième, en face de ceux-ci, deux autres points également très rapprochés A′ et B′; joignons AA′, BB′ par deux fils de jonction, de résistance ρ, dont un fil d'aller et l'autre de retour, AA′ étant parcouru par un courant d'intensité j, allant de A vers A′, BB′ par un courant d'intensité j' allant de B′ vers B ; appelons r et r', i et i' les résistances et les intensités dans les circuits AB et A′B′.

Si on applique la première loi de KIRCHHOFF sur les courants dérivés aux différents points A, B, A′, B′, on a :

$$\text{pour A} \quad (1) \quad I = i + j$$
$$\text{pour B} \quad (2) \quad I = i + j'$$
$$\text{pour A}' \quad (3) \quad I' = i' + j$$
$$\text{pour B}' \quad (4) \quad I' = i' + j'.$$

Ces quatre équations montrent que $j = j'$; elles se réduisent donc à deux, (1) et (3), par exemple.

D'après la deuxième loi de KIRCHHOFF, on a successivement, pour les trois circuits fermés C, C′, ABA′B′,

$$\text{pour (C)} \quad (5) \quad RI + ri = E$$
$$\text{pour (C}') \quad (6) \quad R'I' + r'i' = E'$$
$$\text{pour (AA}'BB') \qquad \rho j + r'i' + \rho j' + ri = 0$$

ou, comme $j' = j$,

$$(7) \qquad 2\,\rho j + ri + r'i' = 0.$$

Par définition, le circuit de la sensation visuelle C fonctionne tout le temps ; seulement, l'intensité du courant tombe de I_0 à I, suivant que le circuit C′ est ouvert ou fermé, c'est-à-dire suivant que l'on ne presse pas ou qu'on presse le dynamomètre. Il s'agit de calculer $I_0 - I$ en fonction des résistances et des forces électromotrices.

Si, remplaçant i et i' par leurs valeurs tirées des équations (1) et (3), l'on porte ces valeurs dans (5), (6) et (7), ces dernières équations deviennent :

$$(R + r)\,I - rj = E$$
$$(R' + r')\,I' - r'j = E'$$
$$rI + r'\,I' + (2\rho - r - r')\,j = 0$$

d'où l'on tire, après substitutions convenables,

$$(8) \qquad r\,(R' + r')\,I + r'E' + \frac{(R + r)\,I - E}{r}$$

$$[r'^2 + (R' + r')\,(2\rho - r - r')] = 0$$

et par conséquent I.

Si nous supposons que les 2 fibres de jonction d'aller et de retour sont très rapprochées, il en résulte que r et r' sont très petits par rapport à R, R' et ρ; l'on peut négliger r et r' devant ces 3 quantités et alors l'expression précédente peut s'écrire :

$$rR'I + r'E' + \frac{RI - E}{r}\,[R'2\rho] = 0,$$

équation qui, si l'on remarque que $rR'I$ est négligeable devant $\frac{RR'2\rho}{r}\,I$, attendu que ce dernier terme présente r en dénominateur, devient

$$(9) \qquad \frac{RR'2\rho}{r}\,I = E\,\frac{R'2\rho}{r} - r'E'.$$

C'est la formule la plus simple que l'on puisse obtenir, car si l'on voulait négliger $r'E'$ devant le premier terme dans le 2e membre, on retrouverait, en divisant par le facteur commun $\frac{R'2\rho}{r}$:

$$RI = E,$$

c'est-à-dire $I = I_0$, autrement dit le cas où le circuit visuel fonctionne sans effort musculaire.

De l'équation (9), on tire

$$(10) \qquad RI = E - \frac{rr'}{2\rho R'}\,E' \, ;$$

d'autre part

$$(11) \qquad RI_0 = E.$$

Posons que la perte de sensations est proportionnelle à la différence pendant le temps t entre l'énergie EI de la pile sensorielle quand la pile psycho-motrice est fermée et son énergie EI_0 quand cette dernière pile est ouverte ; nous avons

$$(12) \qquad K\,(S_0 - S) = E\,(I_0 - I)\,t \, ;$$

en retranchant (10) de (11), on trouve

$$(13) \qquad \mathrm{R}\,(\mathrm{I}_0 - \mathrm{I}) = \frac{rr'}{2\rho\mathrm{R}'}\,\mathrm{E}' \; ;$$

d'où, en comparant (12) et (13) :

$$\mathrm{K}\,(\mathrm{S}_0 - \mathrm{S}) = \frac{rr'}{2\rho\mathrm{R}\mathrm{R}'}\,\mathrm{E}'\mathrm{E}t.$$

Si on multiplie le deuxième membre de cette équation, haut et bas par I' qui est une constante quand on ne considère que les pertes de sensations correspondant aux phases de croissance et de constance du moteur, en posant $\mathfrak{C}$ le travail $= \mathrm{E}'\mathrm{I}'t$, il vient

$$(14) \qquad \mathrm{K}\,(\mathrm{S}_0 - \mathrm{S}) = \frac{rr'\mathrm{E}}{2\rho\mathrm{R}\mathrm{R}'}\,\mathfrak{C}.$$

En admettant que K, R, r, E sont sensiblement les mêmes pour tous les centres sensoriels, nous pouvons remplacer $\frac{rr'\mathrm{E}}{2\mathrm{K}\mathrm{R}\mathrm{R}'}$, par la constante C et poser

$$(15) \qquad \mathrm{S}_0 - \mathrm{S} = \frac{\mathrm{C}}{\rho}\,\mathfrak{C} \; ;$$

d'où, pour un même travail $\mathfrak{C}$, si nous désignons par $l = \rho\omega$ (ω dépendant de la section et de la conductibilité de la fibre) la distance des deux centres moteur et visuel, par $l' = \rho'\omega$ la distance des deux centres moteur et auditif, par S_0, S les sensations lumineuses, S_0', S' les sensations auditives

$$(16) \qquad \frac{l'}{l} = \frac{\mathrm{S}_0 - \mathrm{S}}{\mathrm{S}_0' - \mathrm{S}'} \; ;$$

En consultant les courbes d'évanouissement des sensations en fonction de l'effort, on trouve $\frac{l}{l'} = 2{,}5$.

Les anatomo-pathologistes localisent dans la première temporale le centre auditif, dans le lobule lingual et les lèvres de la scissure calcarine le centre visuel et dans la région rolandique moyenne le centre des mouvements du bras ; or, si on mesure sur la feuille 8 d'autopsie du docteur Déjerine, complétée par la figure 376 de l'*Anatomie des centres nerveux* de M. et Mme Déjerine, la longueur du faisceau arqué qui relie l'opercule rolandique et la première temporale, on trouve 6 centimètres environ ; d'autre part, sur la coupe horizontale 45 (*fig.* 221 de ce bel ouvrage), on trouve pour la distance comprise entre la pointe occipitale et la région rolandique moyenne, 13 centimètres, c'est-à-dire que $\frac{l}{l'} = 2{,}16$.

Cette remarquable concordance avec le nombre 2,3 est intéressante, surtout pour la justification qu'elle apporte aux équations (12), (15) et (16) et aux propositions importantes dont elles sont l'expression.

On voit par cet exemple que la proportionnalité de la sensation à l'énergie du courant électro-nerveux est une donnée féconde ; et il est vraisemblable que l'écart de 5 0/0 trouvé entre le calcul et l'expérience est dû au caractère évidemment approximatif de l'équation (15).

Les points de départ de ces calculs sont conformes aux points de vue électriques sur lesquels M. Ernest SOLVAY a fondé toute une physiologie cérébrale et même une synthèse de la vie ([1]).

Que l'on professe la réductibilité ou l'irréductibilité des phénomènes biologiques au monde inorganique, il nous paraît également utile de chercher à tirer toutes les conséquences biologiques des faits physico-chimiques ordinaires, au fur et à mesure de leur découverte, sauf à greffer sur ceux-ci une physico-chimie spécialement biologique, si l'expérience et une connaissance moins rudimentaire des actions nerveuses nous y obligent.

([1]) *Du rôle de l'électricité dans les phénomènes de la vie animale.* Bruxelles, 1894.

NOTE II

On sait que depuis Huygens on rapporte toute courbure à la seule courbe qui ait une courbure uniforme, à un cercle qui a avec la courbe considérée trois points consécutifs communs. Ce cercle on l'appelle *osculateur* : sa courbure est d'autant plus grande

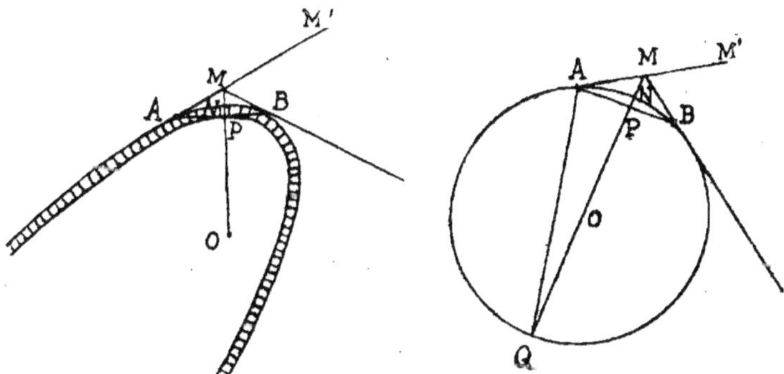

Fig. 79-80. — Pour l'analyse esthétique des figures.

que son rayon est plus petit ; son centre est le *centre de courbure* de la courbe en chaque point ; son rayon est le *rayon de courbure*. *L'angle de contingence* est l'angle compris entre les deux tangentes consécutives de la courbe. Il est intéressant de préciser quels sont les rapports des arcs de division successifs et des angles de contingence d'une courbe analysée esthétiquement avec les rayons de courbure correspondants.

Dans l'analyse esthétique, deux points de division consécutifs A, B (*fig.* 79) doivent être tels que la règle qui les joint soit tangente en P au tracé intérieur du trait supposé constant dans tout dessin correct. L'arc AB peut être confondu avec l'arc correspondant du cercle osculateur de rayon ρ, rayon de courbure correspondant au milieu de cet arc ; si Δs désigne cet arc et $\Delta\alpha$ représente l'angle de contingence compris entre les deux tangentes AMM' et MB, on a, d'après une relation connue,

$$\rho = \frac{\Delta s}{\Delta\alpha} \, .$$

D'autre part, le triangle rectangle NAQ (*fig.* 80) donne

$$NP \times NQ = AN^2 .$$

Mais NP représente l'épaisseur du trait ε ; NQ $= 2\rho$; AN est sensiblement égal à l'arc $AN = \dfrac{\text{Arc AB}}{2} = \dfrac{\Delta s}{2}$. La relation précédente peut donc s'écrire

$$\varepsilon.\, 2\rho = \frac{\Delta s^2}{4} \; ;$$

d'où

$$\Delta s = 2\sqrt{2\varepsilon\rho} \; ;$$

et pour les arcs consécutifs

$$\frac{\Delta s}{\sqrt{\rho}} = \frac{\Delta s'}{\sqrt{\rho'}} = \ldots = 2\sqrt{2\varepsilon} \; ;$$

c'est-à-dire que les arcs de division sont proportionnels aux racines carrées des rayons de courbure.

Comme on a

$$\Delta\alpha = \frac{\Delta s}{\rho} \quad \text{et} \quad 2\sqrt{2\varepsilon\rho} = \Delta s \; ;$$

on en conclut

$$\Delta\alpha = \frac{2\sqrt{2\varepsilon}}{\sqrt{\rho}} \; ;$$

d'où, pour les angles de contingence consécutifs,

$$\Delta\alpha\sqrt{\rho} = \Delta\alpha'\sqrt{\rho'} = \ldots = 2\sqrt{2\varepsilon},$$

c'est-à-dire que les angles de contingence sont inversement proportionnels aux racines carrées des rayons de courbure correspondants. On peut donc passer des angles de contingence aux
rayons de courbure, données essentielles pour l'évolution des
formes.

Pour ces études, il y a intérêt à se servir de deux instruments :
le *rapporteur et le triple-décimètre esthétiques.*

Mon rapporteur esthétique diffère des rapporteurs ordinaires en
ce qu'au lieu de présenter uniquement les divisions de la circonférence en degrés, il présente les divisions naturelles les plus
simples, le $\frac{1}{3}$, le $\frac{1}{4}$, le $\frac{1}{5}$,.... le $\frac{1}{31}$, et indirectement toutes les autres
sections. L'échelle des degrés est comprise entre les échelles des
sections naturelles, l'échelle extérieure servant à mesurer les
angles dirigés à gauche de l'observateur, l'échelle intérieure servant à mesurer les angles dirigés à droite. Pour analyser une
courbe, on prolonge le trait des différentes tangentes successives ;
on place le centre du rapporteur au point où le trait change de
direction et la ligne zéro sur le prolongement du trait ; on lit sur
la graduation extérieure, si l'angle est à gauche du trait prolongé,
sur la graduation intérieure, si l'angle est à droite, l'inverse de la
section de circonférence qui mesure cet angle.

Le triple décimètre indique par des traits longs les nombres
rythmiques dans les limites de 1 -- 1200.

NOTE III

LA « LOI MYO-PHYSIQUE » DE PREYER.

W. PREYER [1] a désigné à tort sous ce nom une relation entre la hauteur de soulèvement du muscle et l'excitant qu'il considère comme proportionnel au poids tenseur. Cette relation doit être rappelée et complétée.

On sait que, d'après M. RANVIER, dans le muscle strié, les disques épais sont contractiles, les muscles minces purement passifs ; ceux-ci s'allongent toujours ; quand le muscle agit à longueur constante, il y a, simultanément à l'allongement passif des disques minces, raccourcissement actif des disques épais. De ce fait, la force musculaire φ n'est pas égale au poids supporté p, mais à ce poids diminué de p', réaction des disques épais, laquelle peut, d'ailleurs, être positive ou négative : p', dépend de l'allongement purement élastique et du raccourcissement actif qui déterminent Λ, la longueur du muscle. D'autre part, à l'état de repos, le muscle présente toujours une tension, en particulier la tonicité musculaire, soit ϖ. La tension réelle T est donc $p + \varpi$. Le problème des lois de la force musculaire revient à déterminer la fonction $\varphi = f(\Lambda, T)$, c'est-à-dire à préciser les lois de l'élasticité du muscle.

Les résultats consignés dans les traités sont contradictoires. Les énoncés de M. CHAUVEAU peuvent s'écrire, à la condition de considérer des surcharges très petites, Λ_0 étant la longueur initiale,

$$d\Lambda = K\Lambda_0 \frac{dp}{p} ;$$

d'où, en intégrant,

$$\Lambda = K\Lambda_0 \log p,$$

[1] *Das myo-physische Gesetz*, Iéna, 1878.

Preyer écrit sa formule myo-physique :

$$\Lambda = K\Lambda_0 \log \frac{q}{S},$$

q désignant la grandeur de l'excitant, S le seuil.

Si l'on pose $d\Lambda = K\Lambda_0 \dfrac{dp}{p + \varpi}$, on a, en intégrant

$$(1) \qquad \Lambda = K\Lambda_0 \log \left(1 + \frac{p}{\varpi}\right),$$

expression qui interpole remarquablement les expériences de Boudet de Paris sur un gastrocnémien de grenouille et qui, effectivement, rappelle la loi psycho-physique sous sa forme approchée; mais c'est là une simple analogie, quoique la loi myo-physique $W = \varphi(i)$ ne diffère pas de la loi psycho-physique $S = \varphi(i)$. La formule étant

$$\Lambda = 6{,}55 \log \left(1 + \frac{p}{6{,}10}\right),$$

on a :

p en grammes......	0	5	10	15	20	25	30
Λ obs. en mm...	0	1,45	2,8	3,78	4,2	4,73	5
Λ calc.........	0	1,70	2,76	3,54	4,14	4,64	5,06
Λ obs. — Λ calc.	0	— 0,25	+ 0,04	+ 0,24	+ 0,06	+ 0,09	— 0,06

p en grammes	35	40	45	50	55	60	65
Λ obs. en mm...	5,4	5,65	6	6,3	6,55	6,75	7
Λ calc.........	5,43	5,76	6,08	6,32	6,57	6,79	6,99
Λ obs. — Λ calc.	— 0,03	— 0,11	— 0,08	— 0,02	— 0,02	— 0,04	+ 0,01

p en grammes......	70	75	80	85	90	95	
Λ obs. en mm...	7,15	7,40	7,55	7,75	7,85	8,05	
Λ calc.........	7,19	7,37	7,54	7,7	7,85	7,99	
Λ obs. — Λ calc.	— 0,04	+ 0,03	+ 0,01	+ 0,05	0	+ 0,06	

L'interpolation dirigée par des données physiologiques, permet, comme on le voit, d'expliciter et de calculer, dès l'instant qu'elle est justifiée par la théorie, des quantités difficilement accessibles à l'observation directe, comme les quantités de la nature de la tonicité musculaire, dont l'importance énergétique a été bien mise en lumière par M. Ernest SOLVAY [1] et dont la somme pour le gastrocnémien étudié est égale à 6 gr. 6.

On peut aussi déduire de cette formule diverses conséquences vérifiées par l'expérience sur la forme de la fonction φ et sur les lois de la dépense, en admettant qu'elle est proportionnelle au produit de la force musculaire φ par le temps; mais ces développements nous écarteraient de notre sujet [2].

[1] *Du rôle de l'électricité dans les phénomènes de la vie animale*, p. 20.
[2] Cf. *Comptes rendus*, 19 mars 1906.

NOTE IV

LE DYNAMOMÈTRE TOTALISEUR ENREGISTREUR.

Le nouvel appareil (*fig.* 81) consiste essentiellement en une poire sphérique de caoutchouc, remplie d'environ 1 kg. 6 de mercure

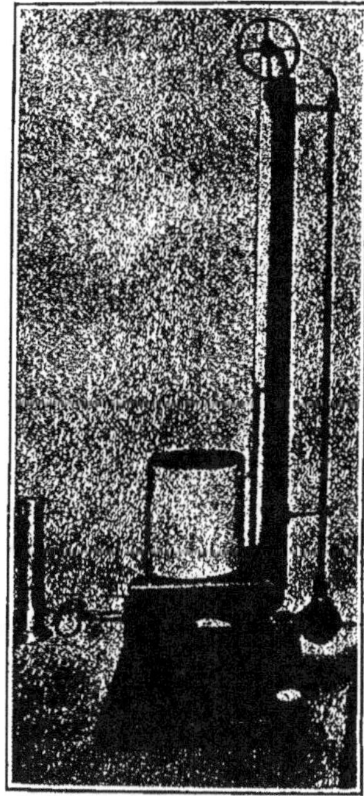

Fig. 81. — Le dynamomètre totaliseur enregistreur.

qui, sous la pression de la main, soulève plus ou moins haut dans un tube gradué une masse de fer. Celle-ci, par l'intermédiaire d'un fil enroulé autour d'une poulie de réduction au sixième, communique le mouvement à une plume qui trace les pressions sur un cylindre de CHAUVIN et ARNOUX, recouvert de papier millimétrique et tournant à des vitesses variant entre $0^{mm},08$ à $1^{mm},13$ à la seconde.

L'expérimentateur s'attache à obtenir et à conserver la pression maxima à chaque instant, jusqu'à épuisement.

Nous résumerons brièvement ici la théorie de l'appareil.

Il s'agit de calculer l'effort total E en kilogrammes et le travail dépensé W.

I. *Effort total.* — C'est la résultante : 1º de la pression totale p que le mercure exerce sur la surface intérieure de la poire ; 2º de la réaction élastique opposée par celle-ci à la déformation Soient r_1, s_1, v_1 respectivement, le rayon, la surface et le volume de la poire sphérique vide de mercure ; r_0, s_0, v_0, ces mêmes quantités quand la poire est pleine, mais ne subit aucune pression ; $h_0 = r$, la cote du niveau mercuriel dans ce cas : σ, la section intérieure du tube ; soient v, le volume de la poire déformée par l'effort ; s, sa surface intérieure ; r, le rayon d'une sphère de même capacité ; h, la hauteur à laquelle l'effort fait monter le niveau mercuriel au-dessus du centre de la poire vide.

Lorsque les conditions normales de l'expérience sont réalisées, on peut admettre que le centre de pression ne s'éloigne pas beaucoup du centre de gravité du volume liquide renfermé par l'enveloppe et que celui-ci coïncide sensiblement avec le centre d'une sphère de même capacité se raccordant normalement au tube au même endroit ; il suffit d'ailleurs que ces points soient dans le même plan horizontal. La surface s peut être identifiée avec la surface de cette sphère tant qu'on a $v > v_1$; quand on a $v < v_1$, elle peut être identifiée à s_1, car, si le volume diminue par l'effort, la surface se repliant sur elle-même reste sensiblement constante ;

ce qui a lieu à partir de $h_1 = h_0 - \dfrac{v_0 - v_1}{\sigma}$.

Soient D, la distance verticale de la surface libre du mercure au centre de pression, ρ, la densité du mercure ; on a $P = \rho s D$, s et D étant liées à h par les relations :

$$s = 4\pi r^2 = 4\pi \left\{ \frac{3}{4\pi} \left[v_0 - \sigma (h - h_0) \right] \right\}^{\frac{2}{3}} ; \quad D = h - h_0 + r + r' ;$$

r' étant une surélévation fictive du niveau, équivalente à l'action du poids de l'appareil inscripteur. On peut, de même, tenir compte de la réaction élastique de la poire. en calculant une autre surélévation η, déterminant sur l'enveloppe une pression totale équivalente à cette réaction élastique. Cette quantité vient s'ajouter à D ou s'en retrancher, suivant que l'enveloppe est comprimée ou dilatée par rapport à son état de vacuité ; dans le premier cas, η se calcule par les formules connues de l'équilibre d'élasticité d'une sphère, la constante ayant été déterminée par l'expérience. Dans le deuxième cas, il a fallu déterminer par une série d'expériences la marche de la fonction qui relie η à h. On a ainsi, pour l'effort total E exprimé en kilogrammes, les longueurs étant comptées en centimètres,

$$E = \frac{1}{1000}\, \rho s\,(h - h_0 + r + \eta + \eta').$$

II. *Le travail total* se décompose en

1° Travail d'élévation W_1 du système, travail égal à la masse du mercure M multipliée par la variation de hauteur du centre de gravité G, plus le travail d'élévation de l'équipage mobile m à la hauteur h, soit

$$W_1 = M\,(G - G_0) + m\,(h - h_0).$$

2° Travail de la réaction élastique, W_2, lequel se déduit de la courbe expérimentale de la fonction $\eta(h)$ par la formule $\mathcal{C} = -\displaystyle\int_{v_0}^{v} p\,dv$ et qui comprend deux termes

$$W_2 = \rho\,\sigma \int_{h_0}^{h_1} \eta\,(h)\,dh + \rho\,\sigma\,\eta_1\,(h - h_1),$$

η_1 étant l'η maximum correspondant à h_1 ; il y a donc un terme constant, le premier, et un 2e terme facile à calculer (1).

____

(1) *Comptes rendus*, 20 mars 1905.

NOTE V

PROPORTIONNALITÉ APPROCHÉE ENTRE LE TRAVAIL STATIQUE
ET LE TRAVAIL DYNAMIQUE DE MÊME DÉPENSE (¹).

« Pour trouver une valeur de la dépense du travail statique, à l'ergographe, nous suivons une méthode dont le principe a été appliqué avec succès par Coulomb dans l'évaluation du travail de la locomotion ; d'une part, nous recueillons un ergogramme à une grande vitesse du cylindre, aux rythmes rapides de 160 à 150 contractions à la minute : nous obtenons ainsi des aires au lieu de lignes ; d'autre part, nous soutenons un poids pendant un temps connu, opérant dans les deux cas jusqu'à épuisement, et nous admettons que dans les deux cas la fatigue est la même.

« La figure 82 représente deux de nos graphiques réduits d'un tiers : le poids est de 6 kilos pour le travail statique, de 3 kilos pour l'ergogramme ; le rythme est de 150 contractions à la minute. Le travail statique étant toujours associé à du travail dynamique et réciproquement, nous devons retirer de la contraction dynamique tous les éléments statiques et de la contraction statique tous les éléments dynamiques, afin de comparer du travail exclusivement statique à du travail exclusivement dynamique de même dépense.

« La dépense est proportionnelle au temps (Haughton), au raccourcissement et à la charge (Chauveau) (²) Il n'y a pas lieu de se préoccuper des durées respectives des travaux statique et dyna-

---

(¹) *Comptes rendus*, 28 décembre 1903. Note de Ch. Henry et de J. Joteyko.

(²) Ces énoncés ne sont, comme on le verra plus loin (note VII), que des lois approchées (Cf. « Recherches nouvelles sur l'Énergétique musculaire », *Association française pour l'avancement des sciences*, 1900).

mique dans nos deux expériences de comparaison, car chacune des portions de ces travaux représente la dépense maxima pendant l'intervalle de temps qu'elle a duré ; en effet, si l'un des termes statique ou dynamique, au cours d'une expérience, pouvait, par exemple, être augmenté, l'autre augmenterait en même temps, puisqu'il y a inséparabilité entre ces deux termes ; la somme augmenterait donc par là même ; ce qui est impossible, puisqu'elle représente par définition la dépense maxima.

« D'autre part, dans nos deux expériences, les raccourcissements sont sensiblement les mêmes ; il en est de même, en général, des poids ; et quand les poids ne sont pas les mêmes, les dépenses sont ramenées à l'égalité par une correction facile, puisqu'elles sont considérées comme proportionnelles au poids. Dans ces conditions les divers éléments dynamiques et statiques de nos deux expériences sont comparables.

« Appelant $\mathcal{O}$ la dépense totale, $\mathcal{T}$ le travail, P le travail statique, p le poids dans l'expérience ergographique, $\mathcal{T}'$ le travail, ϖ' le travail statique d'établissement, Π' le travail statique de régime, p' le poids soutenu lors de l'expérience de soutien, on peut poser, α et β étant des coefficients de proportionnalité,

$$\mathcal{O} = \alpha\left(\frac{p}{p'}\mathcal{T} - \mathcal{T}'\right) = \beta\left(\Pi' + \varpi' - \frac{p}{p'}P\right).$$

$\mathcal{T}$ est la somme des ordonnées maxima (*fig.* 82, graphique de gauche) multipliée par p. $\mathcal{T}'$ est le produit de p' par la hauteur à laquelle on le soulève pour le soutenir ensuite (graphique de droite). Π' est obtenu en multipliant, suivant la définition du travail statique, le poids par la durée de la sustentation ; le poids tombe bien un peu, mais si lentement qu'on peut le considérer comme soutenu intégralement de même que dans la période d'établissement ϖ'. Le terme P comprend : 1° le travail statique lors du soulèvement du poids p, et que l'on peut considérer comme égal au produit du poids par le temps, la vitesse changeant peu ; 2° le travail statique lors de la descente du poids ; ce travail est la différence entre l'aire parabolique en chute libre et l'aire de la courbe de soutien ; mais l'arc de parabole se confondant sensiblement ici avec une droite et l'aire parabolique étant très petite, on peut considérer ce travail comme représenté par l'aire de soutien, sensiblement la moitié du poids multiplié par le temps.

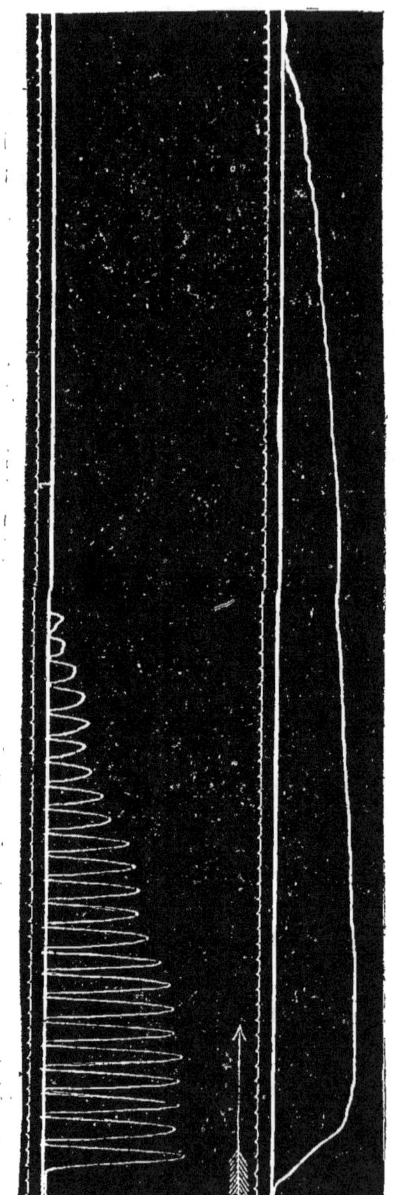

Fig. 82. — Ergog ramme et aire statique.

« Bornée à cela, la méthode ne nous fournirait que des nombres
voisins des maxima de dépenses et ne permettrait pas de préciser
la nature de la fonction cherchée. Pour avoir une suite de valeurs
de travaux dynamiques et statiques équivalents énergétiquement,
nous avons comparé, dans une première série, à des ergogrammes
purs, des travaux statiques et des travaux ergographiques mêlés
systématiquement ; dans une deuxième série, à ces travaux mêlés
des travaux mêlés de même nature, continuant toujours chacune
des deux expériences de comparaison jusqu'à l'épuisement.

« Si dans la première expérience $\mathcal{C}$ désigne le travail de l'ergogramme pur (*fig.* 83), P, les travaux statiques afférents au travail
ergographique ; si, dans la deuxième expérience, ϖ' est le travail
statique d'établissement de la sustentation, τ' le travail d'établisse-

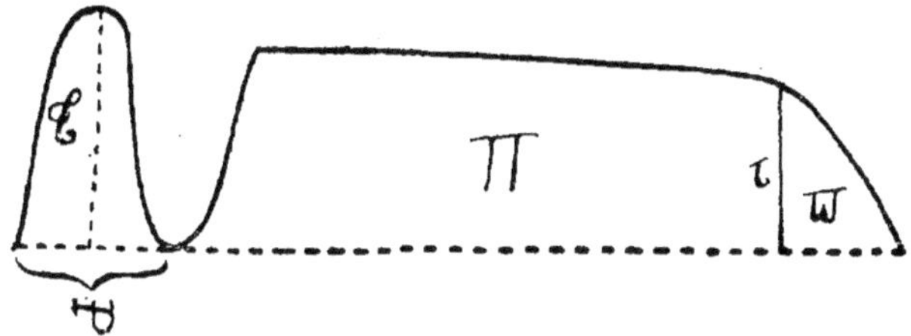

Fig. 83. — Analyse des travaux statique et dynamique.

ment de la même, Π' le travail statique de sustentation, P' les travaux statiques afférents au travail ergographique $\mathcal{C}'$, on a, dans la
première série d'expériences,

$$(2) \qquad \omega = \alpha \left(\frac{p}{p'} \mathcal{C} - \tau' - \mathcal{C}' \right) = \beta \left(\Pi' + P' + \varpi' - \frac{p}{p'} P \right) ;$$

et, dans la deuxième série, τ désignant le travail d'établissement,
Π, le travail statique de sustentation de la première expérience :

$$(3) \qquad \omega = \alpha \left[\left(\frac{p}{p'} \mathcal{C} + \frac{p}{p'} \tau - (\mathcal{C}' + \tau') \right) \right]$$
$$= \beta \left[P' + \Pi' + \varpi' - \frac{p}{p'} (\Pi + \varpi + P) \right].$$

« Nous avons obtenu ainsi, entre autres, les nombres suivants :

Kilogram-mètres	Kil.-seconde	Kilogram-mètres	Kil.-seconde	Kilogram-mètres	Kil.-seconde
0.645 (J.)	86,1 [form.(1)]	0,057 (J.)	1,8 [form.(2)]	0,195 (J.)	28,6 [form.(2)]
0,541 (J.)	82,35 »	0,075 (J.)	9,66 »	0,200 (J.)	19,32 »
0,678 (J.)	73,5 »	0,144 (J.)	18,6 »	0,394 (J.)	55,3 »
1,96 (D.)	281 »	0,189 (J.)	23,9 »	0,172 (J.)	9,17 [form.(3)]

« La fonction cherchée peut être représentée par une droite.

« Les travaux dynamiques croissent proportionnellement aux travaux statiques, le coefficient de proportionnalité est $\frac{1}{120}$. »

NOTE VI

LE DYNAMOMÈTRE DE PUISSANCE.

En vue de l'étude particulière de la motricité par rapport au temps ou de la puissance musculaire, j'ai construit, en 1895, un dynamomètre de puissance (*fig.* 84) auquel j'ai dû conserver, pour des raisons pratiques, la forme théoriquement défectueuse d'un ressort elliptique ; il indique, par une double échelle en gram-

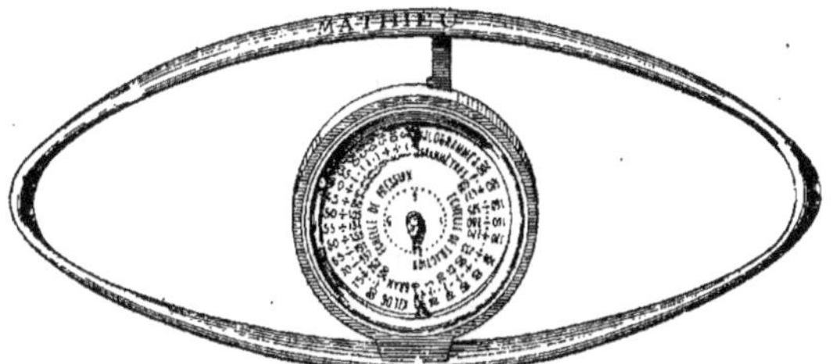

Fig. 84. — Le dynamomètre de puissance.

mètres, le travail de pression et le travail de traction et marque le temps à $\frac{1}{20}$ de seconde près. Au moment où l'effort commence, à la moindre déformation du ressort, un mouvement d'horlogerie se déclenche et entraîne une aiguille ; au moment où l'effort cesse de s'accroître, le mouvement d'horlogerie s'arrête en même temps que l'aiguille.

La théorie de l'instrument est facile. En vertu du principe des forces vives, la somme du travail moteur des muscles et du travail résistant du ressort est égale à la demi-différence de la force vive au début et à la fin de la pression

$$\sum \mathfrak{T} = \frac{1}{2} mv^2 - \frac{1}{2} mv^2_0 \,.$$

A la fin de la pression $\frac{1}{2}mv^2$ est nulle, mais non $\frac{1}{2}mv^2_0$, car au début on imprime au ressort une certaine vitesse v_0 ; le travail moteur est donc plus petit que le travail résistant. Toutefois, comme la vitesse est très faible, on est en droit de la considérer comme négligeable et de poser

$$\mathfrak{T}_m = \mathfrak{T}_r .$$

Evaluons $\mathfrak{T}_r$. En appelant x_0, x les valeurs du petit axe du ressort elliptique avant et après déformation et K^2 la constante d'élasticité, on a :

$$(1) \qquad \mathfrak{T}_r = \int_x^{x_0} K^2 (x_0 - x)\, dx = K^2 \frac{(x_0 - x)^2}{2} .$$

Mais on a, en appelant P le poids qui, déposé sur ce ressort, produirait la même déformation

$$(2) \qquad P = K^2 (x_0 - x) ;$$

d'où, en éliminant K^2 entre ces deux équations,

$$(3) \qquad \mathfrak{T}_m = P \frac{(x_0 - x)}{2} .$$

C'est la formule qui a servi à graduer l'appareil.

En remplaçant dans (3) la déformation $x_0 - x$ par sa valeur tirée de (2), on arrive à une nouvelle expression du travail

$$(4) \qquad \mathfrak{T} = \frac{P^2}{2\,K^2} ,$$

ce qui montre que les travaux sont proportionnels aux carrés des pressions qui produisent la même déformation ; ainsi, par exemple, la femme qui, d'après MANOUVRIER, exerce en moyenne avec les mains une pression égale aux 0,57 de celle de l'homme, n'est capable que du tiers du travail (0,325) ; etc.

Je m'occupai des puissances instantanées des muscles fléchisseurs de la main et des muscles des reins, seulement dans la période du démarrage. Je constatai que les courbes de démarrage suffisent (ce qui théoriquement est évident) à définir le sujet.

Pour cela je cherchai d'abord comment varient, dans les deux cas, avec le temps mis à les accomplir, les travaux maxima. J'avais soin de laisser entre deux efforts consécutifs un intervalle de quelques minutes ; je faisais passer une courbe de sentiment à travers des points marquant les travaux observés en des temps différents. Très rarement, dans ces conditions qui ne permettent d'enregistrer que des efforts sensiblement égaux aux résistances à vaincre, donc d'efforts faibles quand ils devaient durer très peu, je constatai dans les courbes un point d'inflexion et j'interpolai les résultats par les équations suivantes, qui sont de même forme que celles de l'établissement des sensations faibles.

Si l'on appelle $\mathcal{C}$ le travail accompli au bout du temps t. $\mathcal{C}_n$ le travail maximum exécuté au bout du temps t_n, les expériences sont très bien représentées par la formule

$$(5) \qquad \frac{\mathcal{C}}{\mathcal{C}_n} = 1 - \left(1 - \frac{t}{t_n}\right)^i,$$

dans laquelle les travaux sont comptés en grammètres et les temps en dixièmes de seconde ; i oscillant entre les valeurs 4 et 8 suivant les sujets et les masses musculaires considérés. Les valeurs de $\mathcal{C}$, s'il s'agit de soulever avec la même chaîne et avec la même poignée des kilogrammes, doivent être multipliées par un coefficient que l'expérience fixe, pour la main, à 36, et pour les reins, à 200.

Pour avoir l'équation de la courbe des puissances instantanées aux différents instants, il suffit de prendre la dérivée de l'équation (5), c'est-à-dire qu'on a :

$$\mathcal{P} = \frac{\mathcal{C}_n i}{t_n} \left(1 - \frac{t}{t_n}\right)^{i-1} ;$$

ou, en appelant α l'angle que fait, à l'origine, la courbe des travaux portés en ordonnées avec l'axe des temps marqués en abscisses et $\mathcal{P}'$ les puissances avec la seconde pour unité,

$$(6) \qquad \mathcal{P}' = \operatorname{tg} \alpha \left(1 - \frac{t}{t_n}\right)^{i-1} 10.$$

C'est ainsi que je trouve, par exemple, que la puissance instantanée des muscles fléchisseurs de ma main droite est au début de 3 kgm., 5 à la seconde ; ce nombre tombe, au bout du $\frac{1}{3}$ de la durée du démarrage, à 1/4 de sa valeur, et au bout des 2/3 de cette durée à 1/33 de cette valeur ([1]).

Le point d'inflexion dans les courbes des grands efforts et des sensations moyennes s'explique par une variation relative de travail intérieur de plus en plus considérable à partir d'un effort moyen (*fig.* 34), combinée avec l'auto-régulation.

([1]) *Comptes rendus,* 18 novembre 1895.

NOTE VII

L'ÉNERGÉTIQUE MUSCULAIRE ET LES PRINCIPAUX RÉSULTATS
DE L'INTERPOLATION DES EXPÉRIENCES.

I. Rappelons d'abord les données de l'interpolation des expériences de M. CHAUVEAU [1] ; les calculs ont été exécutés par la méthode des moindres carrés [2], c'est-à-dire avec la méthode la plus rigoureuse.

Contraction statique. — Pour la contraction statique, les charges x étant proportionnelles à 1, 2, 3, 4, (1 kg. 5 ; 2 k. ; 3 k. ; 4 k. 5 ; 6 k.) et le nombre des alternances, c'est-à-dire des substitutions des fléchisseurs aux extenseurs de l'avant-bras, restant fixe, on trouve : pour une alternance à la minute :

$$O^2 = 291 + 24,5x + 3,36x^2$$

(3)

$$CO^2 = 244 + 17,2x + 6\ 21x^2$$

$$\text{Air inspiré} = 6,55 + 0.55x + 0,135x^2 ;$$

pour 13 alternances à la minute :

$$O^2 = 268 + 30,7x + 4,5x^2$$

(4)

$$CO^2 = 228 + 25,8x + 5,86x^2$$

$$\text{Air inspiré} = 6,02 + 0,485x + 0,198x^2.$$

[1] *Revue d'hygiène alimentaire*, janvier 1907. *Comptes rendus*, 18 mars 1907.

[2] Pour la méthode particulièrement suivie, voir notre travail : « L'Interpolation et l'Énergétique psycho-biologique », Congrès de Psychologie de Genève, 1909. (*Bulletin de l'Institut géééral psychologique*, 1910.)

Les nombres des alternances étant proportionnels à $x = 1, 2, 3, 4$, (13, 26, 39, 52 alternances à la minute) et la charge restant fixe, on trouve :

pour 1 kg. 5 :

$$O^2 = 276 + 43,7x - 13,5x^2 + 1,83x^3$$

(5) $$CO^2 = 236 + 42,6x - 11,3x^2 + 1,5x^3$$

$$\text{Air inspiré} = 6,33 + 0,803x + 0,157x^2 + 0,415x^3 ;$$

pour 4 k. 5 :

$$O^2 = 279 + 124x - 38,3x^2 + 4,75x^3$$

(6) $$CO^2 = 238 + 141x - 51,2x^2 + 7,33x^3$$

$$\text{Air inspiré} = 6,63 + 4,04x - 1,69x^2 + 0,271x^3.$$

Les dépenses spécifiques, c'est-à-dire les quotients $\dfrac{dy}{dx}$, sont respectivement dans ces conditions :

Charges variables (1 alternance à la minute)

$$\frac{dO^2}{dx} = 24,5 + 6,7x$$

(3 bis) $$\frac{dCO^2}{dx} = 17,2 + 12,4x$$

$$\frac{d \text{ (air inspiré)}}{dx} = 0,55 + 0,27x ;$$

Charges variables (13 alternances à la minute)

$$\frac{dO^2}{dx} = 30,7 + 9x$$

(4 bis) $$\frac{dCO^2}{dx} = 25,8 + 11,7x$$

$$\frac{d \text{ (air inspiré)}}{dx} = 0,485 + 0,398x ;$$

Charge constante 1 k. 5 (alternances variables)

$$\frac{dO^2}{dx} = 43,7 - 27x + 5,49x^2$$

$$(5\ bis) \qquad \frac{dCO^2}{dx} = 42,6 - 22,6x + 4,5x^2$$

$$\frac{d\ (\text{air inspiré})}{dx} = 0,803 - 0,314x + 0,1245x^2\ ;$$

Charge constante 4 k. 5 (alternances variables)

$$\frac{dO^2}{dx} = 124 - 76,6x + 14,2x^2$$

$$(6\ bis) \qquad \frac{dCO^2}{dx} = 141 - 102,4x + 22x^2$$

$$\frac{d\ (\text{air inspiré})}{dx} = 4,043 - 3,37x + 0.815x^2.$$

Ces dérivées passent par un minimum, quand la variable est le nombre d'alternances ([1]) ; les rendements, c'est-à-dire les inverses des dépenses spécifiques passent par un maximum. Au contraire, les dépenses spécifiques croissent proportionnellement aux charges, quand la variable est la charge ([2]).

Chacune de ces expériences a duré le même temps : 3 minutes ; la variable alternance n'a rien à faire avec le temps ; c'est un nombre de démarrages.

Contraction dynamique. — Nous trouvons pour la dépense de la contraction dynamique positive (13 alternances par minute, charge 1 k.5 ; 3 k. ; 4 k.5 ; 6 k. ; vitesse constante de soulèvement 4m 42 à la minute) en fonction des charges $x = 0, 1, 2, 3, 4$:

$$O^2 = 250 + 110x - 20,6x^2 + 3,33x^3$$

$$(7) \qquad CO^2 = 203 + 128x - 26,6x^2 + 4,83x^3$$

$$\text{Air inspiré} = 5,467 + 3,26x - 0,552x + 0,128x^3,$$

[1] Exemple, on tire de l'équation (5 *bis*), pour O^2, $\dfrac{d^2O^2}{dx^2} = 11x - 27$; le minimum a lieu pour $x = \dfrac{27}{11} = 2,45$, c'est-à-dire pour 32 alternances à la minute.

[2] Ceci n'est évidemment qu'une approximation suffisante, mais non nécessaire, car on pourrait compléter les équations (3) et (4) par un terme en x^3, avec changement dans les paramètres des termes en x et en x^2.

équations dont les dérivées sont :

$$\frac{dO^2}{dx} = 110 - 41{,}1x + 10x^2$$

(7 *bis*)
$$\frac{dCO^2}{dx} = 128 - 53{,}3x + 14{,}5x^2$$

$$\frac{d\,(\text{air inspiré})}{dx} = 3{,}2 - 1{,}04x + 0{,}39x^2.$$

Ces dérivées, qui nous donnent les dépenses spécifiques, passent encore par un minimum [1]. Les rendements, c'est-à-dire les inverses de ces dépenses spécifiques, passent donc par un maximum.

Il n'en est pas de même pour la dépense de la contraction dynamique négative, dont les relations en fonction de la charge sont, pour 13 alternances à la minute et à une vitesse constante de descente de $4^{m}{,}42$,

$$O^2 = 272 + 63{,}7x + 1{,}43x^2$$

(8)
$$CO^2 = 234 + 66{,}7x + 1{,}36x^2$$

$$\text{Air inspiré} = 6{,}43 + 1{,}92\,x - 0{,}0235x^2,$$

équations dont les dérivées sont :

$$\frac{dO^2}{dx} = 63{,}7 + 2{,}86x$$

(8 *bis*)
$$\frac{dCO^2}{dx} = 66{,}7 + 2{,}71x$$

$$\frac{d\,(\text{air inspiré})}{dx} = 1{,}92 - 0{,}047x,$$

ces dernières expériences avec l'air inspiré étant viciées probablement par quelque cause d'erreur et le débit respiratoire étant notoirement une mauvaise mesure.

Dans le cas d'une vitesse constante et de charges variables, la contraction négative est donc sensiblement moins onéreuse que la contraction positive.

---

[1] On a, par exemple, pour O^2, $\dfrac{d^2O^2}{dx^2} = 20\,x - 41{,}1$. Ce minimum a lieu pour $x = \dfrac{41{,}1}{20} = 2$ kilogs environ.

On retrouve un minimum pour la dépense spécifique de la contraction dynamique positive dans le cas d'une charge constante (1 k. 5 ; 3 k. ; 6 k.), et de vitesses de soulèvement variables (les hauteurs étant de 4ᵐ,12 ; 8ᵐ,34 ; 13ᵐ,26 ; 17ᵐ,68 à la minute). Les équations interpolatrices sont de la même forme que dans le cas des charges variables et de la vitesse constante, les paramètres sont du même ordre de grandeur, la dépense un peu plus petite.

1 kilog. 5 :

$$O^2 = 249 + 109x - 21x^2 + 2,25x^3$$

(9) $$CO^2 = 200 + 138x - 30,6x^2 + 4,33x^3$$

$$\text{Air inspiré} = 5,9 + 2,27x + 0\,147x^2 \,;$$

3 kilogs :

$$O^2 = 253 + 150x - 58,3x^2 + 7\,42x^3$$

(10) $$CO^2 = 221 + 147x - 53x^2 + 6,34x^3$$

$$\text{Air inspiré} = 6,4 + 3,66x - 1,27x^2 + 0,16x^3 \,;$$

6 kilogs :

$$O^2 = 281 + 352x - 133x^2 + 16,6x^3$$

(11) $$CO^2 = 225 + 392x - 153x^2 + 20x^3$$

$$\text{Air inspiré} = 6,35 - 3,77x^2 + 0,509x^3.$$

Les dérivées :

pour 1 kilog, 5 :

$$\frac{dO^2}{dx} = 109 - 42x + 6,75x^2$$

(9 *bis*) $$\frac{dCO^2}{dx} = 138 - 81x + 13x^2$$

$$\frac{d\,(\text{air inspiré})}{dx} = 2,27 + 0,295x,$$

pour 3 kilogs :

$$\frac{dO^2}{dx} = 152 - 116x + 22,4x^2$$

(10 *bis*) $$\frac{dCO^2}{dx} = 147 - 106x + 19x^2$$

$$\frac{d\,(\text{air inspiré})}{dx} = 3,66 - 2,53x + 0,048x^2,$$

pour 6 kilogs :

$$\frac{dO^2}{dx} = 352 - 266x + 49{,}8x^2$$

$$(11\ bis)\qquad \frac{dCO^2}{dx} = 392 - 306x + 60x^2$$

$$\frac{d\ (\text{air inspiré})}{dx} = 9{,}96 - 7{,}52x + 1{,}53x^2,$$

passent par un minimum ; il n'y a qu'une exception, dans (9 *bis*), pour l'air inspiré, mauvaise mesure de la dépense.

La contraction dynamique négative dans les mêmes conditions suit les mêmes lois, avec des paramètres plus petits.

On trouve pour les dépenses :

1 kilog. 5 :

$$O^2 = 264 + 76x - 11{,}4x^2 + 1{,}25x^3$$

$$(12)\qquad CO^2 = 223 + 100x - 26{,}6x^2 + 4{,}5x^3$$

$$\text{Air inspiré} = 6{,}05 + 1{,}8x - 0{,}295x^2 + 0{,}108x^3 ;$$

et pour les dépenses spécifiques :

$$\frac{dO^2}{dx} = 76 - 22{,}8x + 3{,}75x^2$$

$$(12\ bis)\qquad \frac{dCO^2}{dx} = 100 - 53x + 13{,}5x^2$$

$$\frac{d\ (\text{air inspiré})}{dx} = 1{,}8 - 0{,}6x + 0{,}324x^2 ;$$

on constate encore l'existence d'un minimum.

Les rapports des dépenses dans les différentes formes de contraction sont donnés avec le plus d'approximation par les rapports de polynomes qui expriment O^2 dans ces différents cas.

Pour la contraction dynamique positive à vitesse constante rapportée à la contraction statique, nous aurions d'après (7) et (4)

$$(13)\qquad \frac{O_7^2}{O_4^2} = y = \frac{250 + 110x - 20{,}6x^2 + 3{,}33x^3}{268 + 30{,}7x + 4{,}5x^2} ;$$

mais l'interpolation de O_4^2 par un polynome de 2e degré, suffisant pour l'interpolation des expériences, conduirait à des conséquences inexactes dans l'interpolation du rapport (13) ; il faut compléter O_4^2 par un terme de 3e degré. On obtient :

$$O_4^2 = 267,3 + 38,6x - x^2 + 0,9167x^3.$$

Dans ces conditions, on a, pour $x = 0$, $y = \dfrac{250}{267,3} = 0,93$; pour $x = \infty$, $y = \dfrac{3,33}{0,916} = 3,6$. Le numérateur s'annule pour $x = -1,6$, le dénominateur pour $x = -5$. Le numérateur de la dérivée n'a pas de racines : la fonction est continûment croissante jusqu'à 3,6.

Même remarque pour la contraction dynamique négative à charge constante et vitesses variables, rapportée à la contraction dynamique négative à vitesse constante et à charges variables. On aurait d'après (12) et (8) :

$$(14) \qquad \frac{O_{12}^3}{O_8^2} = y = \frac{264 + 76x - 11,4x^2 + 1.25x^3}{278 + 63,7x + 1,45x^2}.$$

Mais si l'on complète le polynome de O_8^3 par un terme de 3e degré, on obtient :

$$O_8^2 = 272,3 + 61,5x + 2,93x^2 - 0,25x^3,$$

polynome du 3e degré qui admet une racine positive, ce qui introduit une discontinuité dans la fonction : résultat impossible. Il a dû se glisser dans ces expériences une erreur systématique qui a haussé tous les nombres.

Pour la contraction dynamique à charge constante et vitesse variable, rapportée à la contraction statique dans ces conditions, nous trouvons d'après (9) et d'après (5)

$$(15) \qquad \frac{O_9^2}{O_3^3} = y = \frac{249 + 109x - 21x^2 + 2,25x^3}{276 + 43,7x - 13,5x^2 + 1,83x^3}.$$

Pour $x = 0$, on a $y = \dfrac{249}{226} = 0,9$; pour $x = \infty$, on a $y = \dfrac{2,25}{1,83} = 1,22$. Le numérateur s'annule pour x compris entre $-1,5$ et -2 ; le dénominateur, pour x compris entre $-2,8$ et -3 ; la fonction passe par un maximum $= 1,8$ pour $x = 5,5$ et un minimum $= 1$ pour $x = 20$, et tend vers 1,22.

Pour la contraction dynamique négative dans les mêmes conditions, nous trouvons d'après (12) et (15) :

$$(16) \qquad \frac{O_{12}^2}{O_5^2} = y = \frac{264 + 76x - 11,4x^2 + 1.25x^3}{276 + 43,7x - 13,5^2 + 1,83x^3}.$$

Pour $x = 0$, $y = 0,95$; pour $x = \infty$, $y = \frac{1,25}{1,03} = 0,68$. Le numérateur s'annule pour x compris entre -2 et $-2,8$; le dénominateur, pour x compris entre $-2,8$ et -3. La fonction passe par un maximum $= 1,6$ pour $x = 4$ et un minimum $= 0,65$ pour $x = 45$, et tend vers $0,68$.

Pour la contraction dynamique positive à vitesse variable rapportée à la même contraction à charges variables, nous avons d'après (9) et (7) :

$$(17) \qquad \frac{O_9^2}{O_9^2} = y = \frac{249 + 109x - 21x^2 + 2.25x^3}{250 + 110x - 20,6x^2 + 3,33x^3}.$$

Pour $x = 0$, on a $y = \frac{249}{250} = 0,99$; pour $x = \infty$, $y = \frac{2\,25}{3,33} = 0,67$. Le numérateur s'annule pour x compris entre $-1,6$ et -2; le dénominateur pour $x = -1,6$. La fonction passe par un minimum $= 0,14$ pour $x = 12$.

Pour la contraction dynamique à vitesse constante rapportée à la contraction statique (13 alternances), nous avons d'après (8) et (4) :

$$(18) \qquad \frac{O_8^2}{O_4^2} = y = \frac{272 + 63,7x + 1.43x^2}{268 + 30,7x + 4,5x^2}.$$

Pour $x = 0$, on a $y = \frac{272}{268} = 1,01$; pour $x = \infty$, $y = \frac{1,43}{4,5} = 0,31$. Le numérateur a ses deux racines réelles et négatives -39 et -4; le dénominateur n'a pas de racines. La fonction passe par un maximum $= 1,19$ pour $x = 3,4$.

En résumé, à la limite, après des lois d'évolution différentes, on voit, d'après (13) et (15), que les contractions dynamiques positives sont plus onéreuses que les contractions statiques dans les mêmes conditions; d'après (16) et (18), que les contractions dynamiques négatives sont moins onéreuses que les contractions statiques. D'après (17), la contraction dynamique positive à vitesse variable et à charge constante est moins onéreuse que la même à charges variables, vitesse constante.

II. M. WEISS [1] tire de la formule (1) du texte (p. 106), pour d, la dépense par kilogrammètre,

$$d = \frac{D}{Ph} = 1 + \frac{Q_s}{Ph} + \frac{Q_v}{Ph},$$

Ph étant le travail exécuté, Q_s la dépense nécessaire au soutien du poids, Q_v la dépense nécessaire au soutien de la vitesse sans le poids.

Il considère Q_s comme proportionnel au poids P, de sorte que le terme $\frac{Q_s}{Ph}$ restant constant, de même que Q_v, $\frac{Q_v}{Ph}$ diminue quand le poids augmente et, par conséquent, il conclut que d diminue.

Or, il est faux que $\frac{Q_s}{Ph}$ reste constant. Il résulte de (3) et (4) que l'on a pour Q_s, la fonction qui relie la dépense au soutien, une expression de la forme :

$$Q_s = aP + bP^2;$$

d'où il vient

$$d = \alpha + \beta P + \frac{\gamma}{P},$$

où α, β, γ sont des quantités positives.

Un calcul simple montre que d décroît, pour croître ensuite, et passe par un minimum pour la valeur de $P = \sqrt{\dfrac{\gamma}{\beta}}$, la dépense minima étant

$$d = \alpha + 2\sqrt{\beta\gamma}.$$

Ce résultat est tout à fait conforme avec ceux des expériences de JOHANSSON, qui indiquent pour la dépense en kilogrammètres, lorsque le poids passe par les valeurs 10,9 ; 21,7 ; 32,1 ; les valeurs respectives 0,0055, 0,0053, 0,0056 pour une durée de contraction d'une seconde et une hauteur de soulèvement d'un demi-mètre. Il n'y a donc, contrairement aux assertions de M. WEISS, aucune

[1] WEISS, *Travail musculaire*, p. 259.

contradiction entre les résultats de M. Chauveau et ceux de Johansson.

Les uns et les autres concordent également avec les nombres obtenus par Laulanié [1] qui marque pour des contractions statiques de poids passant respectivement par les valeurs 1 k., 7 k., 10 k., des dépenses par kilogrammètre de $5^{cc},30$, $2^{cc},5$, $2^{cc},84$, d'O^2. Nous retrouvons ces minima dans d'importantes recherches du même auteur sur le coût du kilogrammètre dans le soulèvement positif et négatif d'une charge de 50 kilogs à 6 mètres avec des vitesses croissantes [2].

Les équations de la dépense sont [3]

Travail positif

$$(19) \qquad O^2 = -1,380 + 5,231x - 0,82x^2 + 0,05605x^3.$$

Travail négatif

$$(20) \qquad O^2 = -1,35 + 3,43x - 0,64x^2 + 0,049x^3.$$

Les dérivées

$$(19\ bis) \qquad \frac{dO^2}{dx} = 5,231 - 1,64x + 0,168x^2,$$

$$(20\ bis) \qquad \frac{dO^2}{dx} = 3,43 - 1,28x + 0,147x^2$$

passent par un minimum.

Ces mêmes résultats se retrouvent dans la dépense du travail libre des muscles agissant sur une résistance croissante et réglant leur vitesse sur cette résistance [4].

En raison de l'existence de ces minima, on doit s'attendre à voir dans certaines expériences — pour des poids relativement grands — la dépense par kilogrammètre grandir avec le poids.

C'est ce que nous avons observé, avec Joteyko, dans nos études sur les lois des variations de l'énergie disponible à l'ergographe

[1] *Physiologie*, 2e édition, page 793.
[2] *Ibidem*, p. 797.
[3] On doit substituer ces équations à celles que nous avons indiquées (*Interpolation des principales expériences de* M. Chauveau).
[4] Laulanié, *Physiologie*, 2e édition, p. 803.

suivant la fréquence des contractions et le poids soulevé [1]. Nous désignons par E_u et nous appelons énergie disponible une quantité proportionnelle à la dépense et qui est, lors de chaque contraction, la somme du travail exécuté (produit de l'ordonnée maxima par le poids) et de la dépense du travail statique qui, dans les conditions de l'expérience, est représentée sensiblement par le produit des 3/2 du poids par la demi-durée de la contraction. Soient n le nombre des contractions, p le poids, $\mathfrak{C}$ le travail, nous obtenons :

$$(24) \qquad \frac{E_u}{\mathfrak{C}} = \left(0{,}95 + \frac{18.9}{n + 40}\right) \sqrt{1 + 0{,}0207 p^2}\,.$$

Cet accroissement de la dépense par kilogrammètre peut se déduire également de recherches thermiques antérieures de M. CHAUVEAU, si l'on admet avec lui que, dans les limites considérées, l'échauffement est sensiblement proportionnel à la dépense.

M. CHAUVEAU soulève successivement des poids de 1, 3, 5 kilogs, en faisant parcourir à l'avant-bras un arc de 60 degrés compris entre $a_0 = -20$ et $a_1 = 40$ (LAULANIÉ, *Physiologie*, 2ᵉ éd., p. 817) et mesure l'échauffement au thermomètre ; calculons le travail W.

Soient P la charge, p le poids de l'avant-bras que l'on peut estimer égal à 0ᵏ,84, h la hauteur de soulèvement, on a :

$$W = Ph + \frac{ph}{2},$$

car le centre de gravité de l'avant-bras ne s'élève que de la moitié de la hauteur atteinte par l'extrémité, l'avant-bras étant assimilé à un cylindre homogène.

Mais l'on a, l étant le rayon, c'est-à-dire la longueur de l'avant-bras $= 0ᵐ,276$, $\pm\, a$ l'angle de soulèvement,

$$h = 2l \sin\left[\frac{a_1 - a_0}{2}\right] \cos\left[\frac{a_1 - a_0}{2}\right],$$

d'où :

$$(22) \qquad W = \frac{h}{2}(2P + p) = (2P + p)\, l \sin\left[\frac{a_1 - a_0}{2}\right] \cos\left[\frac{a_1 + a_0}{2}\right]$$

et par conséquent le tableau suivant :

[1] *Comptes rendus*, 21 novembre 1904.

P	$\theta - \theta_0$	W	$\dfrac{\theta - \theta_0}{P}$	$\dfrac{\theta - \theta_0}{W}$
1	0,052	0,383	0,052	1,36
3	0,147	0 923	0,049	1,59
5	0,28	1,463	0,048	1,65

La variation de température, ou la dépense par unité de travail, augmente donc quand le travail augmente ou quand le poids augmente à égalité de hauteur ou de raccourcissement.

A ce propos, on doit faire observer que M. CHAUVEAU et, à sa suite, M. WEISS [1] mesurent à tort le raccourcissement par les angles d'inclinaison de l'avant-bras sur le bras, comptés à partir de la direction horizontale; le raccourcissement est proportionnel évidemment aux angles comptés à partir de la direction de haut en bas; on doit donc ajouter aux valeurs relatives des angles considérés :

$$- 40^0, - 20^0, 0^0, + 20^0, + 40^0,$$

la constante $= 90^0$.

D'autre part, comme on étudie le raccourcissement qui est fonction du travail et non des charges (2 kilogs, 5 kilogs), on doit ramener les variations de température à ce qu'elles seraient si le moment du poids pris par rapport à l'articulation de l'avant-bras sur le bras restait constant; on doit donc diviser la variation de température observée par le sinus de l'angle de l'avant-bras avec la verticale, si l'on admet que l'échauffement est proportionnel à la charge. On obtient ainsi la 3e colonne du tableau suivant. On voit, dans la 4e colonne, que c'est seulement pour les raccourcissements moyens que les nombres sont pratiquement constants.

Angles a	$(\theta_1 - \theta_0)$ observés	$(\theta_1 - \theta_0)$ corrigés	$\dfrac{(\theta_1 - \theta_0) \text{ corrigés}}{a + 90}$
— 40	0,28	0,36	0,0072
— 20	0,50	0.53	0,00757
0	0,67	0,67	0,00744
20	0,78	0,84	0,00764
40	0,88	1,15	0,00885

[1] *Travail musculaire*, page 202.

L'échauffement grandit plus vite que le raccourcissement.

Ces mêmes restrictions sur la proportionnalité s'appliqueraient aux dépenses du raccourcissement en CO_2 et en O_2 (considérés comme proportionnelles à $(\theta_1 - \theta_0)$; ceci est d'accord encore avec les résultats de JOHANSSON et KORAEN en ce qui concerne CO_2, qui grandit dans leurs expériences plus vite que le raccourcissement du muscle.

En résumé, si l'on reprend l'équation (2) (p. 106), les équations (7), (8) nous donnent $f(W)$ à v constant; les équations (9), (10), (11), (12) nous donnent $f(W)$ à p constant; les équations (3), (4), (5), (6) précisent $f(p)$; on peut donc dissocier exactement les termes $f(W)$, $f_1(p)$, $f_2(v)$ dans une dépense musculaire quelconque et calculer chacun des termes de l'équation (2). On constate un remarquable accord entre des données acquises sur des quantités d'ordres de grandeurs différents, obtenues avec des méthodes variées et par des chercheurs différents. On démontre l'existence de minima pour les dépenses spécifiques afférant, dans la puissance développée, soit à la charge, soit à la vitesse; les inverses de ces dépenses spécifiques sont des motricités par rapport à la dépense et l'on est conduit à formuler des lois d'évolution complexes pour les quotients respiratoires et pour les rapports de consommation, lois caractéristiques des différents modes de contraction musculaire.

NOTE VIII

UN NOUVEAU PROCÉDÉ D'ÉLECTRISATION (¹); IDENTITÉ DE LA MIMIQUE DU RÉCEPTEUR, QUE L'EXCITANT SONORE SOIT TRANSMIS AU CERVEAU A LA SUITE DE SECOUSSES ÉLECTRIQUES DU MUSCLE OU PAR EXCITATION DU NERF ACOUSTIQUE.

On sait que, d'après D'ARSONVAL, l'électrisation par des courants alternatifs rigoureusement sinusoïdaux présente, sur les procédés ordinaires de faradisation par la bobine d'induction, de grands avantages : aux mêmes fréquences, les courants sinusoïdaux augmentent plus que les courants induits ordinaires les combustions internes, et cela, sans provoquer autant de contraction, ni de douleur. Comme, d'après l'interprétation physique du théorème de FOURIER et les expériences de HELMHOLTZ, tout son musical peut toujours et d'une seule manière être considéré comme la somme de vibrations sinusoïdales simples, de durées $1, 2, 3, …, n$ fois moins grandes, constituant les harmoniques de ce son, il était légitime de conclure de ces faits que l'on obtiendrait de non moins intéressants résultats, si l'on transformait en courants alternatifs les successions mélodiques et harmoniques qui exercent, par l'intermédiaire de l'ouïe, une influence si variée et si profonde sur le système nerveux. L'expérience du muscle téléphonique de D'ARSONVAL, d'après laquelle on peut substituer un muscle à un téléphone dans la transmission de la voix, prouve que le nerf et le muscle répondent aux nombres de vibrations qui sont le domaine de la musique.

Voici le dispositif expérimental auquel je me suis arrêté, après bien des tâtonnements, pour réaliser ce nouveau procédé d'électrisation.

J'emploie, comme générateur d'électricité, une pile thermo-élec-

(¹) *Comptes rendus,* 8 février 1897.

trique Gülcher de 66 éléments, donnant, au bout dé quelques minutes d'allumage, une force électromotrice constante de 4 volts environ, pour une consommation de 170 litres de gaz à l'heure ; cette pile présente au début une résistance intérieure de 0^{ohm},65, qui grandit d'abord, mais reste sensiblement constante au bout d'une centaine d'heures d'allumage.

Comme source sonore, j'emploie une boîte à musique dite *Polyphon*, qui se distingue par la grande uniformité du mouvement, par la durée suffisante que présente ce mouvement (vingt minutes) sans qu'il soit nécessaire de remonter l'horlogerie, par l'avantage de pouvoir jouer un air quelconque en changeant simplement un disque entraîné autour de son centre entre des galets et muni, à des distances convenables, de reliefs engrenant dans des dents d'un peigne, lesquels font vibrer des lames métalliques. Il est facile de connaître directement la vitesse de rotation du disque et, par la résonance d'une table d'harmonie, de connaître les fréquences sonores.

Pour apprécier l'influence physiologique du rythme et de la mesure, on la compare avec les effets physiologiques enregistrés quand on électrise le sujet avec des courants alternatifs de même fréquence moyenne, produits par une sirène placée en face du microphone.

Pour éviter l'influence de l'ouïe, je dispose la source sonore au loin, de manière qu'elle ne puisse être entendue.

Je place sur la caisse de résonance de la boîte à musique un microphone de Hughes à 4 charbons, relié d'une part au pôle positif de la pile, d'autre part à l'une des bornes du circuit primaire d'une petite bobine (sans interrupteur), l'autre borne du même circuit primaire étant reliée au pôle négatif de la pile : les deux bornes du circuit secondaire de la bobine sont reliées à l'organisme par les fils et les excitateurs usités en électrothérapie.

Un rhéostat placé sur le fil reliant la pile et le microphone permet de régler l'intensité du courant primaire et d'éviter les *crachements* du microphone.

Les vibrations du microphone, c'est-à-dire les vibrations sonores, font l'office d'interrupteur de la bobine ; les secousses perçues dans le muscle sont bien la phrase musicale transformée, puisqu'en substituant à l'organisme un téléphone, on entend le morceau avec toutes ses nuances.

Le répertoire du *Polyphon* est, en général, d'une orchestration trop compliquée pour être reconnu par le sens musculaire ; la chose est cependant possible avec des mélodies simples jouées sur un piano. La phrase musicale se traduit, pour le sujet, en la sensation de caresses profondes et rythmées ; les sons intenses se traduisent naturellement en secousses plus intenses ; les sons aigus apparaissent comme faibles, même à égale intensité apparente, relativement aux sons graves, sans doute parce que les fréquences deviennent trop rapides pour être parfaitement perçues.

J'ai eu l'occasion, il y a quelques années, de relier aux bornes du secondaire de la bobine un remarquable sujet, Mme M*, plongée dans le sommeil hypnotique. Ni l'hypnotiseur, ni aucun des assistants ne pouvaient entendre les sons de la boîte à musique, ni ne savaient quels disques un aide plaçait successivement, dans une pièce éloignée, sur le pivot du *Polyphon*. Mme M* s'est livrée pour chaque air à une mimique très expressive et très réussie, qui permettait de distinguer la *Chanson de Mignon*, la *Marseillaise*, *La Mère Angot*, etc. Elle entendait par ses muscles ; et son cerveau réagissait à ces vibrations musculaires de la même manière qu'aux vibrations sonores transmises par le nerf acoustique.

NOTE IX

LE PUPILLOMÈTRE.

BROWN-SÉQUARD a constaté, sur des iris de batraciens et de
poissons séparés des parties postérieures de l'œil, que la pupille
se contracte à l'approche d'une bougie et a attribué ce fait à une

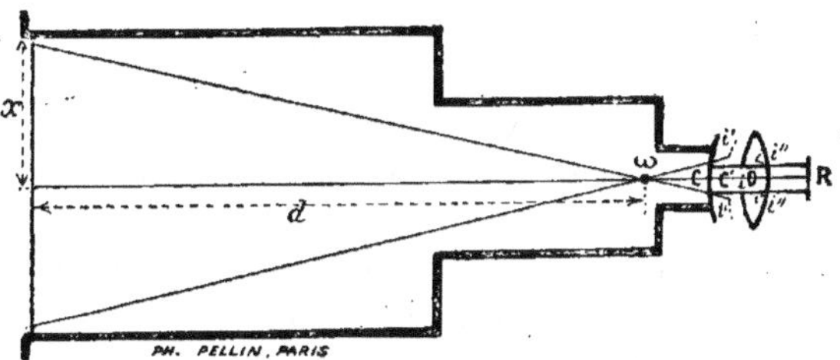

Fig. 85. — Le pupillomètre.

action directe de la lumière sur les éléments musculaires de l'iris,
les éléments nerveux ayant perdu déjà, pensait-il, lors de l'expérience, toute irritabilité. Il y avait lieu de se demander si l'iris de
l'homme vivant est sensible à une action directe de la lumière. On
ne pouvait songer à aborder le problème directement, à cause de

la mobilité de l'œil et de l'extrême variabilité de la pupille. Voici l'artifice par lequel j'ai pu séparer la lumière qui tombe sur l'iris de la lumière qui tombe sur la rétine.

Soit (*fig. 85*) ω, un très petit trou éclairé par un fond lumineux et placé au foyer antérieur de l'œil schématique, c'est-à-dire à 12mm,8 en avant de la cornée (les constantes de l'œil schématique conduisent, comme on sait, à des résultats très concordants avec les mensurations de l'œil réel) ; soient C la cornée, *i'i'* l'image de la pupille *ii* donnée par l'humeur aqueuse, c'est-à dire égale aux 8/7 de la pupille et située à 0mm,578 de celle-ci, c'est-à-dire que C'D = 0mm,6 ; comme la distance de la cornée à la face antérieure du cristallin est de 4mm, on a :

$$\omega C' = 12^{mm},8 + 4^{mm} - 0^{mm},6 = 16^{mm},2$$

L'image de la pupille qui se forme sur la rétine est l'image *i'i'* donnée par l'humeur aqueuse. D'après la figure, on a sensiblement $\dfrac{C'i'}{\omega C'} = \dfrac{x}{d}$, en appelant *d* la distance du cercle lumineux au petit trou, *x* le rayon de ce cercle. On peut donc agrandir, dans un rapport quelconque, C'i' en éloignant le fond : si $d = 10\omega C' = 16^{cm},2$, on a $x = 10\ C'i'$, c'est-à-dire que chaque millimètre de diamètre de la pupille est mesuré par 1cm de diamètre du fond lumineux.

C'est le rapport qui a été réalisé dans mon nouveau pupillomètre. Cet appareil consiste en un tube formé de trois tubes, de diamètre de plus en plus grand à partir du tube oculaire ; le premier, muni d'un obturateur percé du petit trou et d'une coquille qui permet de fixer l'œil à la distance voulue, le dernier bouché par un verre dépoli de 10cm de diamètre sur lequel ressortent en blanc, avec des nombres, des cercles concentriques. Toutes les portions périphériques du verre dépoli qui ne sont pas aperçues par la rétine éclairent l'iris. Je puis donc reconnaître ce que produira sur la pupille la suppression de l'éclairement d'une portion de l'iris en plaçant sur le verre dépoli des anneaux opaques (en cuivre noirci) dont les vides sont égaux précisément aux surfaces apparentes de la pupille et en enlevant brusquement ces écrans. Rien n'est changé pour la rétine ; tout est changé pour l'iris.

L'expérience faite dans ces conditions prouve qu'il y a presque toujours dilatation de la pupille, quand l'iris est soustrait à la lumière ; dans deux cas, j'ai noté une contraction. La dilatation varie de 1/8 à 1/73 de millimètre carré pour 1^{mmq} d'iris soustrait à la lumière. Elle a été constatée, en général, plus grande pour les iris foncés que pour les iris clairs. [Quand c'est 1^{mmq} (central) de rétine qui est soustrait à la lumière, la dilatation peut varier de 1 à 16^{mmq}.]

Si l'on observe avec le pupillomètre de Robert HOUDIN la pupille d'un des yeux, quand l'iris de l'autre est soustrait à la lumière, on constate sur cette pupille une dilatation de 1/2 à 1/4 de millimètre de diamètre ; ce qui prouve que l'action de la lumière sur l'iris est, au moins en partie, due à un réflexe d'origine centrale.

J'ai étudié l'influence sur la pupille de la vision de disques colorés ; tantôt les couleurs dilatent la pupille d'autant moins qu'elles sont plus lumineuses ; tantôt, c'est le contraire qui se produit. J'ai constaté les mêmes renversements en étudiant l'action isolée sur l'iris d'anneaux découpés dans les mêmes verres que les disques colorés.

Entre autres conséquences de cette action directe de la lumière sur l'iris, j'en citerai deux :

1° La photophobie très intense que l'on constate dans l'iritis, sans qu'il y ait la moindre altération de la rétine, s'explique facilement maintenant ;

2° Notre photométrie doit être affectée d'une erreur systématique, d'ailleurs légère ; quand notre œil se dirige vers la plus lumineuse de deux sources un peu différentes, notre iris se contracte ; il tend à égaliser pour notre rétine ces deux sources ; c'est peut-être dans ces mouvements de l'iris qu'il faut chercher l'explication du déplacement qu'il faut toujours faire subir à deux sources, vérifiées égales par les meilleurs procédés de la photométrie, pour obtenir la parfaite verticalité d'une tige de *vicia sativa* placée au milieu de la distance qui les sépare (¹).

(¹) *Comptes rendus*, 17 juin 1895.

NOTE X

LA DIMINUTION DE L'ÉCLAT APPARENT AVEC LA DISTANCE ; PERTURBATIONS DUES A LA VISION MENTALE.

Les méthodes photométriques que j'ai fondées sur la loi de déperdition lumineuse du sulfure de zinc phosphorescent permettent de constater très facilement la diminution des éclats faibles avec la distance. Je découpe en vingt rectangles égaux, correspondant aux vingt numéros d'ordre successifs de la sensation, le lavis lumineux dégradé. Les intensités varient de 0 bougie, 0001 à 0 bougie, 001 environ pour ces rectangles. Je cherche à quelle distance, étant donnés deux rectangles consécutifs, il convient, pour obtenir l'égalité d'éclat, selon le jugement concordant de deux observateurs, d'éloigner le plus lumineux du moins lumineux, parallèlement à celui-ci, placé à des distances variant de 0m,20 à 0m,30. Pour les éclats forts, j'ai recouru à un bec AUER de 5 carcels, 6, placé à 0m,41 de l'œil, et dont j'égalise l'éclat avec celui d'un autre bec AUER séparé du premier, dans la chambre noire, par un écran vertical. Je cherche la distance à laquelle, suivant le jugement concordant de deux observateurs, il faut éloigner le premier bec AUER pour percevoir par rapport au deuxième une diminution d'éclat. Les expériences pour les éclats forts sont moins faciles que pour les éclats faibles.

La distance moyenne dont il faut écarter chaque rectangle plus éclatant du rectangle d'éclat immédiatement inférieur afin de les ramener à l'égalité apparente est, pour les quatre rectangles les moins lumineux du lavis, d'environ 0m,20 ; cette distance atteint en moyenne 0m,40 pour les derniers rectangles, d'une intensité environ dix fois plus forte. D'autre part, j'ai constaté pour l'intensité émise par le bec AUER, c'est-à-dire pour une intensité 448000 fois plus forte que celle du plus faible rectangle, que la distance à laquelle cette source perd une unité d'éclat est, en moyenne, un peu supérieure à 1^m.

L'éclat objectif i_0 est le même que l'éclat subjectif i, quand l'objet est à une distance assez petite pour que, si on la diminue encore, l'éclat ne change pas. Les expériences qui viennent d'être relatées prouvent que, pour une source d'éclat i_0, l'éclat subjectif i diminue d'une unité quand la distance x de l'objet augmente d'une certaine quantité constante d qui grandit avec i_0. On a :

$$(1) \qquad i_0 - i = \frac{x}{d}.$$

Mais si l'on choisit convenablement les unités, c'est-à-dire si l'on appelle 1 la distance $d = 0{,}20$, et si l'on pose, pour l'éclat correspondant, $i_0 = 10$, on a, d'après l'expérience :

$$(2) \qquad d = \log_{10} i_0.$$

Reportant cette expression de d dans l'équation (1) il vient :

$$(3) \qquad i = i_0 - \frac{x}{\log i_0}.$$

On voit par là que, pour les grands éclats, i diffère peu de i_0, car il faut que x soit très grand pour que $\dfrac{x}{\log i_0}$ soit sensible. D'autre part, la loi (3) ne s'applique évidemment qu'entre certaines limites de distances, puisque pour $x = \infty$, i_0 étant toujours fini, i deviendrait négatif, ce qui est absurde. C'est d'ailleurs ce que prouve une expérience facile à répéter. Que l'on considère les deux lanternes d'une locomotive en marche et qui s'approche ; lorsqu'elles sont encore à des distances de 2 km. à 3 km., leur éclat apparent ne change point pendant un certain temps ; ce n'est qu'à partir d'une certaine distance que, la locomotive se rapprochant toujours, on voit l'éclat des lanternes s'accroître (1).

Il y a, d'autre part, à ce phénomène de la diminution de l'éclat apparent avec la distance des perturbations dues aux variations du diamètre de la pupille à l'idée de distances plus ou moins grandes.

(1) *Comptes rendus*, 24 juin 1895.

Pour mettre en évidence ces variations, j'ai dû rechercher un procédé expérimental éliminant les influences autres que celles de l'imagination. Il fallait éviter les différences d'éclairage et les différences d'accommodation ; on ne pouvait employer des perspectives d'un même objet, suggérant des distances réelles inégales, car ces figures ayant nécessairement des dimensions inégales excitent, comme je m'en suis assuré, inégalement le nerf optique, agissant par là sur les variations de la pupille. Il fallait comparer les diamètres de la pupille, la quantité de lumière reçue par unité de surface sur la rétine étant la même, mais les distances de l'objet étant aussi différentes que possible d'une expérience à l'autre.

Voici l'artifice par lequel j'ai réalisé ces conditions. Ayant collé sur une carte de bristol blanc un secteur circulaire gris jaunâtre de 30° et de 29^{mm} de rayon, je le fais regarder, dans une pièce aussi uniformément éclairée que possible, à travers un des trous du pupillomètre de Robert Houdin, en appliquant contre cet instrument une lentille convergente de 10 dioptries, et j'éloigne le plan d'épreuve sur une règle divisée jusqu'à ce que le sujet ne perçoive plus qu'une ombre à peine perceptible. Cette distance une fois trouvée, je prie l'observateur de mesurer sa pupille à cet instant. Je détermine ensuite la distance plus grande à laquelle le même secteur, vu à l'œil muni du pupillomètre, sans addition de la lentille, ne lui apparaît plus que comme une ombre à peine perceptible, la même que dans la première expérience, et je le prie de mesurer de nouveau sa pupille. On la trouve, en général, plus grande que dans le premier cas. La pupille se dilate donc, chez un grand nombre de sujets (les visuels), à l'idée de l'éloignement d'un objet, l'éclat rétinien restant le même et l'accommodation étant nulle.

La quantité de lumière reçue par l'iris est plus grande dans le premier cas que dans le second, et l'iris se contracte sous l'action directe de la lumière (note IX) ; mais si cette cause purement physiologique influait notablement, toutes les pupilles se dilateraient indistinctement et d'une manière à peu près égale dans la seconde expérience.

On peut donc mesurer l'intensité de vision mentale des visuels par la fraction $\dfrac{\Delta - \Delta_1}{\Delta_1} = M$, en désignant par Δ le diamètre de la pupille lors de la perception du minimum perceptible à l'œil nu, par Δ_1 le diamètre de la pupille lors de la perception du minimum perceptible à travers la lentille. C'est une nouvelle quantité, d'origine psychique, et qui permet de calculer l'aberration longitudinale de l'œil ([1]).

En résumé, quand l'idée de distance influe sur la pupille des visuels, l'éclat apparent augmente : mais la diminution de l'éclat avec la distance est le gros terme; et cette diminution paraît bien due à la décroissance de la sensibilité qui accompagne l'accroissement de la motricité dans la phase IV.

([1]) *Comptes rendus*, 21 mai 1894.

NOTE XI

LE TOTON CHROMOGÈNE ET LES TROPISMES.

M. Charles BENHAM a publié, en novembre 1894, un disque dont une moitié est noire et dont l'autre, blanche, présente quatre groupes de trois arcs de cercle concentriques de 45°, dont les rayons décroissent de la périphérie au centre du disque pour un observateur qui les voit à sa gauche. Si on place au centre du disque un petit axe de rotation et si on fait tourner le toton dans le sens des aiguilles d'une montre, sens que j'appellerai *direct*, appelant *rétrograde* le sens inverse, les quatre groupes d'arcs concentriques présentent, pour une certaine vitesse, l'aspect de cercles colorés de teintes intenses qui sont, pour la grande majorité des sujets, de la périphérie au centre : rouge, jaune, vert, bleu. Si l'on fait tourner le toton dans le sens rétrograde, la situation des couleurs se renverse et les teintes, toujours de la périphérie au centre, sont respectivement le bleu, le vert, le jaune, le rouge. Ces apparences, jusqu'ici inexpliquées, ne sont pas sensibles à tous les yeux sans exception; elles subsistent à un éclairage monochromatique ou à travers des verres colorés; nous sommes donc en présence d'excitations rétiniennes particulières, indépendantes de la longueur d'onde et dont il s'agit de restituer le mécanisme.

Si on dispose deux disques, mi-blancs, mi-noirs, suivant un axe de symétrie passant par leurs centres, le blanc de l'un se trouvant du même côté de l'axe que le noir de l'autre et réciproquement, si l'on trace sur chacun des demi-disques blancs des groupes d'arcs de cercle symétriques, on obtient (*figure* 1 du diagramme 86) un nouveau toton que j'appelle B, l'autre, que j'appelle

A, étant le toton de Charles BENHAM : si l'on fait tourner B dans le même sens que A, la situation des couleurs se renverse pour B, c'est-à-dire que B présente du bleu à la périphérie quand A donne du rouge, et réciproquement ; si A tourne dans le sens direct et B dans le sens rétrograde, ou si A tourne dans le sens rétrograde et B dans le sens direct, la situation des couleurs est la même dans les deux disques.

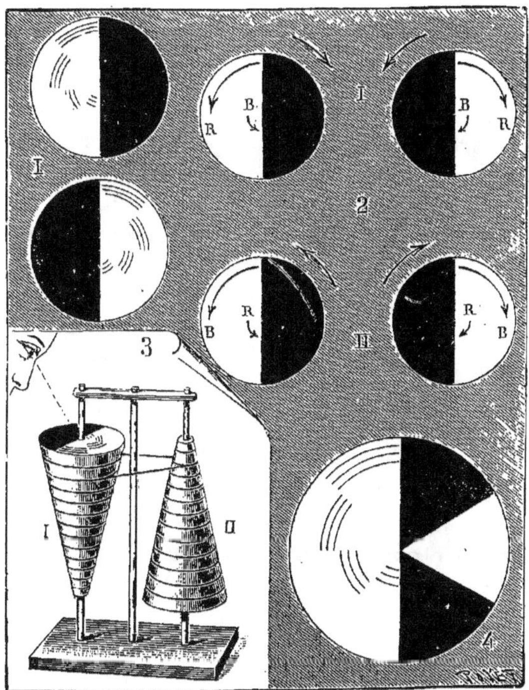

Fig. 86. — Le toton chromogène (Cliché de « *La Nature* »).

Il nous faut faire ici la généralisation d'une expérience courante ; quand l'œil plongé dans la nuit rencontre dans le champ visuel un objet lumineux, il se déplace dans la direction de l'objet afin d'en faire coïncider l'image avec la fovea ; il se dirige, en fait, toujours du noir absolu au blanc par le noir relatif. D'autre part, c'est à l'extérieur du disque, qui correspond au maximum d'amplitude de ses mouvements, que se portera de préférence un œil

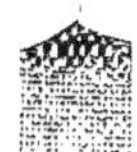

doué de muscles reposés. Si l'on généralise ces faits et si on les
applique au cas actuel, l'œil parcourra les arcs concentriques du
toton dans un sens particulier que j'appellerai sens normal du
tropisme oculaire et qui procède du demi-disque noir, noir
absolu, au demi-disque blanc à travers les arcs concentriques
extérieurs qui, lors de la rotation lente, apparaissent, en vertu de
la persistance des impressions, comme un gris ou un noir relatif.
Cette remarque permet de poser la loi précédente sous cette
forme, plus intéressante : quand les disques A et B tournent dans
un sens contraire au sens normal du. tropisme oculaire, on voit
rouge à la périphérie, bleu au centre (*fig.* 2, I); quand les sens sont
conformes, on voit bleu à la périphérie, rouge au centre (*fig.* 2, II).

D'autre part, l'œil tend toujours à suivre les déplacements d'un
corps dont le mouvement n'est pas trop rapide; il tendra donc à
suivre la rotation du disque; mais c'est toujours à la périphérie
du disque, où la vitesse linéaire est maximum, qu'un œil doué de
muscles reposés et tendant à l'action ira de préférence; mais en
même temps, dans le cas où le sens du tropisme oculaire et le
sens de rotation du disque sont contraires, l'œil est sollicité par
des directions contraires. Si les deux forces sont égales, il restera
fixe : l'image de l'arc concentrique le plus périphérique se peindra
sur le fovea. Au contraire, dans le cas où il y a concordance
entre le sens du tropisme oculaire et le sens de rotation du disque,
l'œil se déplacera; il décrira des cercles concentriques de rayons
décroissants, jusqu'à son centre de rotation; s'il fixe un point, il
ne pourra fixer que le centre du disque, où le déplacement est
insensible; donc, dans ce cas, c'est l'arc le plus central qui excitera la fovea, et c'est l'arc extérieur qui excitera la périphérie rétinienne.

Or, nous savons qu'en général la fovea, relativement aveugle
pour le bleu, peu sensible pour le vert, est très sensible au rouge;
au contraire, la périphérie rétinienne, relativement aveugle pour
le rouge, n'est sensible qu'au bleu; donc, dans le cas de contradiction entre le sens du tropisme oculaire et le sens de rotation
du disque, quand la fovea fixe la périphérie des disques et qu'elle
reçoit une excitation quelconque, l'impression consécutive pendant le passage du demi-disque noir ne peut être que rouge. De
même quand la périphérie de la rétine reçoit l'image du centre
des disques, l'image consécutive ne peut être que bleue.

Dans le cas de conformité entre les sens du tropisme oculaire et du mouvement des disques, les apparences colorées s'expliquent évidemment de même. Les zones, dites moyennes, de la rétine, sensibles au vert et au jaune, donneront une image consécutive verte et jaune chaque fois que les éléments sensibles au vert et au jaune auront été excités en majorité.

On comprend très bien pourquoi une faible vitesse et le demi-disque noir sont indispensables.

Comme la vitesse optima pour l'apparition des teintes est constante pour chaque sujet et indépendante dans une très large mesure de la grandeur de l'image rétinienne et de l'éclairage, je fonde sur la connaissance de cette vitesse un indicateur, que je place à la base d'un cône multiplicateur ou réducteur de la vitesse inconnue dans un rapport facile à connaître par le rapport des deux poulies sur lesquelles s'enroule la corde (*fig.* 3).

Au point de vue physiologique, le toton chromogène permet de diagnostiquer les différences des tropismes des yeux et peut-être aussi les différences de sensibilité des fovea à la couleur ; beaucoup de sujets voient vert où on voit ordinairement rouge. Quelques sujets ne voient aucune couleur, sans doute à cause d'une fatigue excessive des muscles des yeux, fatigue qui peut provenir, comme on le sait, d'un excès de travail cérébral.

Pour faciliter la mesure de la vitesse du disque en vue des applications physiologiques, j'échancre dans la moitié noire du disque un secteur blanc de 60º (*fig.* 4). Ce secteur permet de compter très facilement, avec un chronomètre à pointage, le nombre moyen de tours à la seconde (deux en général), le plus favorable à l'apparition des couleurs.

Dans le modèle définitif adopté pour le toton chromogène, la figure est collée sur un disque de zinc monté sur un pivot très lourd qui tourne sur une plaque de verre ; le mouvement dure ainsi pendant deux ou trois minutes avec la lenteur favorable à l'apparition de ces beaux phénomènes.

J'ai construit également des cylindres chromogènes.

NOTE XII

LE THÉORÈME DE SCHMIDT.

Ce théorème s'énonce :

Étant donnée une suite de fonctions φ_1, φ_2..., φ_n, s'annulant pour $x = a$ et $x = b$, si la suite des dérivées premières φ'_1, φ'_2,... φ'_n forme un système normal, c'est un système tel que

$$\int_a^b \varphi'^2_i \, dx = 1 \qquad (i = 1,2,3...n)$$

et orthogonal, c'est-à dire tel que

$$\int_a^b \varphi'_i \varphi'_k \, dx = 0 \qquad (i \neq k)$$

et si la série des dérivées secondes forme un système fermé, c'est-à-dire si on ne peut avoir

$$\int_a^b f(x)\varphi''_i(x) \, dx = 0$$

que pour $f = 0$, toute fonction continue, s'annulant pour $x = a$ et $x = b$, peut se développer en série de fonctions φ_i, c'est-à-dire se mettre sous la forme

$$f(x) = A_1\varphi_1 + A_2\varphi_2 + \ldots + A_n\varphi_n + \ldots$$

avec

$$A_n = \int_a^b f'(x)\varphi'_n(x) \, dx \, .$$

Si la suite des fonctions φ_i est l'ensemble des fonctions trigonométriques

$$1 \quad \cos x \quad \sin x \quad \cos 2x \quad \sin 2x...$$

on obtient pour toute fonction périodique le développement bien connu en série de FOURIER.

Il est facile de voir que le système est orthogonal et fermé. Le fait qu'il n'est pas normal introduit seulement le coefficient $\frac{1}{\pi}$:

$$f(x) = \frac{a_0}{2} + a_1 \cos x + b_1 \sin x + \ldots + a_n \cos nx + b_n \sin nx + \ldots$$

avec

$$a_n = \frac{1}{\pi} \int_0^{2\pi} f(x) \cos nx\, dx$$

$$b_n = \frac{1}{\pi} \int_0^{2\pi} f(x) \sin nx\, dx\,.$$

Il est facile de voir que les fonctions

$$\varphi_i = A_i\, e^{-a_i'a_i - x_,^2}$$

ne s'annulent pas pour $x = 0$ et ne forment pas un système orthogonal.

Ce théorème se recommandera à l'attention des biologistes et des sociologues de l'avenir, en ce qu'il précise les conditions auxquelles devront satisfaire des lois biologiques ou sociologiques élémentaires pour que, par simple sommation, elles reproduisent une loi biologique ou sociologique complexe : question capitale aux points de vue énergétistes [1].

[1] Ernest SOLVAY, *Note sur des formules d'introduction à l'Énergétique physio- et psycho-sociologique*. Bruxelles, 1902. In-8°, pp. 14 et 34.

ADDITION

Les expériences de König et Brodhun (page 15) ont été interpolées par une expression de la forme

$$\lg i = S\,\frac{a - bS^2}{c - S^2}.$$

Il est facile de construire la courbe représentative. A cet effet, faisons varier les S. Les valeurs remarquables sont

$$S = 0 \qquad S = \pm\sqrt{\frac{a}{b}}$$

correspondant à $\lg i = 0$;

$$S = \pm\sqrt{c}$$

correspondant à $\lg i = \pm\infty$.

D'autre part, pour $S = -\infty$, on a $\lg i = -\infty$, puisque l'expression $\dfrac{a - bS^2}{c - S^2}$ reste finie ; de même, pour $S = +\infty$, on a $\lg i = +\infty$; on doit se demander si la branche admet une asymptote ; or $\dfrac{\lg i}{S}$, pour $S = -\infty$, devient égal à b ; $\lg i - bS$ tend vers 0 pour $S = \infty$; il y a donc une asymptote donnée par

$$\lg i - bS = 0.$$

Pour construire la courbe représentative, il faut faire des hypothèses relativement aux grandeurs des coefficients.

Premier cas. Si

$$\frac{a}{b} > c,$$

les valeurs remarquables rangées par ordre de grandeur sont :

S	$\lg i$
$-\infty$	$-\infty$
$-\sqrt{\dfrac{a}{b}}$	0
$-\sqrt{c}$	$\dfrac{+\infty}{-\infty}$
0	0
$+\sqrt{c}$	$\dfrac{+\infty}{-\infty}$
$+\sqrt{\dfrac{a}{b}}$	0
$+\infty$	$+\infty$

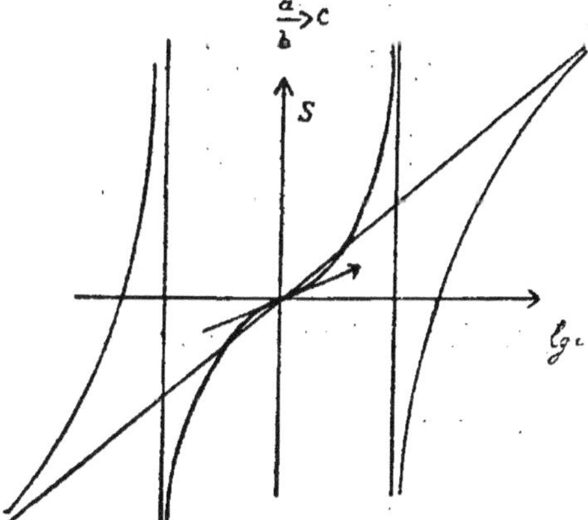

Fig. 87. — Allure de la première fonction
interpolatrice des expériences de König
et Brodhun.

La tangente à l'origine est la droite

$$\lg i = \frac{a}{c}\, \mathrm{S}.$$

On obtient ainsi la fig. 87.

Deuxième cas. $\qquad \dfrac{a}{b} < c.$

On a le tableau suivant :

S	lgi
$-\infty$	$-\infty$
$-\sqrt{c}$	$\dfrac{-\infty}{+\infty}$
$-\sqrt{\dfrac{a}{b}}$	0
0	0
$+\sqrt{\dfrac{b}{a}}$	0
$+\sqrt{c}$	$\dfrac{-\infty}{+\infty}$
$+\infty$	$+\infty$

La courbe figurative est donnée par la fig. 88.

La figure 87 convient aux $\lambda\lambda = 605\,\mu\mu$ et $575\,\mu\mu$; la figure 88, au blanc et au $\lambda = 670\,\mu\mu$, évidemment dans la portion croissante comprise entre les asymptotes, si l'on s'en tient aux données expérimentales. Dans les deux cas, la sensibilité passe par un maximum au point d'inflexion.

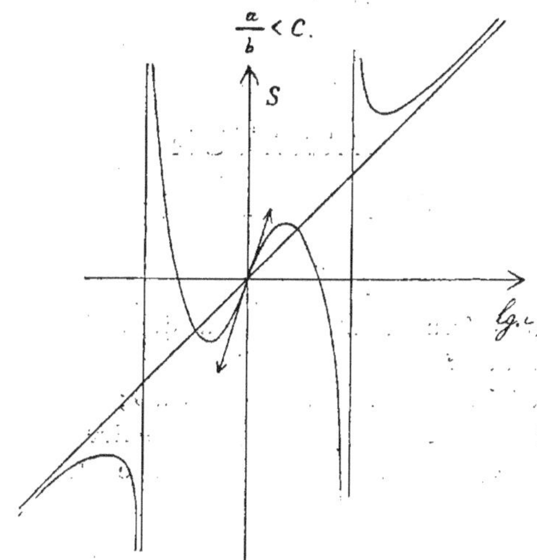

Fig. 88. — Allure de la première fonction interpolatrice des expériences de König et Brodhun.

La température (page 79) se comporte pour notre sensation comme les $\lambda\lambda$ 605 et 575.

La densité du gélatino-bromure d'argent réduit (page 49) se comporte vis-à-vis de la lumière, comme notre rétine vis-à-vis de ces $\lambda\lambda$ moyens; et c'est bien ce qui doit être, puisque la plaque photographique est sensible surtout aux petites longueurs d'onde.

Réciproquement, les lois de sensibilité, que nous avons précisées pour la rétine, valent pour la plaque photographique.

Vu, le 1er octobre 1910,

Le Doyen de la Faculté des Lettres de l'Université de Paris,

A. CROISET.

VU ET PERMIS D'IMPRIMER,
Le Vice-Recteur de l'Académie de Paris,
L. LIARD.

ERRATUM

Page 70, lig. 8 (remontant), au lieu de « skioscopique » lire « skiascopique » ;

Page 199, lig. 5 (remontant), supprimer « à » ;

Page 213, lig 19 et 22, au lieu de « radiant » lire « radian » ;

Page 224, lig 4-5, au lieu de « tropisme » lire « trophisme ».

TABLE DES MATIÈRES

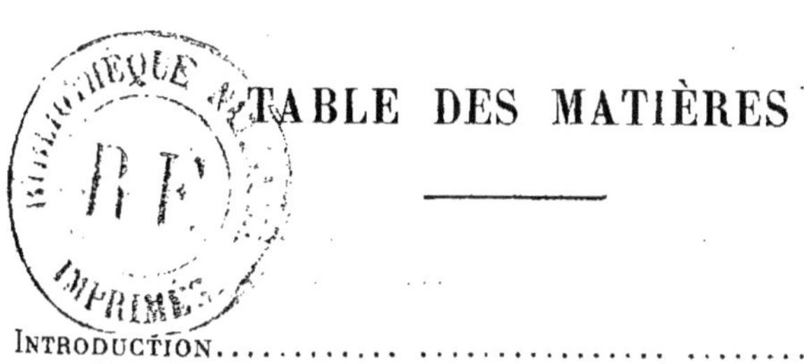

II

L'ÉNERGIE MUSCULAIRE

III

LES RELATIONS DE LA SENSATION ET DE L'ÉNERGIE MUSCULAIRE

DEUXIÈME PARTIE

LES POINTS DE VUE GÉNÉRAUX

NOTES

TABLE DES FIGURES

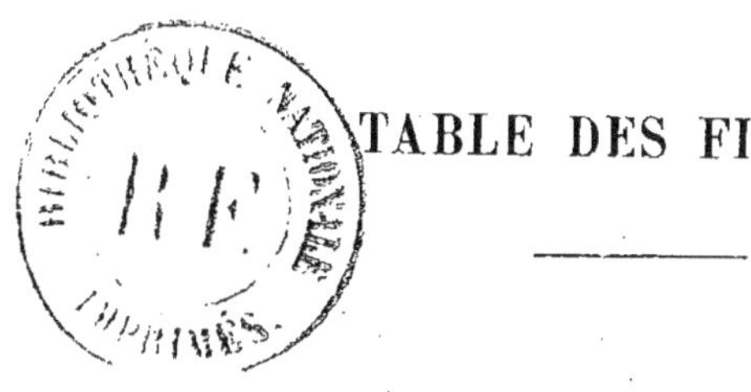

Alençon. — Imprimerie GEORGES SUPOT.